JN292313

症例から学ぶ
神経疾患の画像と病理

ハイブリッドCD-ROM付

柳下 章
東京都立神経病院・神経放射線科医長

林 雅晴
東京都神経科学総合研究所・臨床神経病理

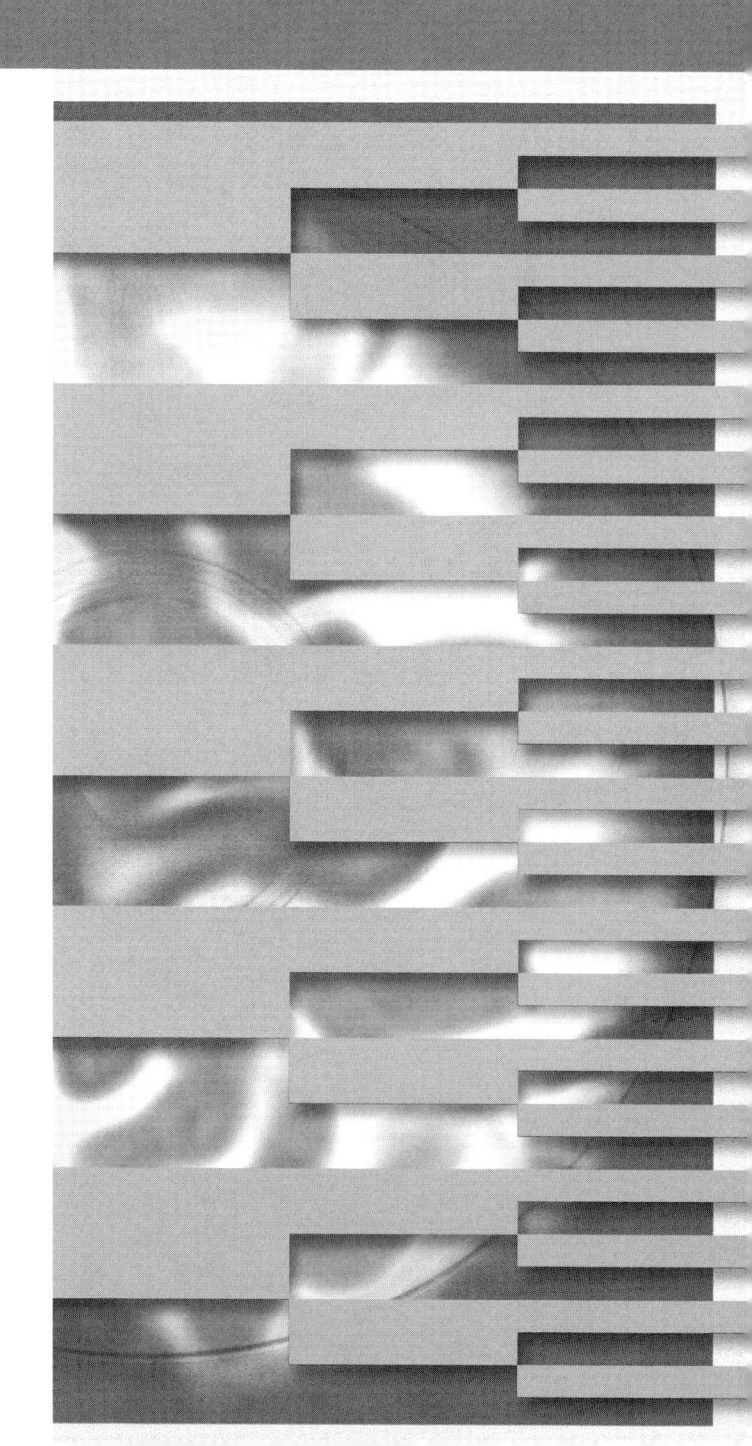

医学書院

症例から学ぶ神経疾患の画像と病理（ハイブリッド CD-ROM 付）

発　行	2008年4月1日　第1版第1刷Ⓒ
著　者	柳下　章・林　雅晴
発行者	株式会社　医学書院
	代表取締役　金原　優
	〒113-8719　東京都文京区本郷 1-28-23
	電話 03-3817-5600（社内案内）
印刷・製本	アイワード

本書の複製権・翻訳権・上映権・譲渡権・公衆送信権（送信可能化権を含む）
は㈱医学書院が保有します．

ISBN 978-4-260-00087-1　　¥8000

JCLS　〈㈱日本著作出版権管理システム委託出版物〉
本書の無断複写は著作権法上での例外を除き禁じられています．
複写される場合は，そのつど事前に㈱日本著作出版権管理システム
（電話 03-3817-5670，FAX 03-3815-8199）の許諾を得てください．

この本を妻と父に捧げる
いつもの励ましと，その愛情に感謝して

はじめに

　本書は神経病理を愛する神経放射線科医と，画像を理解する神経病理医が協力して執筆した本である．

　全体は本文とCD-ROMから構成されている．本文は画像診断のクイズ形式になっている．神経放射線科医がこのような本を作ると，とかく腫瘍に症例が偏りがちである．そうならないように，今回は多くの種類の神経疾患を入れた．神経病院に多い脳変性疾患と難治性てんかんに関しては多くの記述がある．

　画像診断の基本は解剖と病理である．特に病理ではマクロの所見が重要であり，そのマクロの裏付けとなるミクロの知識も必要である．本書ではおよそ半数の症例にマクロ所見を付け，神経放射線科医と病理医の話し合いをし，画像診断に役立つ所見をCD-ROM内に記すことにした．

　著者の多くの思いが本書にはつまっている．

　正診ができた症例もあったが，誤診をした症例も多くある．患者の予後に大きな影響を与えるような誤診は少ないとは思うが，患者と主治医の立場からみれば違うかもしれない．誤診をする度に，多くの放射線科医がそうしているように，画像をもう一度見，本を読み，文献を読み，二度と同じ誤診をしないようにしたいと思う．そのようなことを繰り返し，30年近い年月が経過した．しかし，まだまだ未熟であり，学ぶべき多くのことが残っている．

　さらに，毎日のように，新しい画像所見が出現し，それを知らないと遅れてしまい，患者に迷惑をかける可能性がある．そのような進歩の激しい世界に身をおいている．

　誤診をした症例は誤解を恐れずに言えば，私にとっては宝である．今まで知らなかったことを勉強する機会を与えて頂き，自分の知識を増やすことができた貴重な宝である．正診例も含めて，その宝を集めたのが本書である．本書を読むことによって，神経疾患の画像診断を担当する後輩の医師が同じような誤診をしないようになれば，著者にとっては大きな喜びである．

　本書の症例は，毎月1回，神経病院にて行っているカンファレンスに出題した症例である．そのカンファレンスにて交わされた討論が本書の中心である．遠い所から忙しい中，このカンファレンスのために症例を持って集まって頂いた先生方に感謝します．大場洋先生，土屋一洋先生，佐藤典子先生，森墾先生，中田安浩先生，小山眞道先生，石亀慶一先生，安達木綿子先生，八木明子先生，高橋綾子先生，加藤麻子先生です．また，多くの症例を上記の先生方からお借りした．さらに，討論に参加し，多くの有用な意見を頂いた，小出玲爾先生，内原俊紀先生，谷口真先生にも感謝いたします．

その他にも，多数の症例を全国の先生方からお借りしました．興味深い多くの症例を集めることができたのは下記の先生方のおかげです．ここに名前を記し（出題順），感謝致します．お借りしながら，編集の都合で採用できなかった貴重な症例もあります．それらの先生方にはお許しをお願いします．三山佐保子先生，岡根久美子先生，瀧山嘉久先生，永田美保子先生，井藤隆太先生，安野みどり先生，高橋敦先生，亀山隆先生，村田純一先生，吉田大介先生，堀部史子先生，高尾昌樹先生，河村泰孝先生，興梠征典先生，瀧山嘉久先生，永田美保子先生，有馬邦正先生，中田桂先生，酒井美緒先生，田岡俊昭先生，吉川正英先生，三木幸雄先生，栗原紀子先生，尾崎正時先生，磯田治夫先生，豊田圭子先生，徳永真理先生，黒田龍先生，武田茂樹先生，尾川紀子先生，大内敏宏先生，福武敏夫先生，寺田一志先生，近藤智善先生です．

最後になりましたが，著者らのこのような企画を受け入れ，出版にまで導いて頂いた医学書院編集部の樋口覚さんと制作部森本成さんに感謝いたします．両氏のおかげで，楽しく本書の原稿を書くことができました．

2008年1月15日

柳下　章

本書の使い方

　本書には100例の症例が入っている．その順番はランダムである．難問も易しい症例もあるが，それは読者の関心と経験から決まってくる．なるべく1つの疾患に偏らないにしてある．本書のような「Q and A」方式のテキストを放射線科医が作ろうとすると，腫瘍が多くなる．本書はそのようにならないように配慮をした．

　腫瘍の組織診断をすることは，放射線科医にとって楽しみではあるが，それがすべてではない．より重要なことは神経学的診断によって示された病巣部位を正確に描出し，画像のみに現れる他の所見もとらえ，臨床症状を考えて診断を下すことにある．

　右ページにはある「症例」の簡単な臨床症状とその画像が載っている．画像をよく見て，正解を答えて頂きたい．臨床症状にはわざと記載のない項目もある．画像をよく見て欲しいからである．潰瘍性大腸炎の患者が神経症状を呈したとき，知っている人があれば，静脈洞あるいは静脈性血栓症をまず浮かべるであろう．画像をみないでもわかってしまうような「臨床症状」の記載はなるべくしないようにした．放射線科医以外の医師にとっては不満足な記載ではあるが，それも画像をよくみて欲しい．その訓練のための本書なのである．

　左ページには上述の画像所見，その「臨床所見」，さらに画像診断について記載がある．正解を答えられた人は適当にとばし次のページに移ってください．不正解の人は読んでくれることを希望する．

　CD-ROMには同一の疾患で異なる所見，あるいは似たような画像所見で違う疾患および本文に入りきらない所見が載っている．

　さらに，本書の特徴の1つである，約半数の症例にマクロの病理所見がカラーでCD-ROMに入っている．是非，一度見て欲しいと思う．画像の基礎となる事柄です．新しい画像所見がみつかることがある．

　どこの症例から読んでもかまわない．

　私の後から続く神経疾患の画像を診断する医師が，この本書によって，似たような疾患に遭遇したときに，誤りのない診断ができるようになれば，著者にとっては大きな喜びである．

目次

はじめに		v
本書の使い方		vii
BOX 一覧		xiii
付録 CD-ROM の使い方		xvi

症例 1	21 歳，女性	髄膜炎後の脳出血	1
症例 2	51 歳，男性	マクログロブリン血症（免疫不全がある）を有する，4 ヶ月前から頭痛があり，3 日前より増悪した	3
症例 3	25 歳，男性	側頭葉てんかん（てんかん源は左か右か？）	5
症例 4	20 歳，女性	左手のぴくぴく感から意識消失および全身けいれん発作	7
症例 5	47 歳，男性	歩行障害，排尿障害	9
症例 6	66 歳，女性	5 年前よりふらつき歩行，脊髄小脳変性症と言われる	11
症例 7	5 歳，女子	頭痛，発熱，意識レベルの低下，小脳病変	13
症例 8	8 歳，女子	突然の頭痛，嘔吐，意識障害	15
症例 9	24 歳，女性	急激な発熱，頭痛，嘔吐	17
症例 10	62 歳，男性	3 時間前発症の軽い左片麻痺	19
症例 11	44 歳，男性	髄膜炎？	21
症例 12	26 歳，男性	腰椎部と三叉神経に腫瘍があり，神経線維腫症 I 型（NF 1）と言われた	23
症例 13	57 歳，男性	発熱後の意識障害	25
症例 14	64 歳，男性	3 年前より始まる歩行障害，構音障害があり，進行性である．小脳失調，パーキンソン症状を認める	27
症例 15	生後 8 ヶ月，女児	けいれん発作	29
症例 16	51 歳，男性	激しい頭痛と発熱	31
症例 17	48 歳，女性	1 ヶ月前より嚥下障害，嗄声が出現	33
症例 18	43 歳，男性	強い頭痛の既往，くも膜下出血か，否か？	35
症例 19	19 歳，女性	全身けいれん．小学生の時から運動が苦手	37
症例 20	5 歳，男子	2 歳頃より走ることが鈍い	39
症例 21	68 歳，男性	肝膿瘍後の小脳症状	41
症例 22	49 歳，女性	約 1 年前から頭痛，3 ヶ月前より右外転神経麻痺	43
症例 23	58 歳，男性	半年前より始まる階段昇降時のよろけ	45

症例 24	40歳, 女性	進行性の歩行障害があり, 側脳室周囲から視放線にかけて病変	47
症例 25	48歳, 女性	側頭葉てんかん	49
症例 26	39歳, 女性	中頭蓋窩の巨大な腫瘤	51
症例 27	71歳, 女性	ふらつき歩行と呂律の不良が6年の経過で徐々に進行	53
症例 28	72歳, 男性	1年前より左下肢の脱力が進行	55
症例 29	73歳, 男性	不眠と夜間の不随意運動	57
症例 30	38歳, 男性	全身けいれんで発症し, 右前頭葉に腫瘤?	59
症例 31	67歳, 女性	意識障害, けいれんを起こし, 倒れている状態で発見される	61
症例 32	55歳, 女性	3ヶ月前より続く頭痛, CTでトルコ鞍内に腫瘤を指摘される	63
症例 33	41歳, 男性	痙性歩行, 歯状核, 淡蒼球, 大脳脚に病変	65
症例 34	25歳, 男性	7月6日より頭痛, 7月9日, 他院でけいれんを起こす	67
症例 35	63歳, 女性	2年ほど前から左手の巧緻運動障害, 転倒傾向が出現する	69
症例 36	73歳, 男性	4ヶ月前より歩行が不安定で, 他院で2ヶ月前にMRIで脳幹梗塞と診断される	71
症例 37	61歳, 男性	1年前より進行する歩行障害, 便意・尿意がわからない	73
症例 38	55歳, 男性	頭痛, 物が二重にみえる	75
症例 39	53歳, 男性	7年前から歩行障害, 転倒傾向, 不随意運動	77
症例 40	56歳, 男性	意欲低下を認める	79
症例 41	66歳, 男性	発熱, 物が二重にみえる	81
症例 42	53歳, 男性	今までに3回, 無菌性髄膜炎の既往があり, 自然治癒している. 7月4日頃より, 右の口角から食事がこぼれるようになった	83
症例 43	43歳, 男性	統合失調症の既往がある. 入院後, 急激に進行した四肢麻痺と発語不良	85
症例 44	53歳, 男性	意識不鮮明, 眼球運動障害がある	87
症例 45	30歳, アメリカ人	東南アジア旅行後の意識障害	89
症例 46	45歳, 男性	約10年前と, ?ヶ月前に頭痛とTIAの発作	91
症例 47	15歳, 女子	1ヶ月前から頭痛があり, 今回, 投薬を必要とするような強い頭痛と嘔気, 嘔吐を訴え緊急入院	93
症例 48	4歳, 男子	2週間前に, 左下肢のけいれんで発症, 他院でのCT (5日前) で高吸収域を示す腫瘤がある	95
症例 49	31歳, 女性	2歳頃より始まる難治性てんかんがあり, 他院でのMRIで脳腫瘍と言われた	97

症例 50	23 歳，男性	1 歳時の歩行開始直後より，歩行のふらつきを認め，転びやすい	99
症例 51	13 歳，男子	2 年前よりてんかん発作がみられ，抗けいれん剤によるコントロールは不良であった	101
症例 52	79 歳，女性	約半月ほど前から始まる左眼窩先端部症候群	103
症例 53	42 歳，女性	3 歳時に左片麻痺，20 歳代より複雑部分発作	105
症例 54	79 歳，男性	CT で異常所見	107
症例 55	15 歳，女子	学校からの帰宅途中に意識低下	109
症例 56	68 歳，女性	約 3 週間の経過で，それまで日常生活に支障のない"普通の"人が無言症，無反応になった	111
症例 57	72 歳，男性	5 ヶ月前より発作性に両側交代性に不随意運動（舞踏アテトーゼ運動）を認める	113
症例 58	32 歳，女性	15 歳頃にてんかん発作あり，最近，手のしびれ，めまいを認める	115
症例 59	32 歳，女性	15 年前，右上肢のぴくつきで発症，CT にて石灰化を認める	117
症例 60	22 歳，女性	8 日前発症の髄膜炎	119
症例 61	34 歳，男性	びまん性の白質病変がある．6 年ほど前より躁病，アルコール認知症と言われていた	121
症例 62	4 歳，女子	複雑部分発作と全身発作	123
症例 63	54 歳，男性	5 日前より食欲低下と意識障害	125
症例 64	13 歳，女子	側頭葉てんかん	127
症例 65	56 歳，男性	20 歳初発の振戦があり，進行性である	129
症例 66	35 歳，男性	3 年ほど前より記憶障害があり，現在，認知症を認める	131
症例 67	38 歳，女性	肺と脳内の多発性病変	133
症例 68	46 歳，男性	突然のけいれん，翌日，不審な行動があり，当院入院	135
症例 69	49 歳，男性	43 歳頃より無気力，無頓着になる．その後緩徐進行性の歩行障害，認知症を認める	137
症例 70	60 歳，男性	13 年前より歩行障害	139
症例 71	22 歳，男性	3 歳頃より始まる全身けいれん	141
症例 72	32 歳，女性	主訴：意識障害	143
症例 73	72 歳，男性	3 ヶ月前より歩行時ふらつき，認知症	145
症例 74	65 歳，女性	2 年前より再発性，難治性のぶどう膜炎，7 月 9 日に複視（右外転神経麻痺），めまいを訴える	147
症例 75	38 歳，男性	18 歳頃より始まる歩行障害	149
症例 76	92 歳，男性	右上下肢の不随意運動	151
症例 77	19 歳，男性	5 年前よりラ行の発音ができない	153
症例 78	64 歳，男性	他院で MRI を撮り，脳転移があると言われた	155

症例 79	55歳，男性	8月7日夜，失禁し，意識がもうろう状態で家族に発見される	157
症例 80	74歳，男性	10年前より難聴，他院で脊髄小脳変性症と診断される	159
症例 81	43歳，女性	両側眼球突出，左動眼神経麻痺，両側外転神経麻痺，眼振，右顔面神経麻痺，下垂体機能不全	161
症例 82	76歳，男性	1〜2年の経過により認知症が次第に進行	163
症例 83	31歳，女性	3週間前からの頭痛，発熱	165
症例 84	41歳，男性	発熱後の筋力低下，頭痛，意識障害	167
症例 85	58歳，男性	4年前から徐々に話がしにくくなった	169
症例 86	34歳，女性	3年前に発症した認知症	171
症例 87	69歳，男性	11年前から発語障害，その後ゆっくり進行する失語症がある．初期には認知症はなかった	173
症例 88	41歳，男性	右眼視野障害（曇りガラスのかかった感じ），起床時の頭重感	175
症例 89	67歳，男性	約2年前，橋出血（右片麻痺と球症状）があり，約3ヶ月前より右上肢に不随意運動出現，口蓋ミオクローヌスも認められた	177
症例 90	46歳，男性	前日，意識障害の状態で同僚にみつかる	179
症例 91	83歳，男性	けいれん重積後のMRI異常	181
症例 92	9歳，男子	側頭葉実質内か，それとも脳実質内か，それが問題だ	183
症例 93	8歳，女子	右顔面の萎縮とけいれん発作	185
症例 94	6歳，女子	4歳時より不随意運動と知的障害あり	187
症例 95	42歳，男性	球後視神経炎と尿崩症	189
症例 96	64歳，男性	2月3日夕食後より発語困難となり，全身が脱力けいれんが出現，救急搬送され受診．発熱（−），2月5日にMRI検査	191
症例 97	40歳，女性	4年ほど前から物忘れ，計算力の低下が出現した	193
症例 98	42歳，女性	5月7日にけいれん重積あり，精査入院した	195
症例 99	37歳，男性	5ヶ月前より左側同名半盲があり，視力低下が進行する	197
症例 100	66歳，女性	前頭葉の皮質下出血	199
症例一覧			201
小児症例一覧			205
疾患分類一覧			207
索引			211

BOX 一覧

Box	タイトル	症例番号
Box 1	FLAIR 画像での脳脊髄液の高信号	症例 1 CD-ROM
Box 2	多発性動脈瘤の鑑別	症例 1 CD-ROM
Box 3	皮質下出血の鑑別	症例 1 CD-ROM
Box 4	大脳基底核のT1強調画像での高信号領域	症例 6 CD-ROM
Box 5	両側中小脳脚に異常信号を認める疾患	症例 6 CD-ROM
Box 6	静脈洞あるいは静脈血栓症の原因疾患	症例 9 CD-ROM
Box 7	dense MCA sign	症例 10 CD-ROM
Box 8	CT で高吸収域を脳溝内にみたときには何を考えるか	症例 11
Box 9	ADC 値の低下，拡散強調画像で高信号を示す非腫瘍性病変	症例 13
Box 10	脳回様造影効果を示す疾患	症例 13 CD-ROM
Box 11	脳梗塞の MRI（超早期の変化）	症例 13 CD-ROM
Box 12	脳回様（軌道状）の石灰化	症例 15 CD-ROM
Box 13	CT で脳溝，くも膜下腔がよくみえないときに考慮する疾患	症例 18 CD-ROM
Box 14	第三脳室内嚢胞	症例 20 CD-ROM
Box 15	拡大した第三脳室に類似した鞍上部病変	症例 20 CD-ROM
Box 16	硬膜の異常な肥厚と造影効果を伴う疾患	症例 22
Box 17	末梢神経障害を伴う白質ジストロフィー	症例 24 CD-ROM
Box 18	両側皮質脊髄路に異常高信号を呈する疾患	症例 28
Box 19	線条体に高信号領域を FLAIR 画像で認める疾患	症例 29 CD-ROM
Box 20	皮質白質境界部の造影される腫瘍の鑑別	症例 30 CD-ROM
Box 21	免疫が正常な患者で多発性のリング状の造影効果を有する脳実質内病変	症例 30 CD-ROM
Box 22	免疫不全患者のリング状造影効果を有する脳実質内病変	症例 30 CD-ROM
Box 23	頭蓋内嚢胞性病変	症例 30 CD-ROM
Box 24	石灰化と嚢胞を有する病変	症例 30 CD-ROM
Box 25	有鉤嚢虫症による神経症状	症例 30 CD-ROM

Box	タイトル	症例番号
Box 26	PRES の原因	症例 31 CD-ROM
Box 27	下垂体の腫大を示す疾患	症例 32 CD-ROM
Box 28	両側対称性に小脳歯状核と小脳白質に病変を認める症例	症例 33 CD-ROM
Box 29	硬膜動静脈瘻の部位別臨床症状	症例 36
Box 30	小脳出血の原因	症例 36 CD-ROM
Box 31	海綿静脈洞の腫瘤	症例 38
Box 32	有痛性外眼筋麻痺（海綿静脈洞症候群）	症例 38
Box 33	尾状核および被殻の萎縮とT2強調画像での高信号領域を示す疾患	症例 39
Box 34	拡散強調画像で高信号領域を示すことが多い腫瘤	症例 40
Box 35	ADC 値の低下を来す非虚血性変化	症例 41
Box 36	原因不明の無菌性髄膜炎	症例 42 CD-ROM
Box 37	両側視床内側部に病巣を有する疾患	症例 44
Box 38	脳炎による典型的な感染部位	症例 45
Box 39	遺伝性の脳小血管病の鑑別	症例 46 CD-ROM
Box 40	小さなフリップ角と長いエコー時間を使用したグラディエントエコー法による低信号を示す状態	症例 48 CD-ROM
Box 41	脳内にT2強調画像で多発性の低信号領域	症例 48 CD-ROM
Box 42	T2強調画像で低信号領域を示す球後の腫瘤	症例 52 CD-ROM
Box 43	リング状の造影効果を示す疾患	症例 54
Box 44	小児の血栓症	症例 55
Box 45	進行性のびまん性白質脳症の鑑別診断	症例 56 CD-ROM
Box 46	FLAIR 画像によるくも膜下腔の異常な高信号領域（slow flow）の鑑別診断	症例 57 CD-ROM
Box 47	上衣下の腫瘤の鑑別診断	症例 58 CD-ROM
Box 48	脳底槽の髄膜を侵す病変	症例 60
Box 49	若年成人で，認知症と精神症状で発症する疾患	症例 61 CD-ROM
Box 50	リング状の造影効果を示す主な腫瘤の鑑別	症例 68
Box 51	若年者の脳梗塞の原因	症例 72 CD-ROM
Box 52	若年者の小脳梗塞	症例 72 CD-ROM
Box 53	脈絡叢の腫瘤	症例 74
Box 54	鞍内腫瘍	症例 81 CD-ROM
Box 55	CT で石灰化ではない高吸収域を示す疾患	症例 81 CD-ROM
Box 56	多発性脳内塞栓症	症例 84 CD-ROM
Box 57	大脳白質の多発性梗塞	症例 84 CD-ROM

Box	タイトル	症例番号
Box 58	若年発症の多発性脳梗塞(遺伝性脳血管障害)	症例 86
Box 59	認知症を起こす主要疾患	症例 87 CD-ROM
Box 60	脳幹を侵す(可逆性の)浮腫・鑑別診断	症例 88 CD-ROM
Box 61	延髄前部に高信号域をT2強調画像で示す疾患	症例 89
Box 62	小児と若年成人に発症する天幕上の囊胞と充実成分を有する腫瘍	症例 92 CD-ROM
Box 63	淡蒼球に低信号領域を認める代謝性疾患	症例 94 CD-ROM
Box 64	漏斗部の病変	症例 95 CD-ROM
Box 65	副鼻腔内の高吸収域の鑑別	症例 98 CD-ROM
Box 66	頭蓋内の brain stone(密な石灰化を来す腫瘤)	症例 98 CD-ROM
Box 67	PML を合併しやすい状態	症例 99
Box 68	大脳白質の浸潤性と融合性の病変	症例 99 CD-ROM
Box 69	比較的多い非外傷性脳内出血	症例 100

〔付録 CD-ROM の使い方〕

□ご注意（必ずお読みください）
1) 本製品は，付録として添付されている CD-ROM であるため，医学書院ユーザー登録およびユーザーサポートの対象外とさせていただいておりますことをご了承ください．
2) 本製品は CD-ROM です．一般の CD/DVD プレーヤーでは再生できませんのでご注意下さい．
3) 本製品は，著作権法によって保護されており，個人が本来の目的で使用する以外には，使用が認められておりません．また，本製品に収録されたデータ，プログラム等を他人に譲渡・コピー・販売することなども一切禁じられています．
4) 本製品は「症例から学ぶ神経疾患の画像と病理」の内容および追加された参考症例と病理写真が収載されています．これらの閲覧には Web ブラウザとお使いのコンピュータに対応した Adobe Reader が必要です．
5) 本製品に収載されている内容などは，予告なく変更されることがあります．
6) 本製品記載の診断法による不測の事故に対して，著者ならびに出版社は，その責を負いかねますので，ご了承ください．
7) Adobe Reader(TM)，Adobe Acrobat(TM)は，米国 Adobe Systems Incorporated の米国およびその他の国における登録商標または商標です．
8) Macintosh(TM)，MacOSX(TM)などの名称は，米国 Apple Computer Incorporated. の米国およびその他の国における登録商標または商標です．
9) Windows(TM)は米国 Microsoft Corporation の米国およびその他の国における登録商標または商標です．
10) その他すべてのブランド名および製品名は個々の所有者の登録商標もしくは商標です．

□使用方法
　本製品をご使用になるには，Web ブラウザ，および Adobe Reader が必要です．ご使用前にインストールされているかどうかご確認ください．
　もしも，インストールされていない場合には，インストールを行ってください．
※Adobe Reader の入手，インストール方法などにつきましては，Adobe Systems 社(http://www.adobe.co.jp/)にお問い合わせください．

1. パソコンの CD-ROM ドライブに CD-ROM をセットしてください．
　Windows では，以下のようなウィンドウが開くことがありますが，その場合には，「フォルダを開いてファイルを表示する」を選択してください．
　上記の画面が開かない場合は，マイコンピュータ(Macintosh の場合はデスクトップ)などから CD-ROM を開いてください．

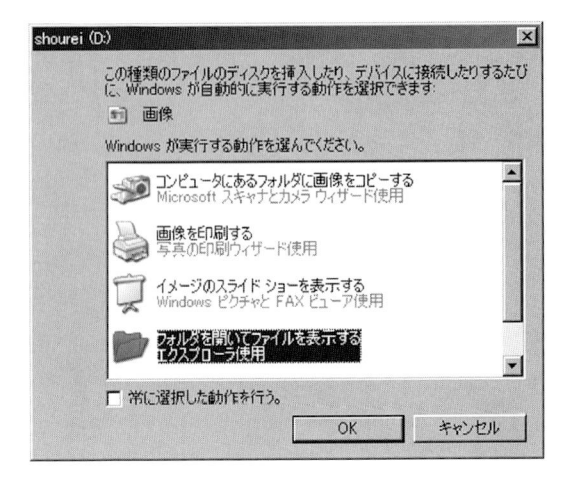

2. CD-ROMの収録ファイルが一覧されたウィンドウが開きましたら，「index.html」をダブルクリックしてください．目次画面が開きます．

3. 目次画面は，その機能によって，2つのパートに分けられています．

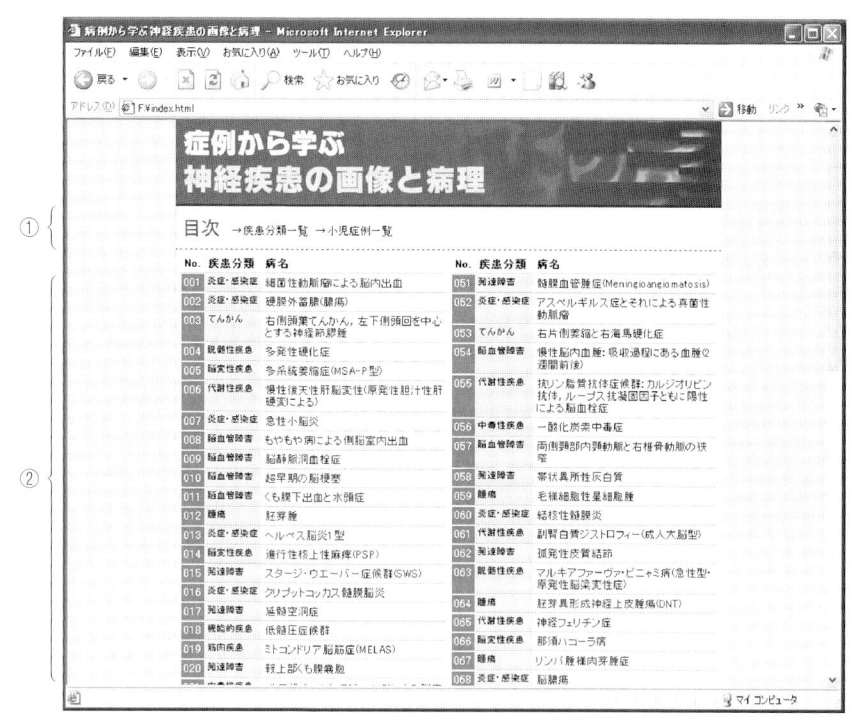

① ②

①の部分は目次を切り替えるのに使います．「疾患分類一覧」「小児症例一覧」をクリックすると，それぞれの一覧が開きます．

②の部分は，それぞれの一覧に含まれる症例を開くのに使います．たとえば「多発性硬化症」を開くには，その病名をクリックします．

このような配置は，他の目次においても同じです．

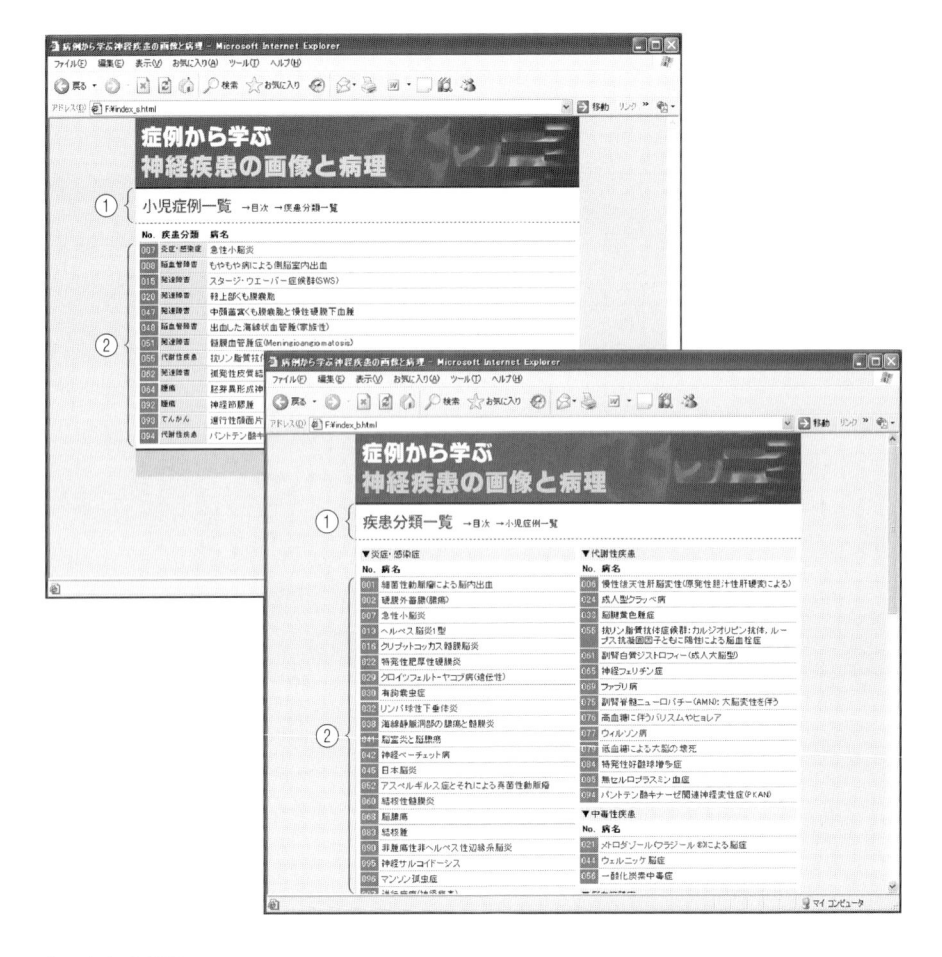

xviii （付録 CD-ROM の使い方）

4. 本文の表示
　②の部分で病名をクリックすると，本文が表示されます．

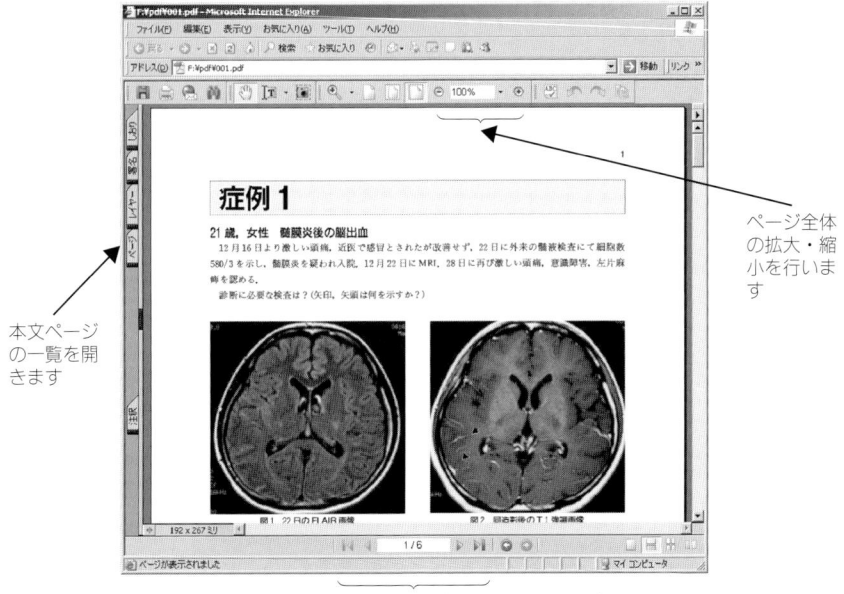

ページ全体の拡大・縮小を行います

本文ページの一覧を開きます

ページの切り替えやページ数の表示を行います

ここで表示される本文はPDF形式と呼ばれるもので，Adobe Readerというソフトウェアによって表示されます．操作方法の詳細などにつきましては，Adobe Systems Incorporated（http://www.adobe.co.jp）までお問い合わせください．

5．警告などが表示される場合の対応について
　お使いのパソコンの構成によっては，以下のようなウィンドウが表示される場合があります．

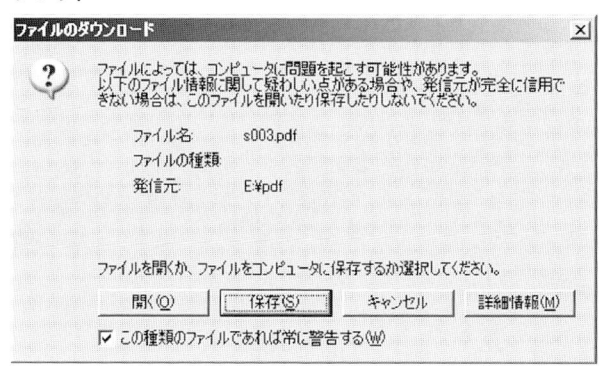

　この場合には，お使いのコンピュータにAdobe Readerがインストールされていませんので，インストールを行って下さい．
　インストール方法などについてご不明の点がありましたら，Adobe Systems Incorporated（http://www.adobe.co.jp）までお問い合わせください．

6．本文の表示をさせようとしても，ウィンドウ内部に何も表示されない場合について
　Macintosh版Internet Explorerをご利用の場合，本文の表示が行われない場合があります．この場合には以下の手順で設定を行ってください．

①Internet Explorerの［Explorer］メニューから［環境設定］を選択します．
②［受信ファイル］を開き，［ファイルヘルパー］をクリックします．
③［ファイルヘルパーの設定］で［Portable Document Format］を選択し，［変更］をクリックします．
④［開く］ダイアログボックスが表示される場合は，AcrobatまたはAdobe Readerのアプリケーションファイルを選択し［OK］をクリックします．
　＊［Portable Document Format］がない場合は，［追加］をクリックしてください．
⑤［ファイル　ヘルパーの編集］ダイアログボックスが表示されますので，以下の手順を行います．
　a．［説明］欄に，「PDF」と入力します．
　b．［拡張子］欄に，「.pdf」と入力します．
　c．［MIMEの種類］欄に，「application/pdf」と入力します．
　d．［ファイルの種類］の［参照］をクリックし，AcrobatまたはAdobe Readerのアプリケーションファイルを選択して［開く］をクリックします．
　e．［ファイルの種類］欄に，「pdf 」と入力します．（fの後に，必ず半角スペースを入れてください．）
　f．［エンコード］で，以下のオプションを選択します．
　　　・バイナリデータ
　　　・受信ファイルに適用
　　　・送信ファイルに適用
　g．［ダウンロード先］で，PDFファイルを保存する場所を選択します．
　h．［処理］で，［処理方法］プルダウンメニューから［アプリケーションで表示する］を選択します．

i. ［アプリケーション］の隣に「Acrobat」が表示されない場合，［参照］をクリックし，Acrobat または Adobe Reader のアプリケーションファイルを選択して［開く］をクリックします．
j. ［OK］をクリックします．

⑥Internet Explorer を再起動して下さい．

症例 1

21 歳，女性　髄膜炎後の脳出血

　12月16日より激しい頭痛，近医で感冒とされたが改善せず，22日に外来の髄液検査にて細胞数 580/3 を示し，髄膜炎を疑われ入院．12月22日に MRI．28日に再び激しい頭痛，意識障害，左片麻痺を認める．

　診断に必要な検査は？（矢印，矢頭は何を示すか？）

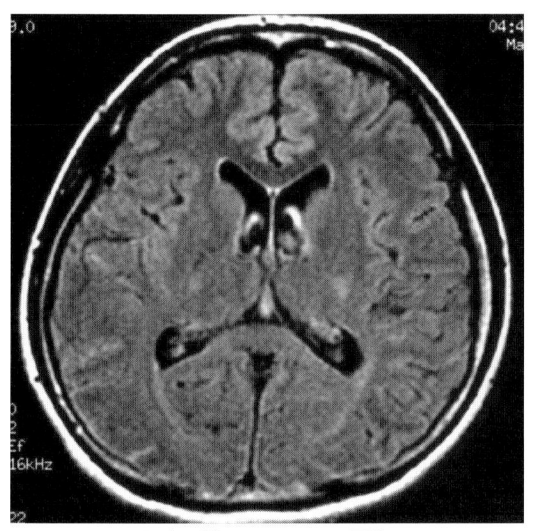

図1　22日の FLAIR 画像

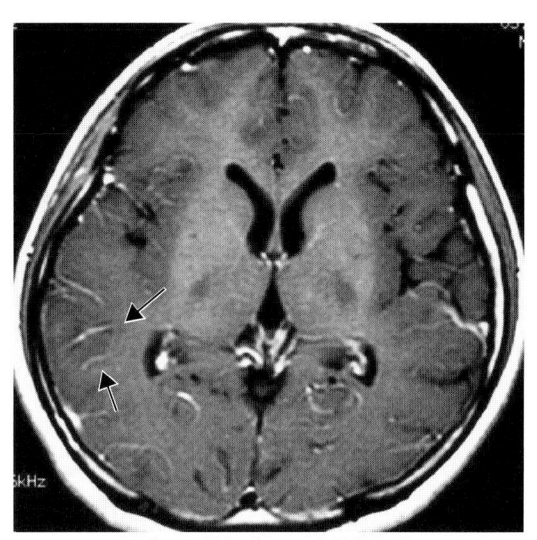

図2　同造影後の T1 強調画像

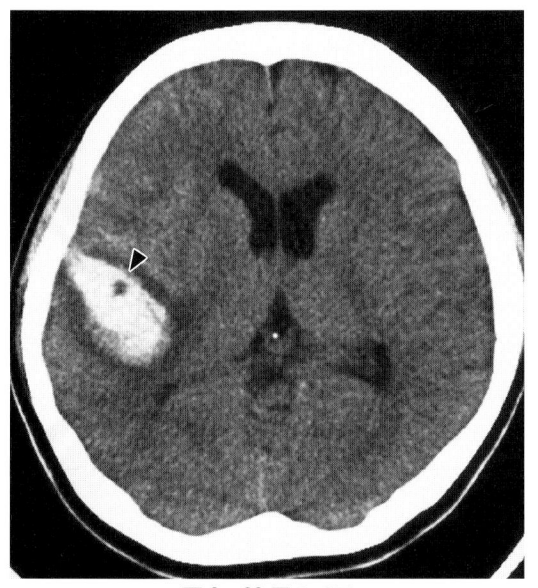

図3　28日の CT

解答 細菌性動脈瘤による脳内出血

解説

画像所見：図1では右側頭葉から後頭葉にかけて，脳溝内に高信号領域があり，髄膜炎に伴う蛋白上昇による高信号と考えられる．同様な画像所見をくも膜下出血も呈しうるが，発熱，白血球増加，CRP陽性所見があり，右半球くも膜下腔に浸出物による造影効果を造影後のT1強調画像で認める(図2の矢印)ので髄膜炎と考えた．図3では側頭皮質下に出血があり，くも膜下出血も伴っている．髄膜炎の後の皮質下出血であり，細菌性動脈瘤が考えられ，28日に血管造影が行われた．血管造影にて(図4)右中大脳動脈に動脈瘤(矢印)がみつかり，それによる出血と考えられた．細菌性心内膜炎あるいは髄膜炎により細菌性動脈瘤が形成されたと考えた．心疾患の既往はなかった．図3の血腫内に点状の低吸収域(矢頭)があり，動脈瘤による．

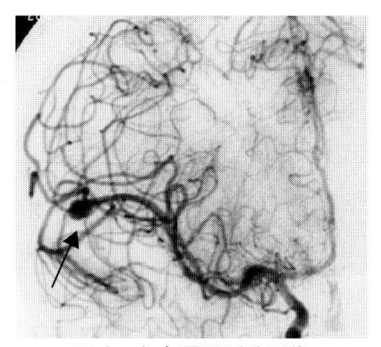

図4 右内頸動脈造影像

髄膜炎の後に，若年者に起こった皮質下出血では，細菌性心内膜炎，細菌性動脈瘤を常に考慮する必要がある．なお，初回のMRIでは，動脈瘤を認めない．

臨床

細菌性動脈瘤は全頭蓋内動脈瘤の約3％を占める．20％は多発性である．原因としては細菌性心内膜炎が最も多く，その他に，髄膜炎，感染性血栓性静脈炎および粘液腫がある．その部位に特徴があり，主要血管(特に中大脳動脈)の第一分岐より末梢に多く存在し，脳表，特に穹窿部のそれに近い部位に多く存在する．鞍上部，シルヴィウス裂の下外側部，脳梁膝部，および第三脳室底にも認められる．

感染性心内膜炎の重度の合併症である感染性塞栓症は脳梗塞，くも膜下出血，脳内出血，脳炎，髄膜炎，脳膿瘍，細菌性動脈瘤などの様々な病態を起こす．感染性心内膜炎の感染性動脈瘤を合併する率は1.2％〜5％と報告された．しかし，動脈瘤はしばしば無症状であることや抗生物質により消失することがあるので，実際にはこれより多いと考えられる．

これらの発症機序は細菌性栓子が脳血管を閉塞し，末梢側が虚血状態となれば脳梗塞となり，閉塞部位で感染が血管外におよべば脳炎，髄膜炎，脳膿瘍を起こす．脆弱化した血管壁にhemodynamicストレスが加われば，動脈瘤が形成され，その破裂でくも膜下出血や脳内出血を来すことになる．動脈瘤は多発する傾向にある．

動物実験ではseptic embolismを来した後，3日間で動脈瘤が形成されると報告されている．人においても，栓子による動脈閉塞後3日以内の早さで動脈瘤が形成されうる(文献3)．感染性塞栓症の翌日に出血を来していた事実は細菌性栓子による血管壁の障害が予想以上に早く起こることを示唆しており，感染性塞栓症にて虚血症状を呈したときには早期に出血を来す可能性があることを留意すべきである．

(CD-ROM参照)

症例 2

51歳，男性　マクログロブリン血症（免疫不全がある）を有する，4ヶ月前から頭痛があり，3日前より増悪した

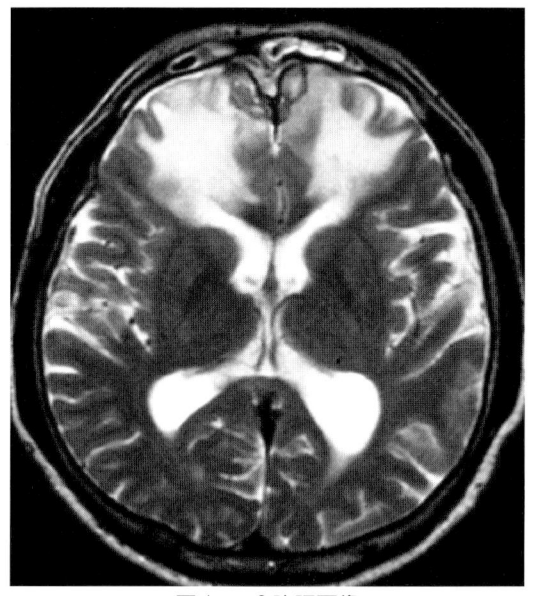

図1　T2強調画像

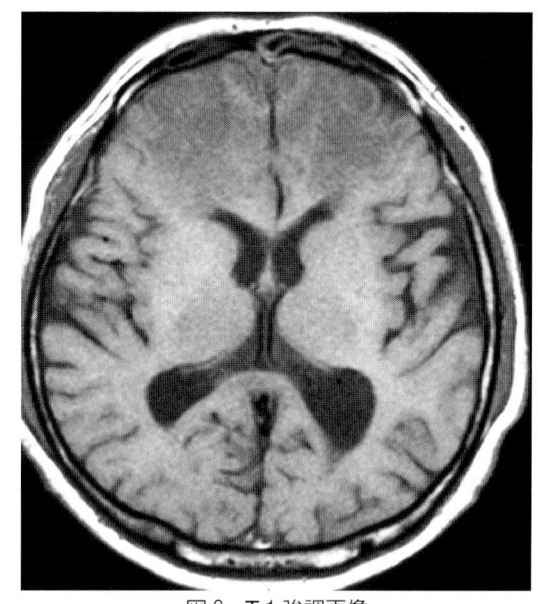

図2　T1強調画像

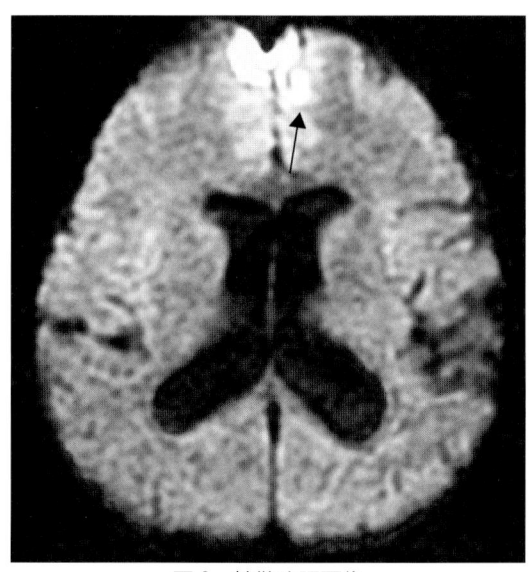

図3　拡散強調画像

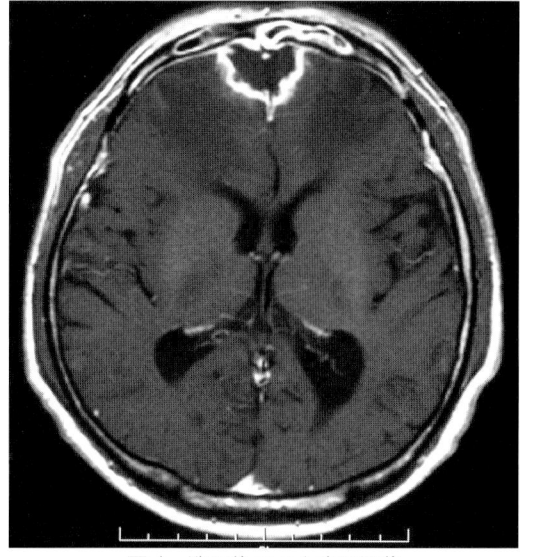

図4　造影後のT1強調画像

（東京大学医学部附属病院放射線部，森墾先生の厚意による）
（三輪書店「脳神経外科の常識非常識」より許可を得て転載）

解答 硬膜外蓄膿（膿瘍）

解説
　画像所見：T2強調画像で両側前頭葉白質に高信号が広がっている．側脳室前角に軽度のmass effectがある．前頭部の硬膜が両側とも中央で後方に伸び，硬膜外に高信号を示す病変がある．その直下，脳内あるいは硬膜内にもT2強調画像では皮質に近い信号強度を示す領域がある．前頭洞に炎症と考えられる高信号領域がある．T1強調画像で病変は低信号を示す．脳と脳外の病変の間には白質と同様の信号強度を示す境界がある．拡散強調画像で前頭骨直下，両側にまたがる，高信号領域を認める．硬膜外から硬膜下に病変が疑われる．左前頭葉脳内には高信号領域を認める（**図3**の矢印）．造影後のT1強調画像で，硬膜外および硬膜下の病変の外縁に沿って造影効果があり，脳実質内の病変には造影効果を認めない．前頭洞内の炎症にもその周囲に造影効果を認める．

　以上の画像所見と病歴から考えられるのは，前頭洞の炎症から直接波及あるいは静脈を介して血栓性静脈炎により硬膜外および硬膜下に蓄膿を来したと考えられる．左前頭葉の脳内の拡散強調画像の高信号領域は静脈洞血栓症による梗塞あるいはcerebritisと考える（造影効果がないので，梗塞の可能性がより高い）．前頭葉白質には広汎な浮腫を認める．

　少量の脳実質外液貯留にもかかわらず，全身状態の悪化，CTあるいはMRIにて脳内に浮腫など示す低吸収域あるいはT2延長所見を認める際には，硬膜外あるいは硬膜下蓄膿を考慮する必要がある．急いで診断をつける必要がある疾患である．拡散強調画像および造影後のT1強調画像が重要である．

臨床
　硬膜下あるいは硬膜外蓄膿は稀だが，死亡する可能性もある脳外科的緊急対応の必要な疾患である．死亡率は10〜15%と言われている．硬膜下では穹窿部（50%以下）あるいは半球間裂（20%）が多いが，後頭蓋窩にも発生する（乳突蜂巣炎に関係がある）．硬膜外に比べて硬膜下の方が多い．硬膜下蓄膿は脳膿瘍あるいは静脈性血栓症を10%以上に合併する．硬膜外では前頭洞に近接することが多い．

原因
1．乳幼児では髄膜炎に伴う硬膜下水腫に感染が起こることが多い．
2．小児および成人では副鼻腔炎が多い．中でも前頭洞の炎症からの波及が多い．
3．乳突蜂巣炎
4．血行感染（敗血症）
5．頭蓋骨骨髄炎
6．開頭術後
7．外傷後
8．細菌性髄膜炎

（CD-ROM参照）

症例3

25歳, 男性　側頭葉てんかん (てんかん源は左か右か?)

17歳より運動停止, 自動症などの発作が出現. 近時の記憶障害がある. 現在の発作は複雑部分発作.

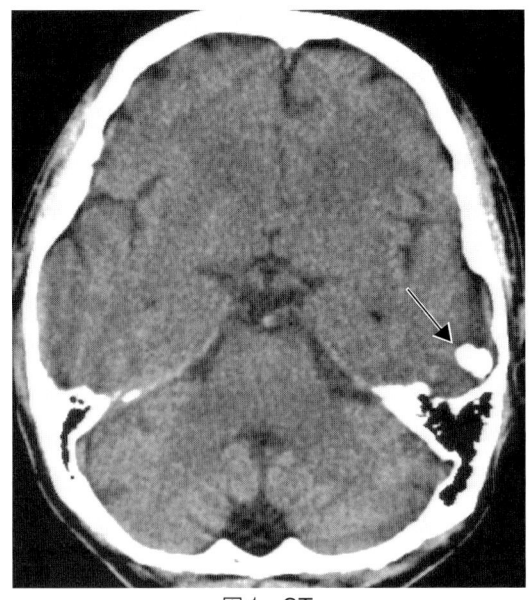

図1　CT

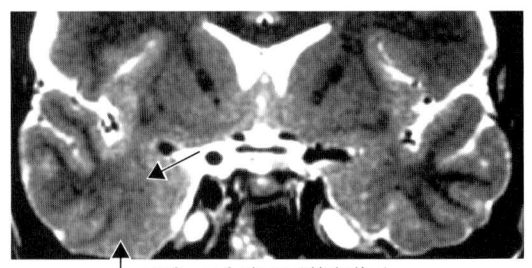

図2　T2強調冠状断像1

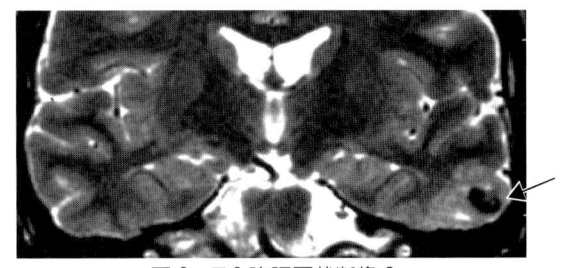

図3　T2強調冠状断像2

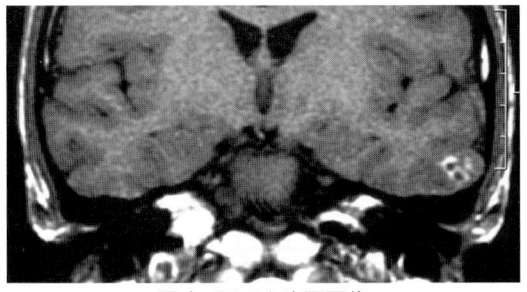

図4　同T1強調画像

この画像をみて, 主治医にどのようなレポートを書いたらよいか.
(Springer社　Neuroradiology より許可を得て転載)

解答　右側頭葉てんかん，左下側頭回を中心とする神経節膠腫

解説
画像所見：CTで左下側頭回に石灰化があり（図1の矢印），同部位はT2強調画像では低信号を示し，その周囲に不均一な高信号領域を認め，軽いmass effectがある（図3の矢印）．右側頭葉の周囲の白質の信号強度は正常で，皮質白質境界は鮮明である．T1強調画像では石灰化は高信号と低信号の混在となり，その周囲はほぼ皮質と等信号である．造影効果はなく，長い経過，側頭葉てんかんの臨床症状を合わせると，神経節膠腫と考えられる．しかし右側頭葉前部の皮質白質境界は不鮮明である（図2の矢印）．この所見はいくつかのスライスにて認められ（非掲載），有意である．何らかの原因（画像には出にくいmicrodysgenesisなど）による右側頭葉てんかんが考えられる像である．

手術と病理所見
頭皮脳波では右優位ではあるが，両側性の側頭葉に異常脳波を認める．深部電極を挿入した脳波では確認された複雑部分発作は8回のすべては，右内側であった．故に，側頭葉てんかんは右側が原因と考えられた．しかし左側からの異常脳波もみられた（手術中の皮質脳波でも同様の所見）．以上より，左腫瘍の摘出と右側頭葉切除術を施行した．左腫瘍は神経節膠腫であった．右側頭葉には白質内に異所性神経細胞を認め微小形成不全（microdysgenesis），海馬には軽度のグリオーシスがあった．

この症例は，腫瘍がある側に必ずしもてんかん源があるとは限らないことを示している．画像を読む際に，側頭葉てんかんでは常に側頭葉先端部に注意し，皮質白質境界の不鮮明がどちら側にあるかを注目する必要がある．

画像診断（側頭葉てんかんでみられる側頭葉尖端部白質病変）
側頭葉てんかん症例では，側頭葉尖端部にはT2強調画像にて皮質・白質境界の不鮮明，白質のvolumeの減少，側頭葉尖端部の萎縮を認めることがある（文献1）．この所見はfast STIR法が最も明瞭なことが多いが，FLAIR画像が役立つこともある（CD-ROM参照）．皮質自体には異常を認めず，focal cortical dysplasiaとは異なる所見である．この画像所見の原因に関して定説は出ていない．

多くの側頭葉てんかんに関する自験手術例からは，この所見のある側は側頭葉てんかんのてんかん源のある側と一致していた．この所見は海馬硬化症に伴うことが多いが，血管奇形あるいは腫瘍にも伴い，すべて患側に認められる．MRIでは，てんかん源が不明な例は硬膜電極を入れて，活動性の脳波を調べている．自験の手術例（文献1）に関して，患側とこの所見のある側とは一致する．つまり側頭葉てんかんの患側を指摘できる所見である．正常例には認めない．

この所見は側頭葉白質における異所性の神経細胞を示すという報告もあるが，自験例からは否定的である．異所性の神経細胞のある例では，必ずしもこの所見を示さないからである．Mitchell LAらは，けいれんの結果，側頭極の成熟過程に異常が起こり，未成熟の大脳白質（髄鞘化と髄鞘の異常を含む）を現すとしている（文献2）．

この症例に限れば，側頭極白質には多数の異所性神経細胞を認める．同部位の病理所見は微小形成不全であった．この微小形成不全は肉眼的には正常であるが顕微鏡的な異常所見を示す皮質形成障害であり，神経細胞自体に形態の異常を認めないことがfocal cortical dysplasiaとは異なる．画像では描出されない．
（CD-ROM参照）

症例4

20歳，女性　左手のぴくぴく感から意識消失および全身けいれん発作

外来で左軽度の筋力低下，CTで異常を指摘され入院した．

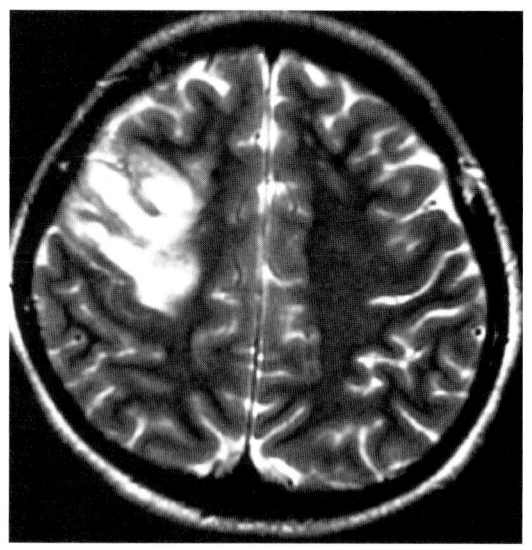

図1　T2強調画像

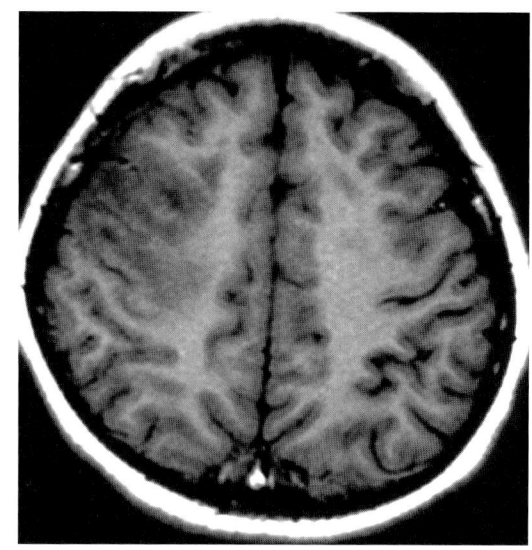

図2　T1強調画像

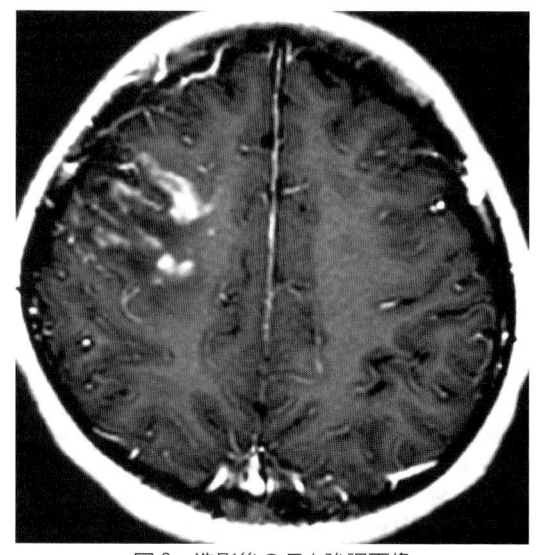

図3　造影後のT1強調画像

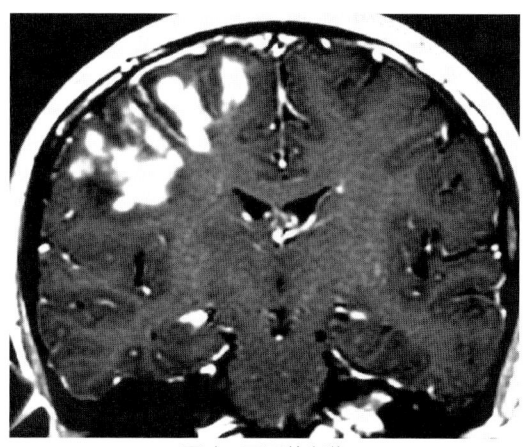

図4　同冠状断像

解答　多発性硬化症

解説

　画像所見：T2強調画像では高信号，T1強調像では低信号を示す病変が右中心前回皮質から白質にかけて認める．造影後点状の造影効果を示す病変がある．冠状断像では病変が大きい割に，側脳室前角，帯状溝，前頭葉の脳溝への腫瘤効果は小さい．浮腫と考えられる部位はほとんどない．他の部位には異常を指摘できない．症状も徐々に軽快し，1ヶ月後にはT2強調像での高信号領域，造影効果があきらかに減少したので，腫瘍ではなく，他の疾患と考えられた．多発性硬化症は鑑別疾患の1つであった．翌年の1月には右帯状回，左小脳に小さな高信号領域が出現した．

　図5は6年後の再燃時である．左側脳室周囲に腫瘤状の病変が出現するが，その大きさの割に，側脳室への腫瘤効果が弱い．造影効果は点状に，初回と同様な形態を取った．その後再発，寛解を繰り返し，いつも腫瘤様の画像所見を示す多発性硬化症である．

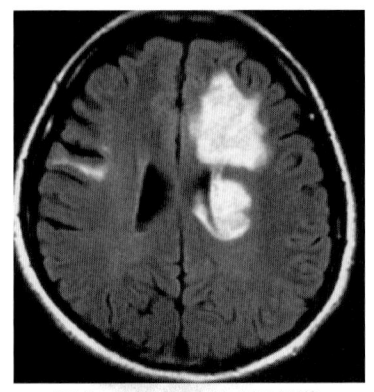

図5　6年後のFLAIR画像

臨床

　腫瘤様の形態を取る脱髄性病変はtumefactive demyelinating lesionsと言われる．一般的には2cm以上の孤発性の病変で，脱髄性疾患である．急性散在性脳脊髄炎と進行性多巣性白質脳症も同様に腫瘤様になる．女性に多く平均年齢は37歳であり，稀な例外を除き，感染後あるいはワクチン接種後には発生しない．ステロイド治療によく反応し，その後に，多発性硬化症に進展する例は稀と言われており，本症はその稀な例である．臨床症状では，限局した腫瘤性病変の症状が出現する．局所的神経所見，けいれん，失語症などが多い症状である．

腫瘤性脱髄性病変（tumefactive demyelinating lesions）の画像診断

1. 腫瘍とは異なり浮腫は少なく，比較的腫瘤効果が少ない．天幕上を侵す．腫瘤の中心は白質にあるが皮質におよぶ．
2. リング状あるいは不完全なリング状の造影効果を認める．造影効果のない側は皮質側になる．
3. 病変の中心部に点状の構造があり，拡大した静脈を認める．拡大した上衣下静脈へと流出すると考えられている．
4. 灌流画像にて灌流低下を示す．
5. ステロイドによる急激な退縮．

　その他に非特異的所見として，脳梁への浸潤，拡散強調画像での高信号領域，MRSでは腫瘍様の変化がある．

（CD-ROM参照）

●参考文献
1　Given CA 2nd, et al. The MRI appearance of tumefactive demyelinating lesions. AJR Am J Roentgenol. 182(1): 195-9, 2004.
2　Cha S, et al. Dynamic contrast-enhanced T2*-weighted MR imaging of tumefactive demyelinating lesion. AJNR Am J Neuroradiol. 22(6): 1109-1, 2001.
3　Pierce S, et al. Tumefactive demyelinating lesions. Neuroradiology. 38(6): 560-5, 1996.

症例 5

47歳，男性　歩行障害，排尿障害

　8年前より左足を引きずり，パーキンソン症状があるために抗パーキンソン剤の投与を受け，効果があった．その後不随意運動，突進歩行が出現後に尿閉があり，転倒しやすくなる．抗パーキンソン剤の効きが悪くなった．若年性パーキンソン病の疑いで入院．神経学的所見では明かなパーキンソン症状があり，軽度の小脳失調がある．

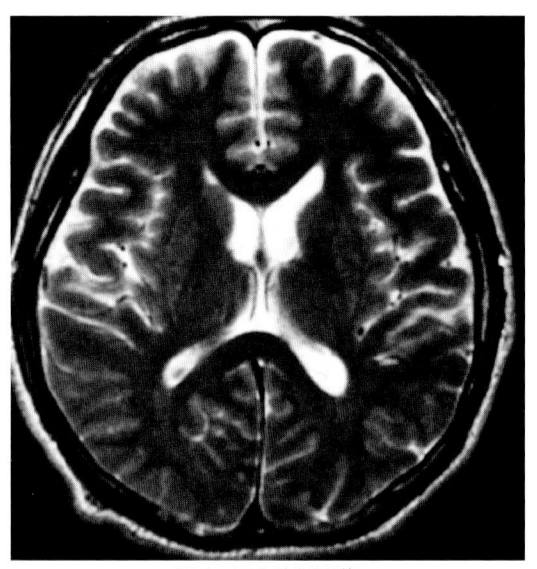

図1　T2強調画像

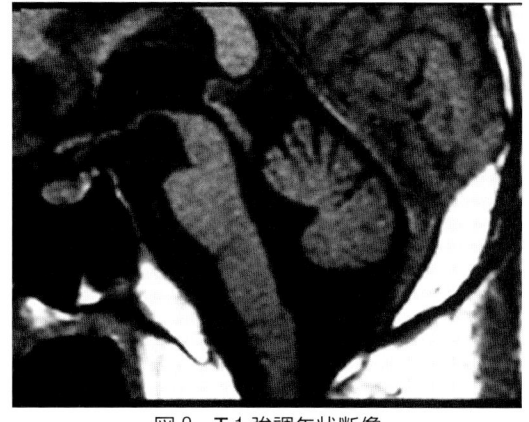

図2　T1強調矢状断像

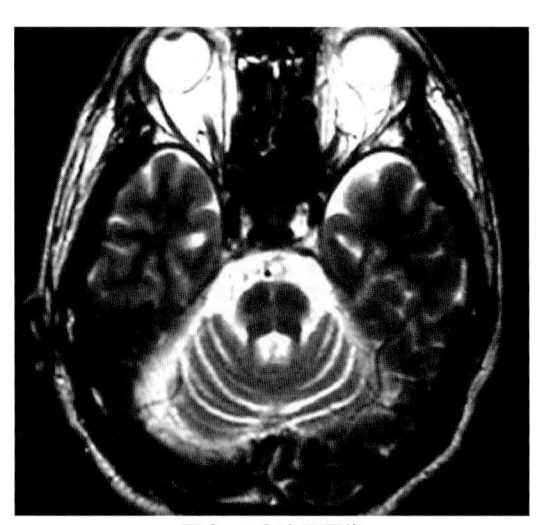

図3　T2強調画像

解答　多系統萎縮症（MSA-P型）

解説

画像所見：被殻には僅かな萎縮があるようにみえるが，左右差がなく，明らかな異常として捉えられない．線状の高信号領域を被殻に認めない（図1）．矢状断像で小脳の軽い萎縮と，橋底部下部の萎縮を認める（図2）．T2強調画像では明らかな橋横走線維の変性を認める（図3）．本例のようにパーキンソン症状が初発症状である例に，橋横走線維の変性を認めたときはMSA-P型を考える．T2強調画像にて被殻の変性を認めないのはMSA-P型としては非典型的ではある．しかし被殻の変性を認めず，橋横走線維の変性がより早く描出されるMSA-P型も依存する．

本例の解剖所見

本例はMRI撮像6ヶ月後に死亡した．剖検にて黒質で色素神経細胞が高度に脱落し，被殻で外側部のアストログリアの軽度の増加がある程度で，神経細胞の脱落はなかった．しかし萎縮があった．下オリーブ核の神経細胞の脱落が高度であり，橋横走線維の変性と脱落が中等度にある．橋核神経細胞の脱落を認める．小脳皮質下白質の線維性グリオーシスを認める．Glial cytoplasmic inclusionは中枢神経系のほぼ全体に出現し，白質に特に顕著である．以上の所見から多系統萎縮症と病理学的にも確認できる．臨床経過が10年におよぶが，病変が特に被殻病変が非常に軽いことが特徴である（文献1）．以上の病理学的変化はMRI所見をよく反映していた．

MSA-P型の最も特異的な所見は被殻の萎縮と，T2強調像の被殻外背側の線状の高信号領域の存在である（MSA-C型の図4参照）．この高信号領域はパーキンソン症状があれば，初期より大多数の例に認められる．MSAにおける被殻の神経細胞の消失は被殻の外側で背側に強い．その変化を反映し，T2強調像の異常高信号領域は被殻の尾側，外側および背側に始まり，症状の進行とともに被殻の前方および頭側に伸び，被殻の萎縮も強くなる（文献2，3）．

臨床

臨床症状と病理

MSAは成人発症の非遺伝性の変性疾患である．わが国の脊髄小脳変性症の中で最も多く，しかも予後が不良である．MRIで最も病変が描出されやすい変性疾患であり，脊髄小脳変性症の画像診断の中心になる疾患である．脊髄小脳変性症の画像診断の第一の目的はMSAをできるだけ早期に正しく診断することにある．

進行性にパーキンソン症状，小脳症状，自律神経障害，排尿障害や錐体路徴候を，種々の程度の組み合わせを呈する．疾患特異性を持った細胞封入体がグリア内にみつかり，一疾患単位として確立した．

病理では線条体（おもに被殻），黒質と自律神経系に関係する諸核（脊髄の中間外側核，迷走神経背側核など），橋核，小脳皮質，小脳白質と下オリーブ核が侵される．

MSAの確定診断は剖検のみなされる．最近になり，臨床の診断基準が作成されている．大きく臨床症状と病理学的所見によってMSAを分けると，パーキンソン症状に始まり，被殻の変化が最も強い線条体黒質型（MSA-P型）と，小脳症状にて始まり橋横走線維と橋核，中小脳脚，小脳に変性が強い橋小脳型（MSA-C型）に分けられる．抗パーキンソン剤が無効なことが多いが，初期には有効な例もあり，パーキンソン病との区別が前者では必ずしも容易ではない．また皮質性小脳萎縮症や他の脊髄小脳変性症との区別が後者では必要である．

（CD-ROM参照）

症例6

66歳，女性　5年前よりふらつき歩行，脊髄小脳変性症と言われる

ふらつきおよび物忘れが進行している．小脳失調，断綴性発語，羽ばたき振戦がある．

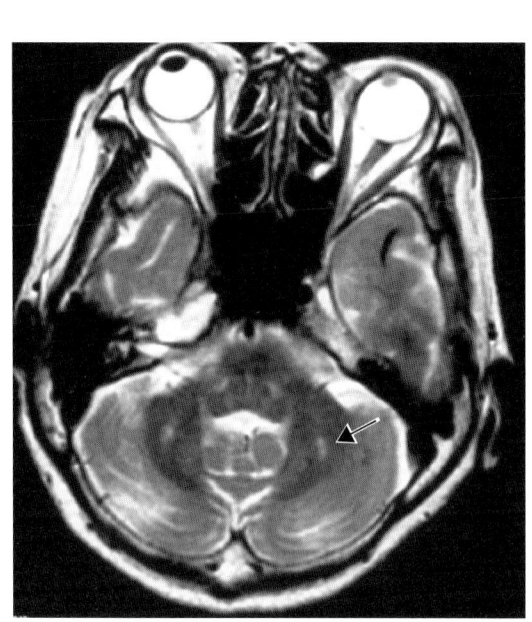

図1　T2強調画像1

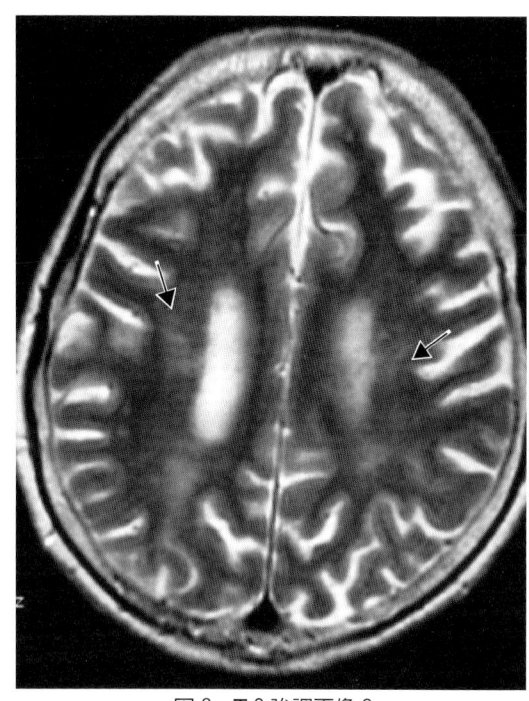

図2　T2強調画像2

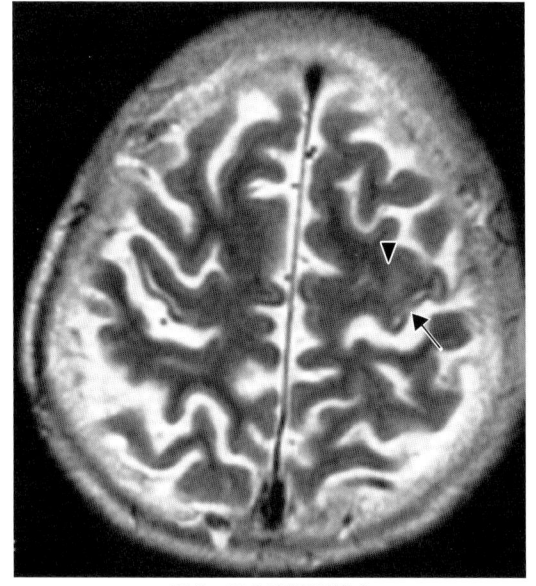

図3　T2強調画像3

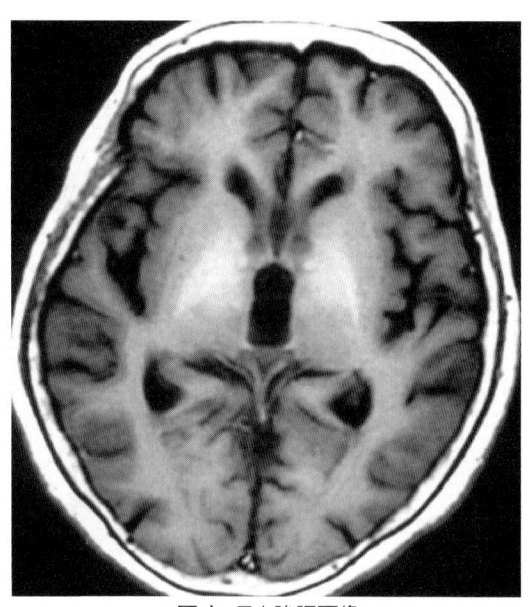

図4　T1強調画像

解答　慢性後天性肝脳変性（原発性胆汁性肝硬変による）

解説
　画像所見：T2強調画像で両側中小脳脚（図1の矢印），放線冠の錐体路付近に高信号（図2の矢印）を認める．さらに，中心前回の皮質・白質境界部（図3の矢印）および左中心前回白質（図3の矢頭）に異常な高信号領域をT2強調画像で認める．これらの変化は後述する慢性後天性肝脳変性（chronic acquired hepatocerebral degeneration）の病理所見を反映すると考えられる．

　淡蒼球にはT1強調像（図4）で高信号を認め，高マンガン血症による影響と考えられる．

臨床
　肝性脳症を繰返しているうちに不可逆性の永続的な神経症状を呈するようになる例を慢性後天性肝脳変性と呼び，精神症状（認知症，無関心，意識混濁），錐体外路症状（運動失調，構語障害，不随意運動）を呈し，さらに各種肝疾患も併発している．一方，肝性脳症は興奮，せん妄，被刺激性などの精神症状を主体とし，急性に発症し頻回に繰り返す．多くは一過性であり後遺症状を残すことはない．

　本例では原発性胆汁性肝硬変による高アンモニア血症（最高 236 μg/dl）がある．血清銅および血清セルロプラスミンは正常範囲である．

　本例でも認められたが，失調性歩行は小脳異常によると言われていたが，中小脳脚による病変の可能性がある．

病理所見
　文献5によれば，最も著明な肉眼所見は線状の軟化巣であり，褐灰色の色調を示し，大脳の皮質白質境界に認められる．約25％の症例に大脳冠状断で認められる．両側半球にびまん性に，不均一にあるが，頭頂・後頭葉移行部に多い．脳溝深部の皮質は脳溝頂上の皮質より侵されやすい．皮質が薄くなることがときにある．ときおり，1～4mm程度の大きさの軟化巣がレンズ核および尾状核にも認められる．1例で，大脳基底核の萎縮を来し，淡蒼球が褐色調に変色していた．

　顕微鏡学的変化はアルツハイマーⅡ型アストログリアの数および大きさの増加，グリコーゲンを主体とする星細胞の核内封入体，びまん性の基質変化が大脳皮質深層，皮質下白質，基底核，小脳に認められる．大脳皮質は神経細胞が消失し，海綿状変性を認める．大脳基底核の病変は本症に特異的であり，空胞化が認められる．小脳萎縮も存在する．

画像診断
　両側対称性に，T2強調画像にて高信号領域を歯状核，中小脳脚，半卵円中心，大脳脚，被殻，内包，脳梁膨大部に認める．さらに今回，病理所見において記載されている，中心前回の皮質白質境界部に高信号領域を認めた．慢性後天性肝脳変性の病理所見に合致する所見である．加えて高マンガン血症によるT1強調画像の高信号を淡蒼球で認める．

　今までの報告では両側中小脳脚に高信号をT2強調画像で認める症例が特に多い．肝障害のある患者にこの所見を認めたときには本症を考慮する必要がある．皮質白質境界の変化は病理では頭頂葉に多いとされているが，本例のように，著者の経験では画像では中心前回に認められている．

　過去の報告例ではT2強調像での高信号領域は治療に反応せず，非可逆性変化としているが，自験例では軽快している例もある．

（CD-ROM参照）

症例 7

5歳，女子　頭痛，発熱，意識レベルの低下，小脳病変

　5月28日より発熱，頭痛あり．5月31日近医入院，髄液細胞数2004/3，蛋白102．抗生剤投与開始．6月1日意識レベル低下あり，2日眼球左方偏位あり入院．構音障害，企図振戦あり．

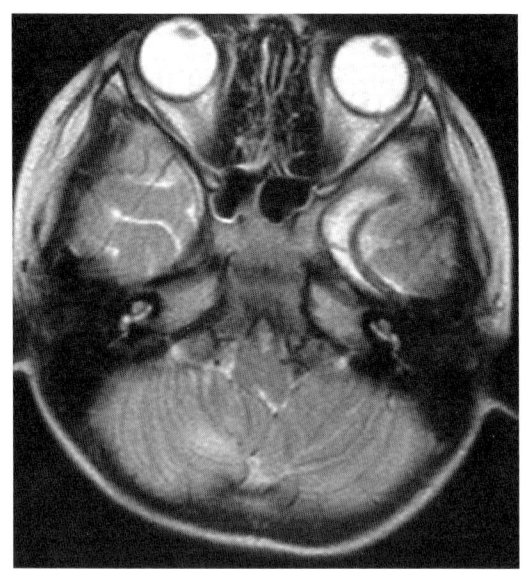

図1　6月3日のT2強調画像

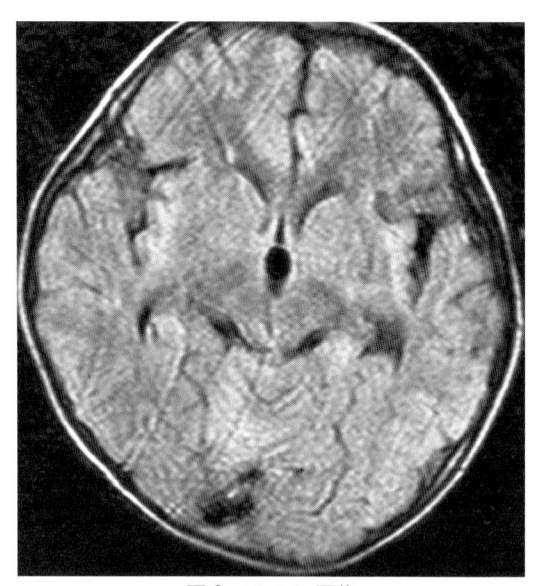

図2　FLAIR画像

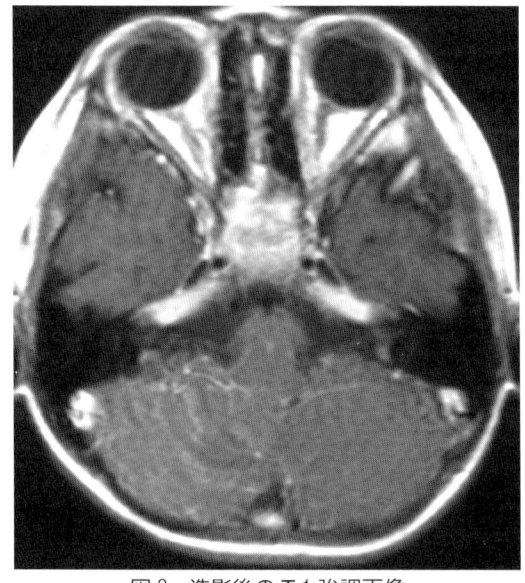

図3　造影後のT1強調画像

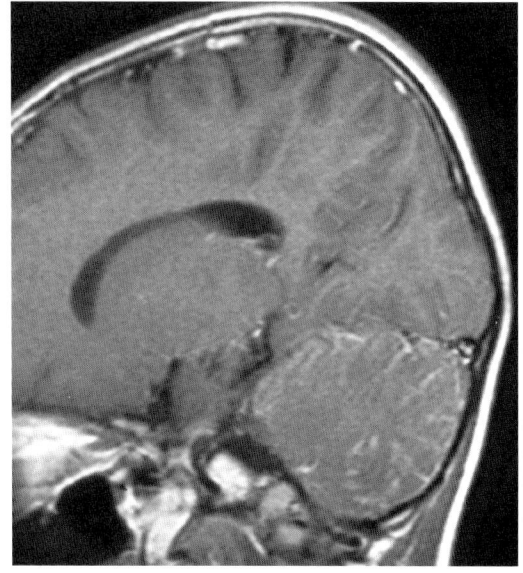

図4　同矢状断像（右側）

（清瀬小児病院神経内科，三山佐保子先生の厚意による）

解答　急性小脳炎

解説

画像所見：T2強調画像(図1)で右小脳半球は左に比べ高信号を示し，特に半球内側部により高い信号強度を示す部位がある．FLAIR画像(図2)では小脳半球上部で，右半球に高信号を認める．造影後の矢状断像では右小脳半球で(図3, 4)，小脳溝に沿った軟膜表面あるいはくも膜下腔に造影効果を認める．以上の病変と臨床所見を考慮し急性小脳炎と診断した．

ガンマグロブリン大量5日間施行．11日，MRIにて病変の拡大を認める．T2強調画像にて反対側の左小脳半球にまで病変が広がっている(図5, 6の矢印)．さらに下角の拡大があり(図6の矢頭)，前回のMRIに比べ側脳室拡大を認める．造影効果は消失していた．また乏クローン帯陽性(髄鞘塩基性蛋白は陰性)が判明し，12日よりプレドニゾロン内服開始，3週間で中止．神経症状は徐々に回復したが，現在も失調性歩行，企図振戦，構音障害が残存している．

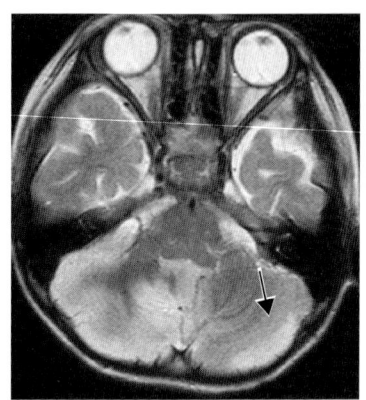

図5　T2強調画像1　　　図6　T2強調画像2

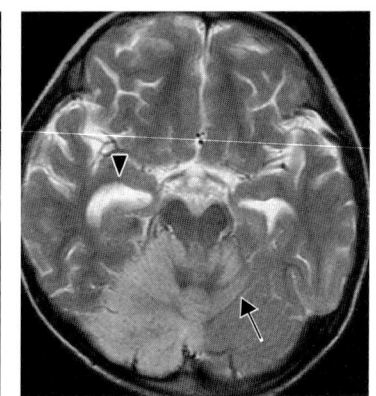

臨床所見

急性小脳炎はしばしばウイルスや細菌感染，予防接種などを先行とし，一定期間後に急性の小脳症状(失調性歩行，体幹失調，振戦，眼振など)を持って発症する症候群である．6歳以下の小児に多く発生するが成人例の報告もある．先行感染は多彩であり，ウイルス感染としては水痘帯状疱疹ウイルス，EBウイルス，コクサッキーウイルス，エンテロウイルス，パルボウイルスB19やインフルエンザウイルスなどが知られている．小児では，水痘後，成人ではEBウイルス感染症後の発症が多いとされる．

急性散在性脳脊髄炎の特殊病型として急性小脳炎をとらえる考え方もある．

画像診断

片側あるいは両側の小脳を侵し，T2強調画像とFLAIR画像にて高信号領域を示す．T1強調画像で等信号または低信号を示す．その分布は血管の支配領域に一致せず，虫部よりは半球により強いことが多い．自験例では片側性が多いが両側性のこともある．皮質と白質の両方を侵す．初期には軟膜あるいはくも膜下腔に沿った造影効果を認め，遅くなると造影効果は消失する．mass effectを有し，ときに圧排による脳室拡大を示し，シャントを必要とする例もある．

脳梁病変を伴った成人急性小脳炎の24歳女性例の報告がある．

(CD-ROM参照)

症例 8

8歳，女子　突然の頭痛，嘔吐，意識障害

7月17日，午後9時頃，頭痛，嘔吐に続き，意識消失，失禁．

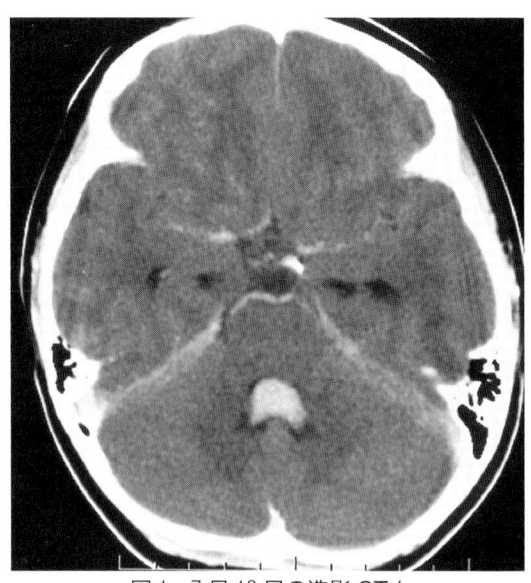

図1　7月18日の造影 CT 1

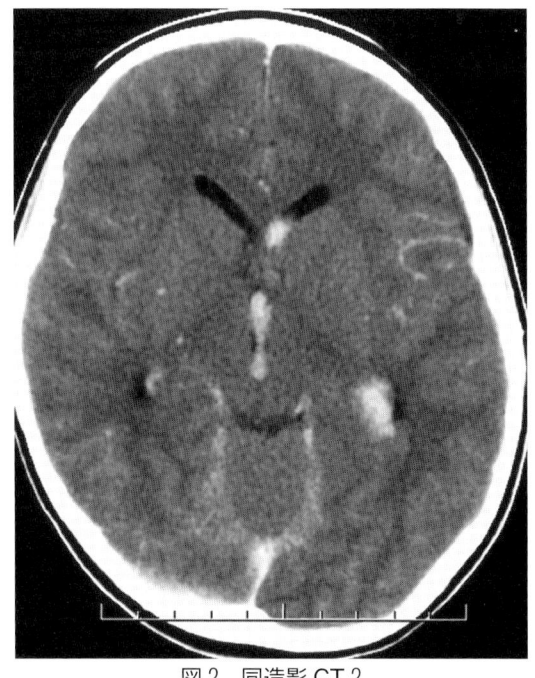

図2　同造影 CT 2

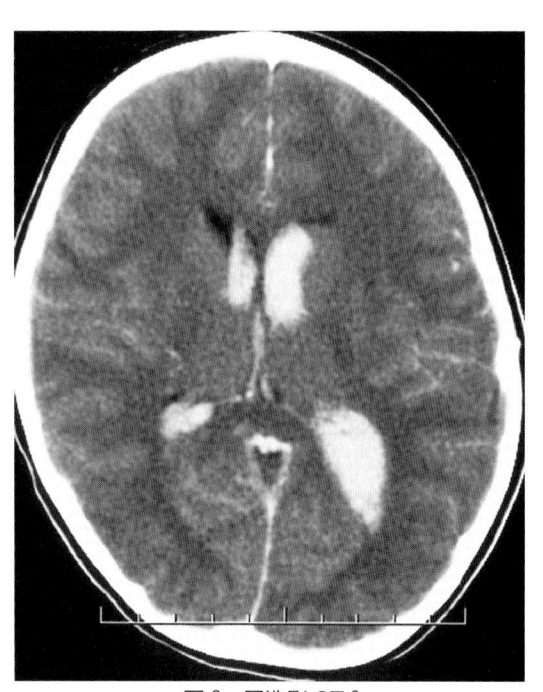

図3　同造影 CT 3

（東京大学医学部附属病院放射線部，森墾先生の厚意による）

解答　もやもや病による側脳室内出血

解説

画像所見：左優位の脳室内出血があり，ウィリス動脈輪の造影効果(特に前大脳動脈)が不十分で，右大脳基底核に点状の造影効果があり，もやもや病が考えられる．約1ヶ月後のT1強調画像(図4)では左前角に血腫が残存し，出血源がこの近くにあることが考えられる．さらに右大脳基底核を中心に異常なflow voidが認められ，もやもや病が疑われる所見である．血管造影(非掲載)で，両側内頸動脈終末部の狭窄があり，もやもや病の診断がついている．

臨床

もやもや病は原因不明の両側内頸動脈終末部の狭窄ないしは閉塞を示す疾患である．小児期(9歳以下)では一過性脳虚血発作，けいれん，梗塞で発症する例が多く，出血で発症する例は少ない．成人(30～39歳)では出血にて発症する例が多い．日本人の小児，若年成人の側脳室内出血をみたときには常に，もやもや病を考慮することが必要である．

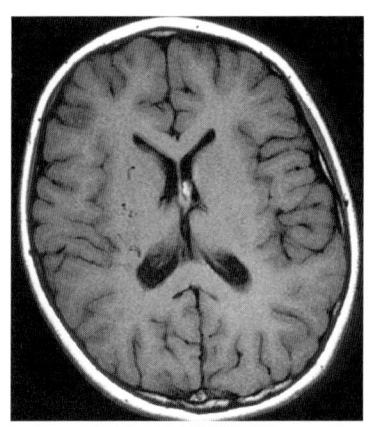

図4　T1強調画像

画像診断

もやもや病による出血は側脳室周囲(尾状核，視床)に多い．しばしば側脳室内に穿破する．脳室内出血のみの場合もある．その他には上衣下，皮質下に好発する．ときに硬膜下血腫を伴い，合併動脈瘤破裂によるくも膜下出血をみることもある．

Aokiの報告によると，53歳と51歳の高血圧のない男性患者に尾状核出血が起こり，CTでは尾状核から側脳室内に出血，血管造影にて中大脳動脈の閉塞，もやもや血管を認め，1例では中大脳動脈の閉塞に加え，前大脳動脈に動脈瘤を認める(文献4)．成人の尾状核出血を見たときには中大脳動脈あるいは内頸動脈閉塞も考慮してMRIをみることも必要である．

(CD-ROM 参照)

●参考文献
1 Takahashi M, et al. Intraventricular hemorrhage in childhood moyamoya disease. J Comput Assist Tomogr. 4(1): 117-20, 1980.
2 Maekawa M, et al. [Moyamoya disease with intraventricular hemorrhage due to rupture of lateral posterior choroidal artery aneurysm: case report]. 脳神経外科 27(11): 1047-51, 1999.
3 Irie F, et al. Primary intraventricular hemorrhage from dural arteriovenous fistula. J Neurol Sci. 215(1-2): 115-8, 2003.
4 Aoki N. Caudate head hemorrhage caused by asymptomatic occlusion of the middle cerebral artery. Surg Neurol. 27(2): 173-6, 1987.

症例 9

24歳，女性　急激な発熱，頭痛，嘔吐

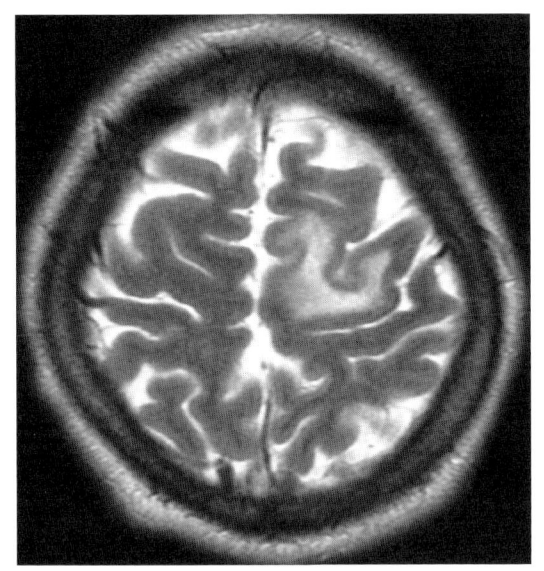

図1　T2強調画像

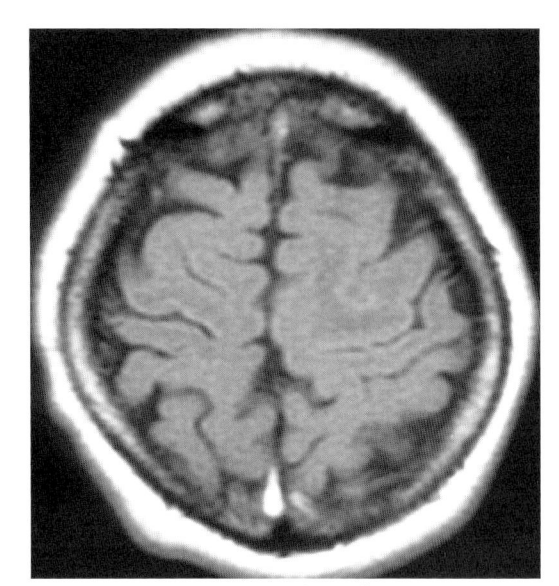

図2　T1強調画像

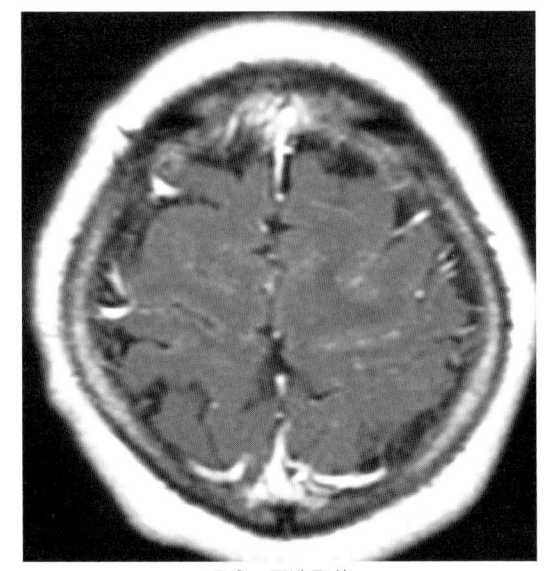

図3　同造影後

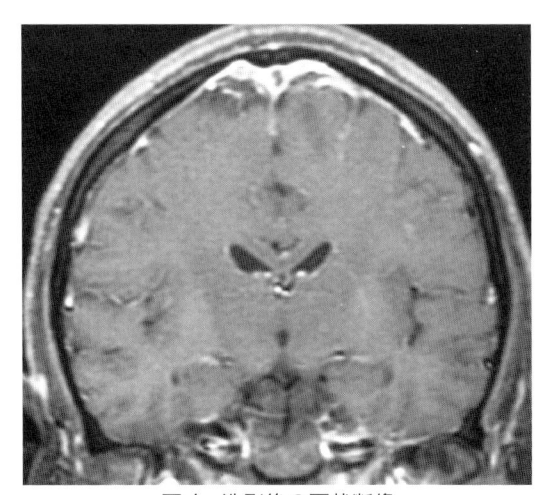

図4　造影後の冠状断像

（帝京大学医学部附属病院放射線科，大場洋先生の厚意による）

解答　脳静脈洞血栓症

解説

　画像所見：左上前頭回から中心前回にかけて皮質下白質を中心に高信号領域をT2強調画像で認める．mass effectはない．前大脳動脈および中大脳動脈の両方にわたり，動脈閉塞による脳梗塞としては合いにくい．T1強調画像では同領域は低信号を示す．上矢状洞の一部に高信号があり，静脈洞血栓の可能性がある（図2）．血栓が疑われる病変はT2強調画像では低信号を示す．造影後のT1強調画像では脳実質内の低信号領域に造影効果を認めない．左中心溝内には点状の造影効果を認めるが，静脈内に造影効果が起こっている可能性はある．冠状断像では矢状洞の壁あるいは側副血行路が造影されているのに対して，矢状洞中央部には造影効果がなく，静脈洞血栓を示している（empty delta sign）．なお下部のスライスでは右横静脈洞にも血栓を認める．

　上矢状洞血栓症では血栓のスライス面が軸位像ではその短軸方向になるので，冠状断像がわかりやすい．本例も冠状断のT2強調画像（図5）およびFLAIR画像（図6）で，血栓自体を高信号領域として，上矢状静脈洞内に捉えることができた（矢頭）．上矢状静脈洞血栓症を疑ったら冠状断像が必要である．しかし脳実質内の信号強度異常領域がどの血管の支配領域であるかは軸位像がよりわかりやすい．

　本例は潰瘍性大腸炎を有する患者であり，その合併症としての脳静脈洞血栓症であった．潰瘍性大腸炎における腸管外合併症として全身の動静脈血栓症・塞栓症はよく知られるが，その多くは深部静脈血栓症や肺塞栓症であり，他の部位は稀である．hypercoagulabilityに関係があると言われている．

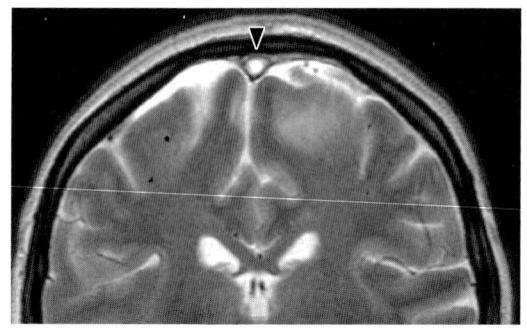

図5　T2強調画像

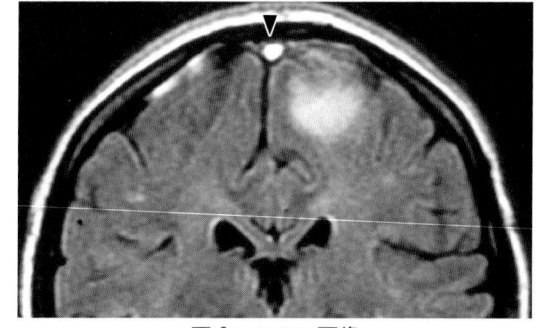

図6　FLAIR画像

臨床

　症状としては頭痛，うっ血乳頭，片麻痺，けいれんなどがある．好発部位は上矢状静脈洞，横静脈洞，直静脈洞の3カ所である．いずれの部位においても頭痛のみの軽症例から致死的な出血を来すものまである．けいれんにて発症し，局所的な神経症状があり，頭蓋内圧の亢進がないときには本症を考慮する．

　通常は原因不明が多い．Box 6に示すような原因が認められることもある．
（CD-ROM参照）

症例 10

62歳，男性　3時間前発症の軽い左片麻痺

脳梗塞の疑いがある．

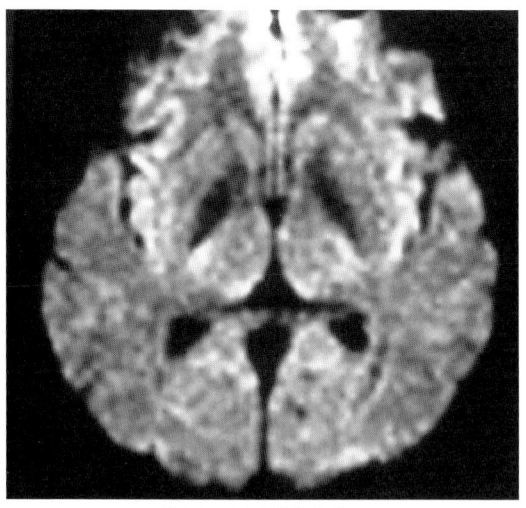

図1　拡散強調画像

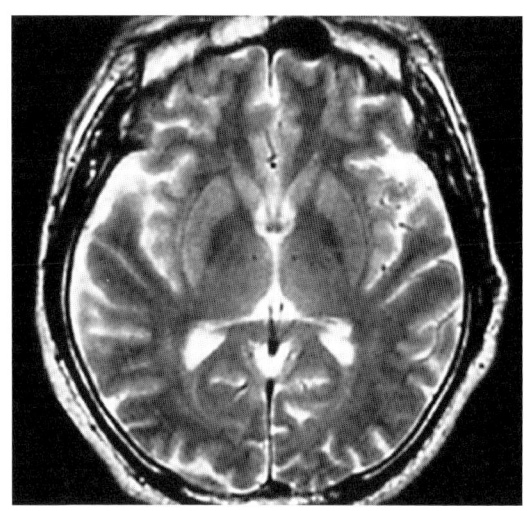

図2　T2強調画像

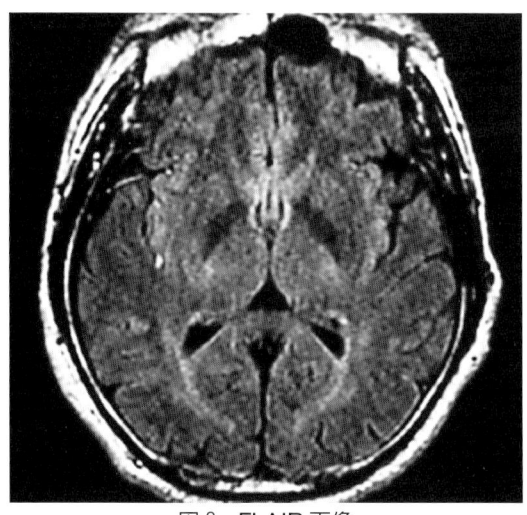

図3　FLAIR画像

(三輪書店「脳神経外科の常識非常識」より許可を得て転載)

解答　超早期の脳梗塞

解説

画像所見：図1の拡散強調画像では異常を認めない．超早期の梗塞において，拡散強調画像は万能ではない．発症3時間経過すると多くの症例が拡散強調画像で異常を認めるが，脳実質の信号強度変化を認めない症例もある．翌日に撮像した拡散強調画像では高信号領域を右レンズ核後部に認めている（図4）．

T2強調画像で左側のシルヴィウス裂内のflow voidは正常なのに対し，右のそれは同定できない．またFLAIR画像では，右シルヴィウス裂内に点状の高信号領域を認めslow flowがあることを示す．

MRA（図5の矢印）では右中大脳動脈に狭窄を認める．

超早期（発症3時間以内の）梗塞が疑われるときには，拡散強調画像のみではなく他の画像も注意してみる必要がある．信号強度変化よりもflow voidの消失が先にみられる．

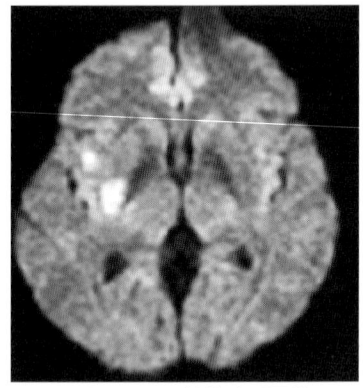

図4　翌日の拡散強調画像　　図5　MRA画像

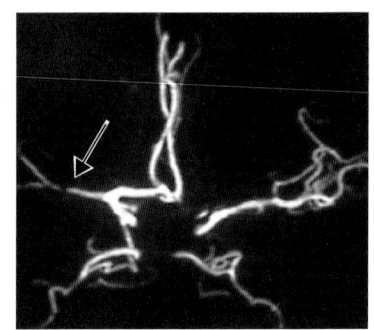

超早期（発症数時間以内）の脳梗塞の画像診断

MRI

1. 正常のflow voidの消失：T1強調画像では椎骨動脈は閉塞がなくてもflow related enhancementによりしばしば高信号を示す．T2強調画像あるいはT2*強調画像では急性期の血栓が低信号として描出されることもあるので注意する．
2. 血管内の造影効果：造影後のT1強調画像にて側副路（脳軟髄膜吻合を介した逆行性の遅い血流）の造影効果をみる．
3. FLAIR画像において，遅延・停滞した血流による血管の変化を低信号を示す脳脊髄液の中に，高信号として描出される．
4. ADC値の低下（灰白質優位）
5. 灌流画像の異常

（CD-ROM参照）

症例 11

44歳，男性　髄膜炎？

4月23日頭痛，嘔気，微熱がある．風邪と言われたが微熱感が続く．見当識障害などがあり，髄膜炎の疑いで5月11日に入院．

(造影後のT1強調画像では異常な造影効果をくも膜下腔に認めない)

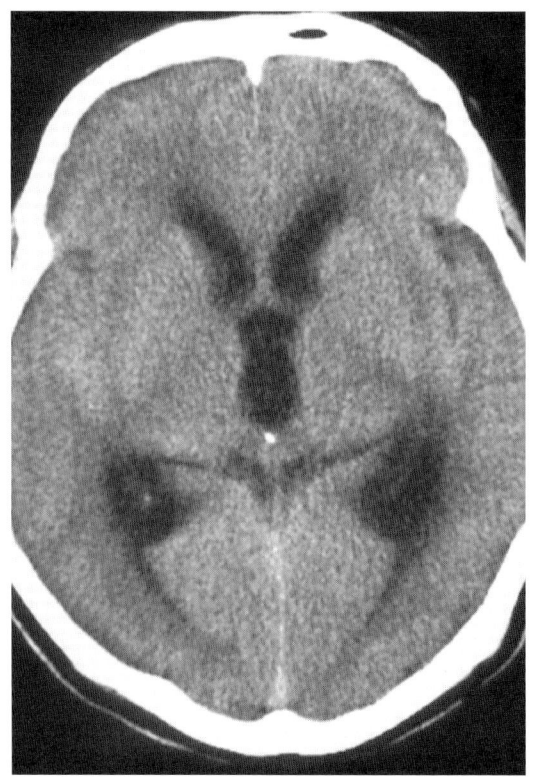

図1　5月11日のCT

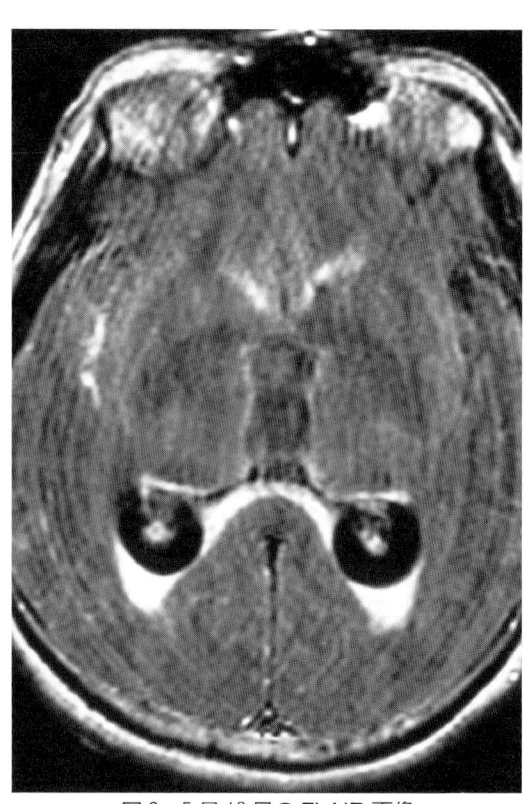

図2　5月13日のFLAIR画像

(三輪書店「脳神経外科の常識非常識」より許可を得て転載)

解答　くも膜下出血と水頭症

解説

　画像所見：CT（図1）では脳室拡大が認められる．左シルヴィウス裂は正常の低吸収域として認められるが，右のそれはやや高吸収域を示している．髄膜炎と考えるよりは，発症3週間はたっているが，くも膜下出血を考慮すべき所見である．

　確認のために，5月13日にMRIを撮り，FLAIR画像（図2）にて右シルヴィウス裂に線状の高信号領域を示すくも膜下出血を確認する．造影後のT1強調画像では異常な造影効果をくも膜下腔に認めない点も，髄膜炎よりはくも膜下出血をより示す．MRA（図3）にて前交通動脈動脈瘤（矢印）を認め，右前大脳動脈水平部に血管れん縮を認める（矢頭）．

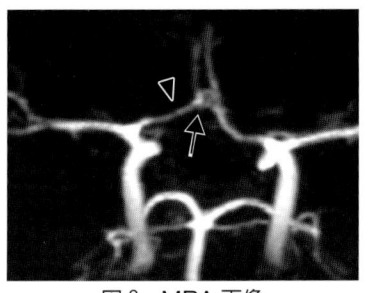

図3　MRA画像

　44歳では，シルヴィウス裂に低吸収域を正常CTでは認める．その低吸収域がみえないのは異常である．そのみえ方に左右差があるときには，髄膜炎によるびまん性の病変よりは，局所的なくも膜下出血を頭痛のある例では積極的に考える．

臨床

　くも膜下出血も髄膜炎もともに頭痛がある．画像診断なしでは，究極的な鑑別は困難である．

くも膜下出血の画像診断

　発症当日はCTで脳脊髄液が高吸収域を示す．その鑑別はBox 8を参照．

　時間の経過とともに，くも膜出血が脳実質と等吸収域を呈し，不明瞭化ないしは消失したり，脳室内に逆流した血液による僅かな脳室内の高吸収域（ときに液面形成）がくも膜下出血を示唆する所見となる．また，交通性水頭症所見のみが認められることがある．

　CTにて等吸収域を示す時間の経ったくも膜下出血でもFLAIR画像に脳溝内に高信号領域として認められる（Box 1参照）．造影後のT1強調画像にて髄膜炎ではくも膜下腔の浸出物に造影効果を認めるが，くも膜下出血ではそのようなことはない．

Box 8　CTで高吸収域を脳溝内にみたときには何を考えるか

1. 急性のくも膜下出血（動脈瘤破裂あるいは外傷による）
2. ヨードを含んだ造影剤（脳脊髄液内）
3. 蛋白含量の多い浸出物（melaonocytosisではCSF中に多量の蛋白を含むために高吸収域として認められる．炎症性疾患なども同じである．
4. 脳浮腫（脳が低吸収域を示すので，相対的に高吸収域を示す）
5. CTで，脳溝，くも膜下腔がよくみえないときには，頭蓋内圧亢進（大きな腫瘤の存在，静脈洞血栓症），低髄圧症候群（脳の下垂）も考慮する．

参照　Box 1　FLAIR画像での脳脊髄液の高信号（CD-ROM症例1）

● 参考文献
1　Osborn AG, Blaser SI, Salzman KL. Brain100 top diagnosis, WB Saunders 58-9, 2002.
2　Loevner LA. Case review Brain imaging, Mosby, Philadelphia, PA, 245-6, 1999.

症例12

26歳，男性　腰椎部と三叉神経に腫瘍があり，神経線維腫症I型(NF1)と言われた

約10ヶ月前に左筋力低下があり，他院受診．腰椎MRIで多発性の腫瘤がみつかり，脳内にも両側三叉神経に沿って腫瘍があり，背部のカフェオレ斑より神経線維腫症と診断され手術の適応がないと診断された．second opinionを求め当院入院．右動眼神経麻痺，両側三叉神経障害，両側顔面神経麻痺，両側下肢の麻痺，右振動覚の低下を認める．

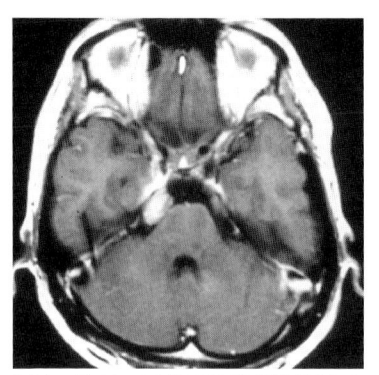

図1　約7ヶ月前の他院の造影後のT1強調画像

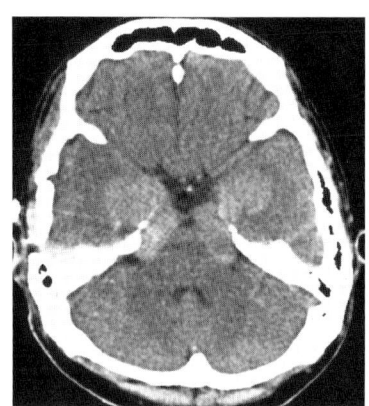

図2　当院のCT

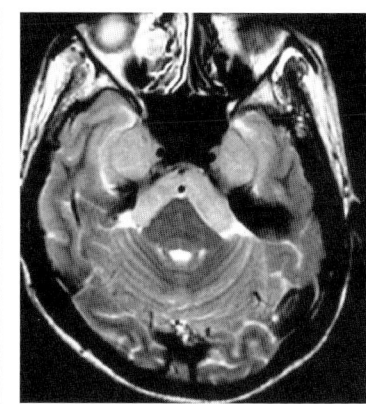

図3　同T2強調画像

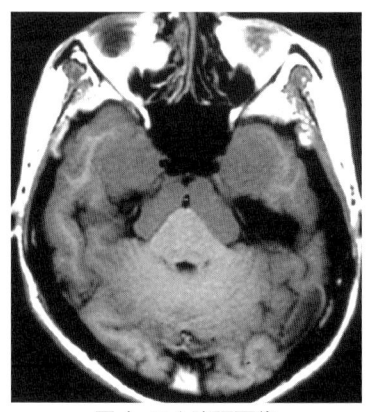

図4　T1強調画像

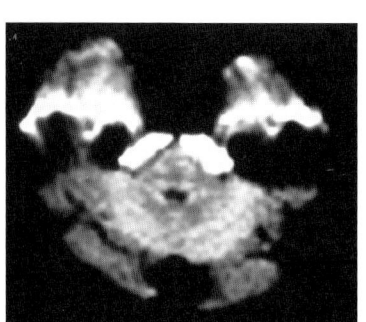

図5　拡散強調画像

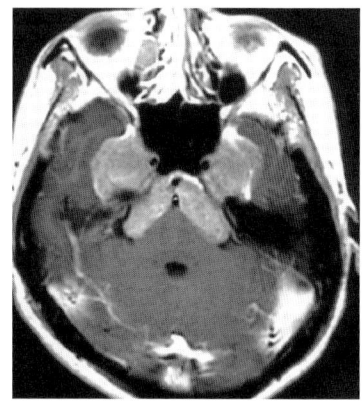

図6　造影後のT1強調画像

解答　胚芽腫

解説
画像所見：CTで，両側小脳橋角部から中頭蓋窩の内側半分にかけ，高吸収域を示す腫瘤を認める．T2強調画像で皮質と同様な信号強度，T1強調像では低信号を示し，拡散強調画像では高信号を示す．以上の所見は細胞密度の高い腫瘍を示唆する．均一な造影効果を認める．約7ヶ月前の他院の画像に比べて腫瘍の拡大が顕著である．以上の所見より神経鞘腫は否定され，胚芽腫あるいは悪性リンパ腫が考えられた．若年男子であり，正中近くに左右対称性の腫瘍であること，NF1の合併の可能性があることより，胚芽腫が最も考えられ，生検にて確認した．

臨床
松果体部および鞍上部が好発部位であるが，その他に大脳基底核と視床に5～10％あり，稀な部位として，第三脳室内，鞍内，延髄(文献1)，脊髄内，および大脳半球がある．中頭蓋窩は非常に珍しい．

合併する異常としては，クラインフェルター症候群(文献2)，ダウン症候群(文献3)，神経線維腫症Ⅰ型(文献4)がある．胎盤アルカリフォスターゼが上昇することがあり，血清および髄液のヒト絨毛性性腺刺激ホルモン(HCG)の上昇を認めることがある．

画像診断
CTでは境界明瞭な皮質より高吸収域を示す．

T2強調画像では皮質と比べて低信号や等信号を示し，細胞密度が高いあるいは核・細胞比が高い腫瘍を示す．拡散強調画像では高信号を示し，高密度の腫瘍のため拡散係数が低下している．均一な造影効果を認める．

鑑別診断
1. **悪性リンパ腫**：部位が悪性リンパ腫としては非常に稀である．両側対称性はリンパ腫としては合いにくい．
2. **神経鞘腫(神経線維腫症に合併)**：信号強度，CT値，成長の早さが合わない．
3. **髄膜腫**：成長の早さが合わない．

生検時の注意
胚芽腫は肉芽腫様の組織反応を示すことがあり，小さな生検材料ではそこの部分のみをみてしまい，肉芽腫と診断が誤ることがあるので注意が必要である(文献5)．

●参考文献
1　Nakajima H, et al. Primary intracranial germinoma in the medulla oblongata. Surg Neurol. 53(5): 448-51, 2000.
2　Nakata Y, et al. Two patients with intraspinal germinoma associated with Klinefelter syndrome: case report and review of the literature. AJNR Am J Neuroradiol. 27(6): 1204-10, 2006.
3　Nakashima T, et al. Germinoma in cerebral hemisphere associated with Down syndrome. Childs Nerv Syst. 13(10): 563-6, 1997.
4　Wong TT, et al. Familial neurofibromatosis 1 with germinoma involving the basal ganglion and thalamus. Childs Nerv Syst. 11(8): 456-8, 1995.
5　Lantos LL, et al. Tumors of the nervous system. eds Lantos et al. Greenfield's Neuropathology 7th ed. Arnold, London volume 2, 945-7, 2004.

症例 13

57歳，男性　発熱後の意識障害

　3月6日悪寒，3月7日に発熱，3月13日には錯乱状態，項部硬直がある．一度，意識状態の改善があったが再増悪，3月30日入院

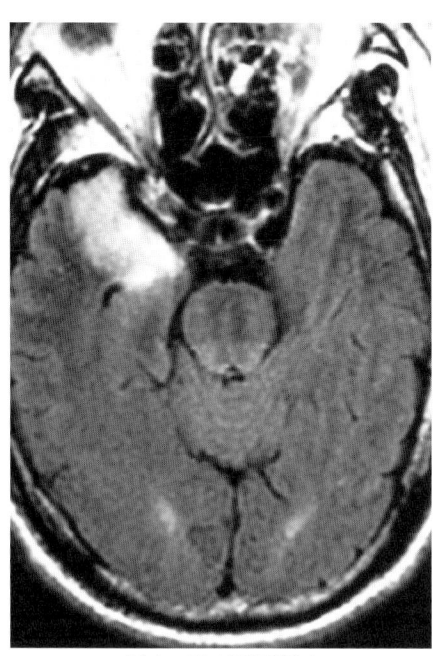

図1　FLAIR画像1

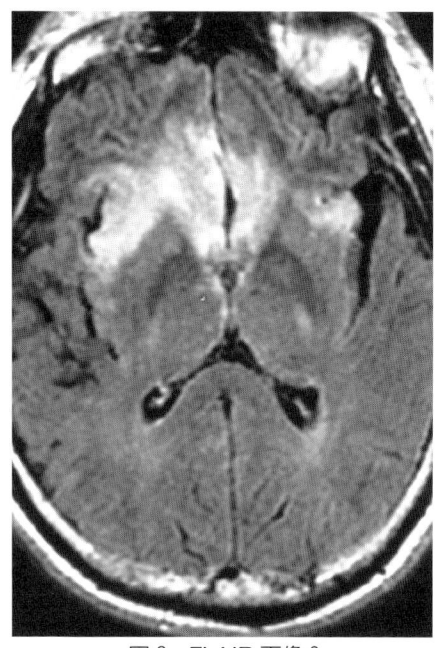

図2　FLAIR画像2

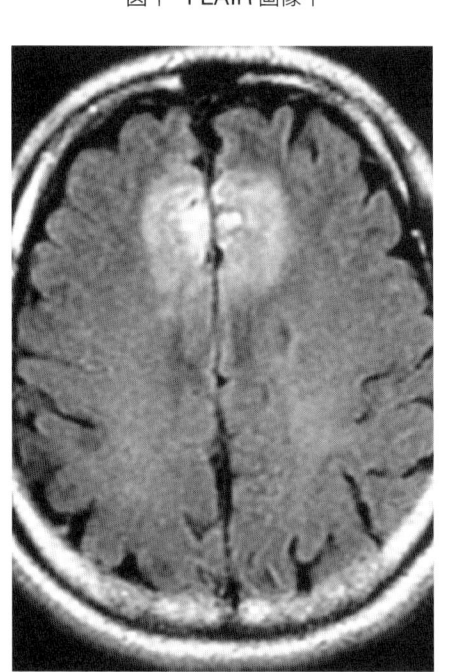

図3　FLAIR画像3

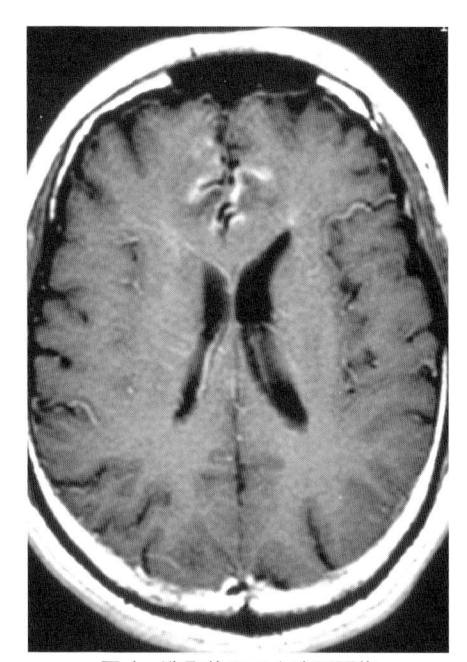

図4　造影後のT1強調画像

解答 ヘルペス脳炎1型

解説
画像所見：右側頭葉尖端部内側，両側島回前部，帯状回に高信号をFLAIR画像で認める．帯状回の一部には脳回に沿った造影効果(gyriform enhancement)を認める．髄質静脈が造影され，目立つ．

臨床
1型は主として成人と小児が侵される．新生児に発生する2型とは異なる．小児では成人とは異なり，非典型的な侵され方を示す．

両側非対称的に，側頭葉，島回，前頭葉眼窩面および帯状回を侵す．出血と壊死を主体とした髄膜脳炎である．被殻の外側は侵されず，鮮明にその境界部が認められることも特徴である．

画像診断
T2強調画像およびFLAIR画像では高信号を示し，グラディエントエコー法では一部に出血を認める．側頭葉内側部および反対側の帯状回の病変は本症に特徴的と言われている．しかし，非ヘルペス性辺縁系脳炎でも同様なパターンを示す．非ヘルペス性辺縁系脳炎では側頭葉尖端部を侵すことは稀である．ヘルペス脳炎では側頭葉内側を侵さず，外側のみを侵すことは稀である(CD-ROMの梗塞例との違い，CD-ROM参照)．

拡散強調画像では高信号を早期に示すことが多い．梗塞の有無あるいは予後と関係があるとされている．本例では撮像時期が遅かったためか，拡散強調画像では高信号を認めていない．

図4のように，脳回に沿った造影効果(gyriform enhancement)が認められる．

鑑別診断(側頭葉内側部を侵す疾患)
1. 神経膠腫
2. 神経膠腫症
3. 脳梗塞(CD-ROM参照)
4. 脳梅毒
5. けいれん後脳症：側頭葉内側部が侵され，拡散強調画像にて高信号を示す．高信号を示す期間が短い．さらに，けいれんの止まった後に他の症状の有無が鑑別に重要である．
6. 非ヘルペス性辺縁系脳炎：側頭葉尖端部を侵すことは少ない．造影効果がないことが多い．

Box 9 ADC値の低下，拡散強調画像で高信号を示す非腫瘍性病変

1. ヘルペス脳炎	キャナバン病
2. カルモフール白質脳症	異染性白質ジストロフィー
3. クロイツフェルト-ヤコブ病	非ケトン性高グリシン血症
4. びまん性軸索損傷	かえでシロップ尿症
5. 硬膜下蓄膿	メチオニンアデノシール転換酵素欠損症
6. 低酸素性虚血性脳症	(MAT dificiency)
7. 急性期脳梗塞	10. けいれん重積
8. 多発性硬化症	11. 線条体梗塞による二次変性
9. 代謝性疾患	12. 静脈性梗塞
フェニールケトン脳症	13. ワーラー変性

(CD-ROM参照)

症例 14

64歳，男性　3年前より始まる歩行障害，構音障害があり，進行性である．小脳失調，パーキンソン症状を認める

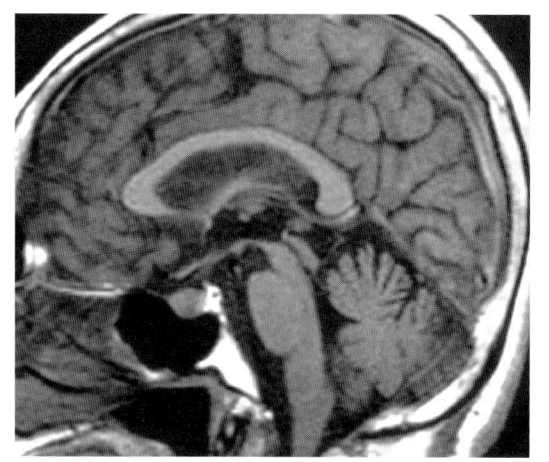

図1　T1強調矢状断像

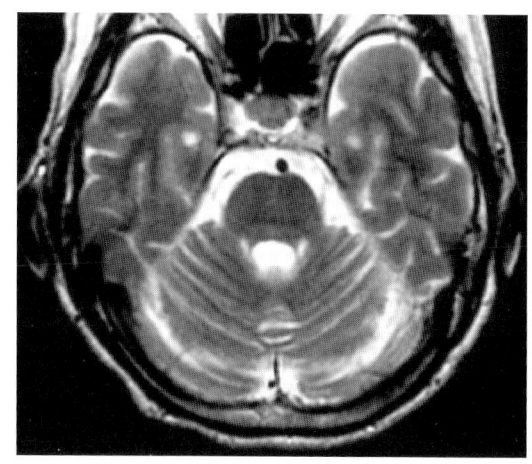

図2　T2強調画像

解答　進行性核上性麻痺(PSP)

解説

画像所見：中脳被蓋に軽い萎縮を認める．脚間窩の最下部から，四丘体の最下部にかけて直線を引き，脚間窩から中脳被蓋の最後部(中脳水道)までの距離を測ると，9 mmあり，有意な萎縮を中脳被蓋に認める．橋底部の膨らみは保たれている．小脳の軽度の萎縮があり橋は正常である．橋横走線維にも変性を認めない．被殻にも異常を認めない．臨床では多系統萎縮症を疑っていたが，否定できる．さらに3年後のT1強調矢状断像(図3)では中脳被蓋の萎縮がより著明となり(矢印)，進行性核上性麻痺(PSP)の診断が明瞭となる．橋底部の膨らみは保たれているが，橋被蓋に軽度の萎縮が疑われる．臨床所見においても垂直性眼球運動障害が明瞭となり診断は確定した．

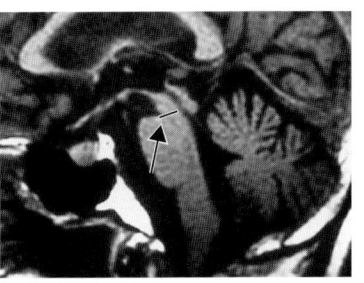

図3　T1強調矢状断像

臨床

本症には診断基準が設定されている．Possible PSPは40歳以降の発症の進行性の疾患で，垂直方向の眼球運動麻痺もしくは，垂直方向の衝動性眼球運動の遅延と不安定な姿勢を示す．Probable PSPは垂直方向の眼球運動障害があり，著明な不安定な姿勢があり，発症1年以内に転倒を認める．Possible PSPのその他の徴候を認める．Definite PSPはPossible PSPもしくはProbable PSPの臨床徴候に加えて，病理組織学的に典型的な病理所見を有する．

50～60歳代に転倒しやすいなどの歩行障害で発症することが多い．動作緩慢，固縮などパーキンソン病に類似するが，L-dopaにあまり反応しない．また頸部が伸展位をとり，特徴的な注視麻痺(随意的な眼球運動の麻痺があるが，他動的に頭を動かすと眼球が動く：doll's eye movementが陽性)，感情失禁，認知症を認める．

従来，小脳失調が初期からある例ではPSPは否定されていたが，初発症状あるいは主症状が小脳失調であるPSPが最近認められる(文献3　CD-ROM参照)．転倒傾向などのPSPを示唆する他所見も認められる．MRI読影に当たり，小脳のみではなく，中脳被蓋にも矢状断像にて注意する必要がある．

画像診断

画像では正中矢状断像における中脳被蓋(中脳水道から脚間窩までの距離)の萎縮が唯一の所見であることが多い．橋底部の膨らみが保たれながら，中脳被蓋の萎縮を認めるときにはPSPの可能性が最も高い．中脳の横断像は評価が困難なことが多い．中脳被蓋の萎縮を伴う疾患は他にもあるが，その程度は軽度で，しかも橋の底部の萎縮を伴うことが多い．本症では橋底部の膨らみが保たれていることが重要である．

ときに橋上部被蓋の信号強度がFLAIR画像あるいはT2強調画像で高いことがある(CD-ROM参照)．正常例でも底部に比べて被蓋は高いので，その差異を注意してみる必要がある．

歩行障害があり，発症1年以内に転倒傾向を示す症例にはPSPを考え，画像診断ではT1強調画像での矢状断像を忘れずにつけ加えることが必要である．SPECTでは前頭葉の血流低下を認めることが多い．

(CD-ROM参照)

症例 15

生後8ヶ月，女児　けいれん発作

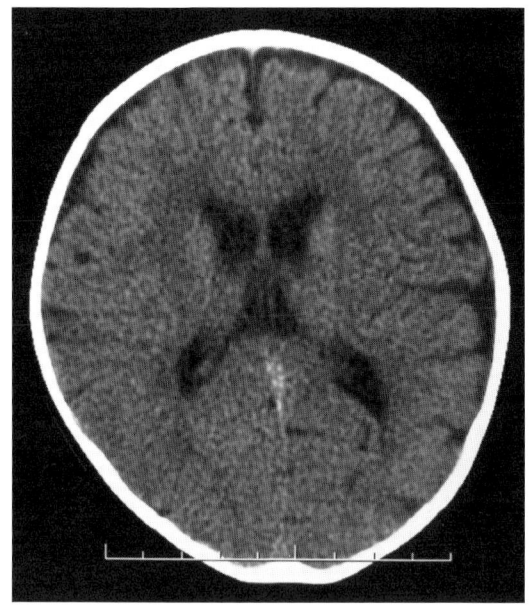

図1　CT（生後8ヶ月）

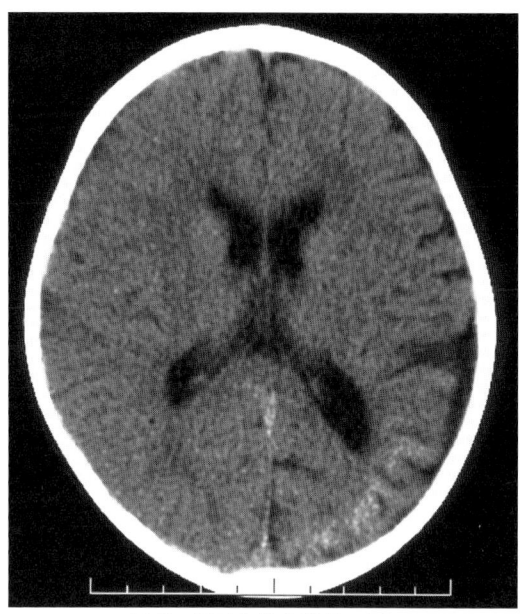

図2　CT（生後1歳7ヶ月）

（本例の画像に関しては，すべて，日本放射線学会の許可を得て文献1より転載）

解答　スタージ・ウエーバー症候群（SWS）

解説

画像所見：本症例はけいれんに左右差がなく，顔面に血管腫もないために，初回のCTでは診断が困難であるが，左半球には明らかな萎縮がある．同時点で造影後のMRIをすればより早く診断ができた可能性はある．図2では左後頭葉に石灰化を認め，スタージ・ウェーバー症候群の診断がCTでも可能である．

造影後のT1強調画像（図3）で著明な造影効果を左側頭・頭頂・後頭葉の脳回に沿って認め，軟膜下の血管腫と考えられる．左側頭葉には萎縮がある．

自験例では，顔面に血管腫のない症例は13例中2例であった（文献1）．診断には造影後のMRIが最も有効である．

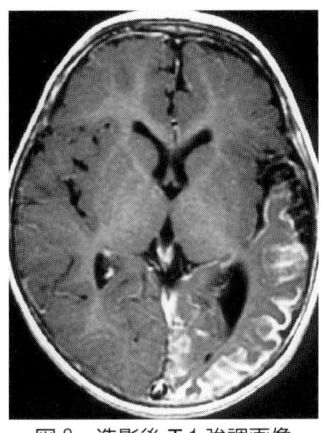

図3　造影後T1強調画像

臨床

スタージ・ウェーバー症候群は母斑症（神経皮膚症候群）の一種で，三叉神経領域（主に第1枝）の顔面血管腫と同側の脳軟膜血管腫を特徴とする．その他の症状としては，けいれん，精神発達遅滞，片麻痺，半盲，緑内障（牛眼）などが知られている．

多くは孤発例で性差はない．稀に顔面血管腫のない症例（約2％と言われている）や，家族性に発症する症例の報告がある．けいれんの発症までは正常に発育するが，90％が1歳までにけいれんを発症し，その後，精神発達遅滞を来す．顔面の血管腫は出生直後に認められる．

胎児期の皮質静脈の正常発達がなく，進行性の静脈閉塞と慢性の静脈性虚血による症状を認める．

画像診断

最も重要な所見は皮質の石灰化と，萎縮，同側の脈絡叢の拡大である．

1. 軟膜血管腫（脳表沿いの増強効果）：半球全体におよぶ場合や両側性の場合は予後不良．ときに，くも膜下腔内に線状の造影効果として認められることがある．
2. 軟膜血管腫直下の石灰化：後頭部に好発するが，どこにでも起こる（20％は両側性）．2歳以下でみられることは稀．単純写真ではtram-track (tram-line) calcification（軌道状石灰化）と呼ばれる．
3. 脈絡叢の腫大（CD-ROM参照）：高頻度にみられる．小児の場合は，腫大した脈絡叢の大きさと軟膜血管腫の広がりには有意な相関がある．
4. 患側大脳半球の萎縮
5. 頭蓋骨の肥厚，副鼻腔の拡大
6. 脳表静脈の形成障害，深部静脈の拡張（CD-ROM参照）：拡張した深部静脈は増強効果やflow voidとして認められる他，MR静脈造影でも明瞭に描出される．
7. 軟膜血管腫の直下の白質変化：虚血後のgliosisを反映するとされている（CD-ROM参照）．
8. 眼球脈絡膜の血管腫，牛眼

（CD-ROM参照）

症例 16

51歳，男性　激しい頭痛と発熱

5月初旬より頭痛と発熱，同7月中旬より右聴力低下，胸部単純写真で右上肺野に異常影．8月6日にMRIを撮像．
（左被殻のT2強調画像でのスリット状の低信号は7年前の古い出血）

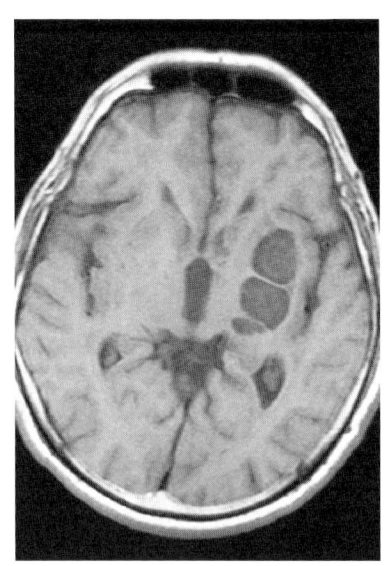

図1　T1強調画像

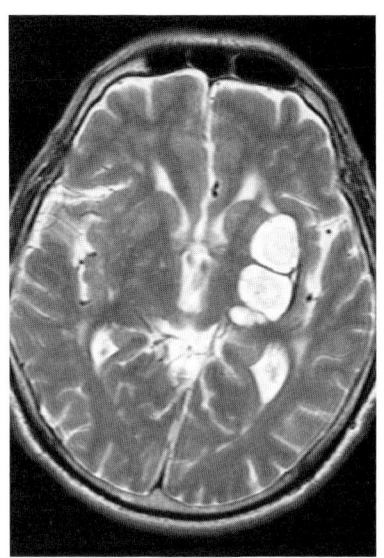

図2　T2強調画像

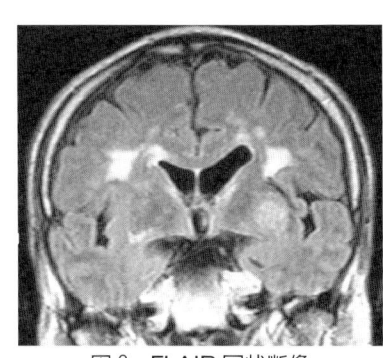

図3　FLAIR冠状断像

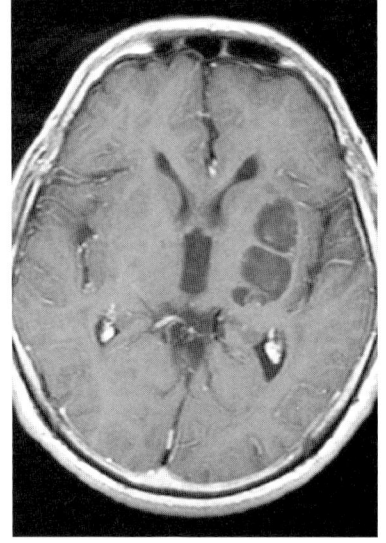

図4　造影後のT1強調画像

（群馬大学医学部附属病院放射線科，八木明子先生・高橋綾子先生の厚意による）

解答　クリプトコッカス髄膜脳炎

解説

画像所見：右被殻から淡蒼球，視床にかけて多房性の病変を認め，T1強調画像では低信号を示し中心が髄液より高信号となる．T2強調画像では高信号であり，中心が髄液よりやや低信号を示す．FLAIR冠状断像では高信号を示す．周囲に mass effect や浮腫はない．造影効果はない．血管周囲腔の拡大と考えられ，ゼラチン様偽囊胞の所見である．脳脊髄液の墨汁染色でクリプトコッカス症と診断．肺病変も気管支鏡で同症と診断される．本例は免疫状態は正常であり，HIV感染者ではない．

臨床

クリプトコッカスは鳥の糞の吸引など呼吸器を介して感染し，胸膜直下の肺内に定着し，初感染巣（肉芽腫）を形成する．一般的に不顕性感染で終わるが，細胞性免疫不全者は炎症反応が起きずに，血管内に侵入し血行性撒布により全身性に発症する．脳へは血行性に達する．髄膜の血管の壁を貫いて髄液腔に達する．髄液腔から穿通枝の血管周囲腔に広がる．肉芽腫性髄膜炎を発症する．亜急性に発症し，頭痛が唯一の症状であることが多い．AIDS患者ではもっと多い真菌感染症である．

その後，血管周囲腔で粘液様物質を産生し血管周囲腔を拡大し，ゼラチン様偽囊胞（gelatinous psuedocyst：肉眼的には石鹼泡状病巣）を形成する．好発部位は大脳基底核，視床，黒質，脳室周囲白質，脈絡叢である．脳浮腫の頻度は低い．

感染が進行すると，血管脳関門が破壊され，菌が血管周囲腔から実質に進展し，菌体・炎症性細胞・ゼラチン様粘液物質の集合体が形成される（クリプトコッコーマ）．偽囊胞に比べて大きく，好発部位は血管周囲腔である．

AIDS以外のリスクファクターに血液疾患（悪性リンパ腫，白血病，成人T細胞白血病：ATLなど），免疫抑制剤使用，膠原病患者（SLEなど），ステロイド剤投与，腎不全などがある．健常者にも発症する．

一般にAIDSでない患者の予後は良好であるが，AIDSなどの細胞免疫不全の患者では再発率が50%以上と極めて高い．診断は脳脊髄液の墨汁染色で診断は容易である．

画像診断

中枢神経系の真菌症は肉芽腫を形成し，頭蓋内の血管，髄膜，脳実質を侵す．

クリプトコッカス症の画像所見はときに正常なこともある．異常所見としては，

1. 血管周囲腔の拡大：CTでは脳脊髄液と同様な低吸収域，T2強調画像では高信号，T1強調画像では低信号から軽度高信号を示す．浮腫は軽い．
2. 実質内の結節性病変（クリプトコッコーマ，大脳皮質より大脳基底核，視床に多い）：偽囊胞に似ているが，周囲に浮腫の存在，様々な造影効果，造影剤の倍量投与にて造影効果を認めたとする報告もある．
3. 粟粒状の結節が，脳実質，髄膜，脳室内にときに認められる．

血管周囲腔の拡大が大脳基底核および皮質白質境界に，免疫不全のある若年者に認められるときにはクリプトコッカス症をまず考える．

結核や細菌性髄膜炎とは異なり，髄膜のべったりとした造影効果は認められない．

両側性の大脳基底核における多数のT2強調画像とFLAIR高信号領域はクリプトコッカス症に特異的ではなく，コクシジオイド症，カンジダ症にも認められ，トキソプラズマ症と悪性リンパ腫も鑑別に挙がる．

（CD-ROM参照）

症例 17

48歳，女性　1ヶ月前より嚥下障害，嗄声が出現

　10歳より側彎を，34歳で特発性右反回神経麻痺を指摘された．本年4月3日より感冒様症状が出現し，その1週間後より水が鼻に抜けるようになった．4月10日より嚥下障害，嗄声が出現．右優位の両側性の第9，10，11脳神経麻痺を認める．5月14日に頭部MRIを撮像．
（造影後には，異常な造影効果を認めない）

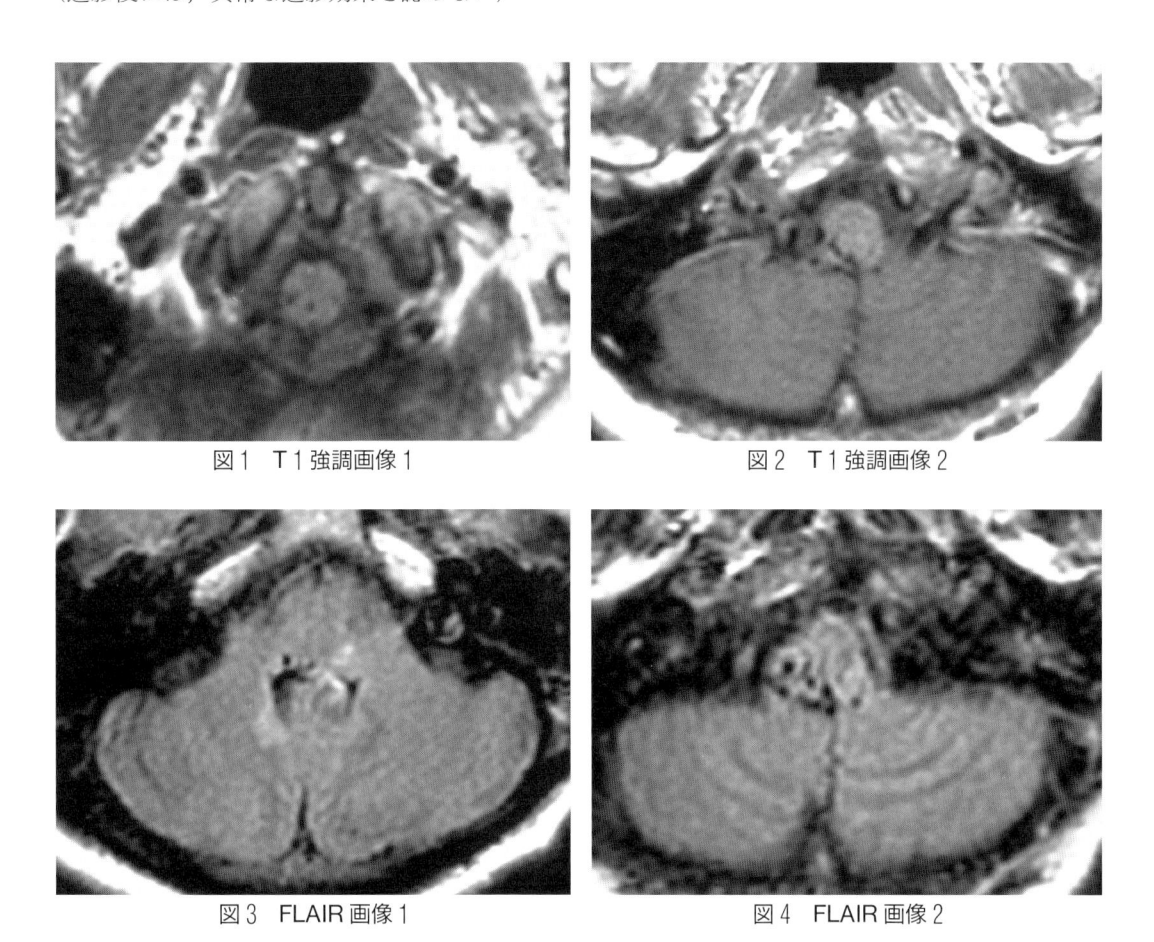

図1　T1強調画像1

図2　T1強調画像2

図3　FLAIR画像1

図4　FLAIR画像2

解答　延髄空洞症

解説

　画像所見：下部延髄被蓋を中心に，T1強調画像でスリット様の，髄液と同様な低信号領域を認める．右優位だが，左にも存在する．さらに，FLAIR画像の延髄・橋移行部では，第四脳室から右前方に伸びる髄液と同様な低信号領域を認める(図4)．移行部被蓋左側には高信号領域がある．造影後のT1強調画像で異常な造影効果を病巣に認めない．T1強調画像およびFLAIRで低信号を示し，髄液と同様な信号強度であることより延髄空洞症が考えられる．被蓋左のFLAIR画像での高信号は空洞にはなっていないが，変性あるいはグリオーシスを示す可能性がある．同時に撮像された位置決めの矢状断スカウト画像で，脊髄空洞症が描出されており，延髄空洞症の合併であることが確認されている(図5の矢印)．後日，撮像された頸髄のMRIで脊髄空洞症および，脊髄空洞から連続する延髄空洞症が認められる．

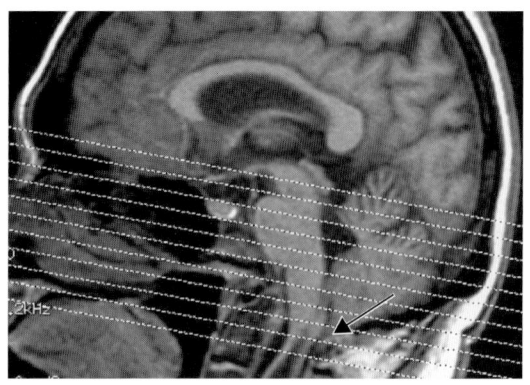

図5　矢状断スカウト画像

臨床

　延髄空洞症は通常，脊髄空洞症が先にみつかり，それに合併する病変としてみつかることが多い．画像診断でも脊髄空洞症が既に判明し，その後に頭部を精査し発見される．本症では左手に軽度のしびれ感があったが，主症状が下位脳神経症状であったために頭部MRIの検査が先になった．

　初診の医師は上肢の解離性知覚障害を捉えることができず，頭部MRIのみの検査であった．そのために診断が困難であった．しかし後の主治医は上肢の解離性知覚障害を認めている．神経学的検査にて正しい情報が得られていれば，頸椎のMRIが最初あるいは続いてすぐに行われ，診断はより容易であったと考えられる．MRIが進歩しても神経学的検査の重要性に変わりはなく，病巣部位の判断には神経学的診断が最も重要である．

画像診断

　軸位像における延髄のスリット状の病変(信号強度は髄液のそれと同様)は，延髄空洞症に特徴的な所見であるが，腫大もなく見慣れていないので診断は難しい．本症例では同時に撮像した矢状断スカウト像で脊髄上部に脊髄空洞症も連続して描出され，延髄空洞症の診断に有用であった．撮られた画像をすべてみる習慣が重要である．

●参考文献
1　Sherman JL, et al. MR imaging of syringobulbia. J Comput Assist Tomogr. 11(3): 407-11, 1987.

症例 18

43歳，男性　強い頭痛の既往，くも膜下出血か，否か？

2週間前に突然の頭痛，後頭部痛がある．放置したが痛み，嘔気が続く．昨日，頭痛が増悪．他院CTでくも膜下出血の疑いとされた．

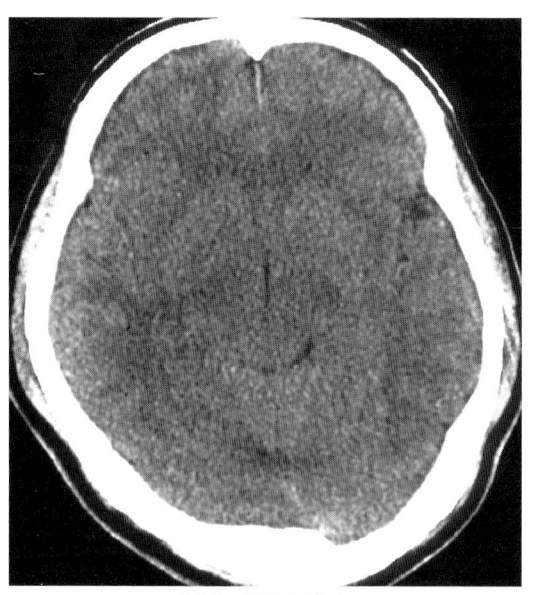

図1　CT画像1

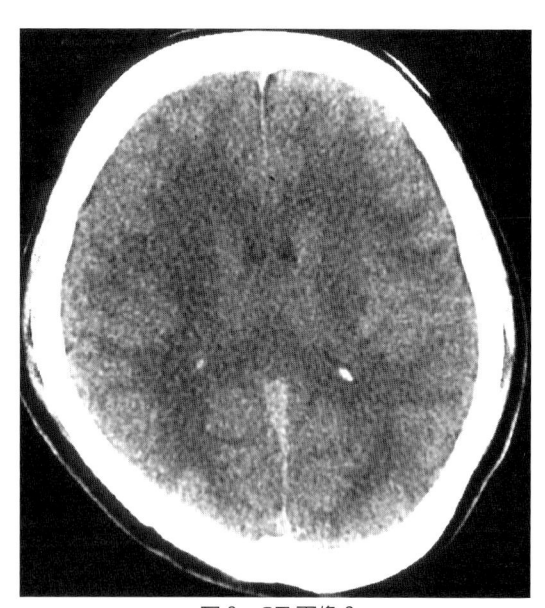

図2　CT画像2

(東京大学医学部附属病院放射線科，森墾先生の厚意による)
(三輪書店「脳神経外科の常識非常識」より許可を得て転載)

解答　低髄圧症候群

解説

画像所見：CT でくも膜下腔がよくみえない．43 歳という年齢を考慮すれば異常である．頭痛のある患者でくも膜下腔がみえないときには，最初にくも膜下出血を考慮する．しかし，くも膜下出血を示す明らかな高吸収域はない．さらに，側脳室の輪郭が不明である（図 2）．くも膜下出血以外に，くも膜下腔がみえないときには，頭蓋内圧亢進，低髄圧症候群（脳脊髄液減少症），脳脊髄液の組成の変化も考慮する必要がある（Box 13 参照）．

病歴および現症をもう一度確認してみれば，患者の頭痛は立位で強く，臥位では程度が軽減することが判明した．MRI を施行し FLAIR 画像にて硬膜下水腫を認め（図 3 の矢印），さらに造影後には肥厚した硬膜に造影効果を認める（図 4 の矢印）．その内側に薄い硬膜下水腫がある（矢頭），さらに他のスライスでは小脳扁桃の下垂があり，低髄圧症候群であることが判明した．頭痛のある患者では本症も常に考慮して，座位での頭痛の軽減がないか確認する必要がある．

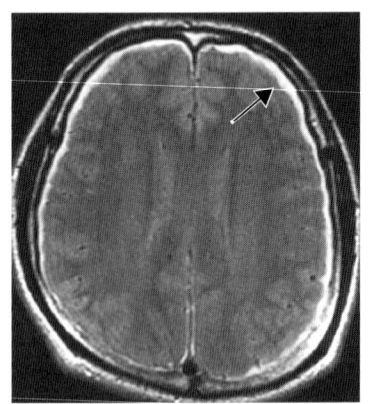

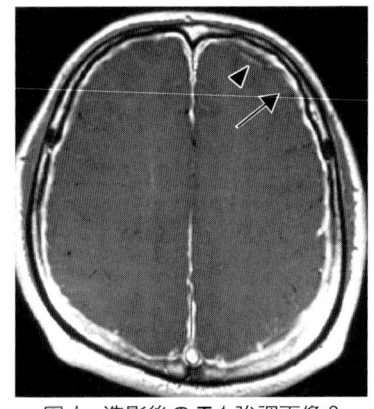

図 3　造影後の T1 強調画像 1　　図 4　造影後の T1 強調画像 2

臨床

原因は髄液圧の低下にある．その引き金としては，外傷，激しい運動，激しい咳，腰椎穿刺，くも膜憩室の破裂や硬膜の損傷，強い脱水などが考えられている．

女性に多く，20〜30 歳代がピークである．なお，最近の議論では低髄圧症候群の患者の中に正常圧を示す患者がいること，脳脊髄液の弾力性の減少で，脳の下垂が起こり，症状を呈するので，低髄圧ではなく，脳脊髄液の減少が原因であるとされている．モンロー・ケリーの法則（髄液圧と頭蓋内の血流量とは一定の関係がある）に基づく，脳脊髄液の漏出と，静脈のうっ滞所見（硬膜外静脈の拡大所見，硬膜の造影効果）が診断に重要である．硬膜外静脈叢の拡大は脳脊髄液減少症を示唆する所見である（文献 1，2）．

（CD-ROM 参照）

症例 19

19歳，女性　全身けいれん．小学生の時から運動が苦手

　8月9日の起床時に右側がみえにくく，ふらついて歩行困難，頭痛，嘔吐が認められた．全身性けいれんを起こし他院に入院，その当日にMRI撮像．小学生の時から走るのが遅く，運動は不得意であり，低身長を指摘されている．中学生のときには心電図異常を指摘されている．

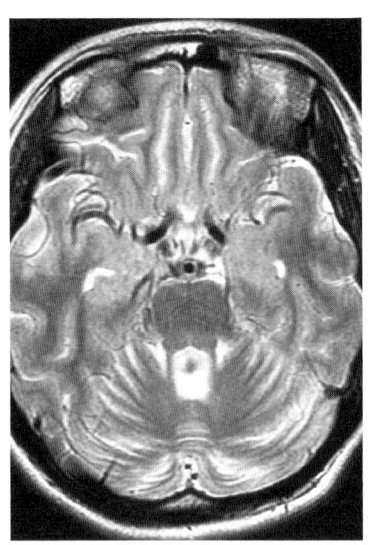

図1　T2強調画像

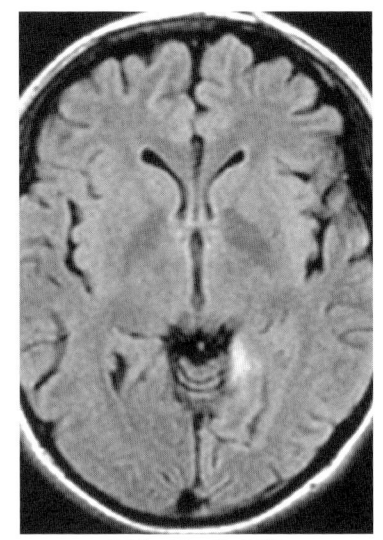

図2　FLAIR画像

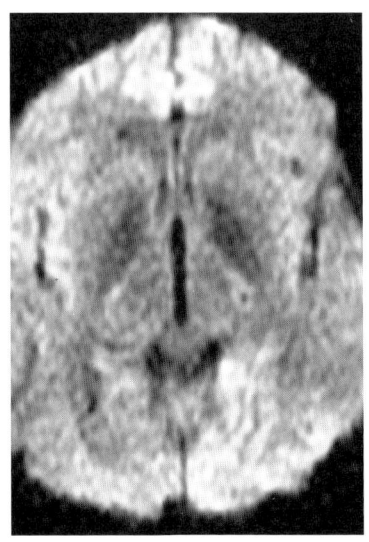

図3　拡散強調画像

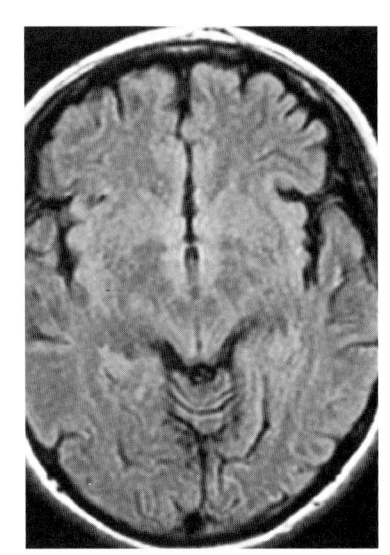

図4　3週間後のFLAIR画像

解答　ミトコンドリア脳筋症（MELAS）

解説

　明らかな小脳萎縮がある（図1）．FLAIR画像で，左後頭側頭葉移行部に高信号領域を認め（図2），拡散強調画像ではより広い左後頭葉，側頭葉の一部に異常高信号領域を認める（図3）．その高信号領域の程度は軽い．けいれんで発症している．さらに運動が不得意，低身長がある．ミトコンドリア脳筋症（MELAS）を十分に疑わせる所見である．3週間後に撮ったFLAIR画像（図4）では高信号が消失している．拡散強調画像の高信号領域も，今回のFLAIR画像では異常を認めず，高信号領域の原因は血管性浮腫が病態に深くかかわっていると考えた．髄液中の乳酸，ピルビン酸値の上昇があり，遺伝子検査にて3243 Aの点変異を認め，MELASであった．

　11月16日に再度のけいれん発作を起こし，翌日のMRIで，左後頭葉の他に，左側頭葉および前頭葉（CD-ROM図1の矢印）に皮質を中心に高信号をFLAIR画像で認める．高信号領域は後大脳動脈領域のみではなく，前および中大脳動脈の領域におよんでいる．T2強調画像にて左後大脳動脈が右に比べて拡大している（CD-ROM図2の矢印）．MRAでは左後大脳動脈の拡張が確認できる（CD-ROM図3の矢印）．MRSではNAAの低下（CD-ROM図4矢頭），乳酸の上昇（CD-ROM図4の矢印）を認めた（CD-ROM図4）4日後のSPECTでは左後頭葉から側頭・頭頂葉にかけて局所的なhyperperfusionを認めた（CD-ROM図5～6）．

臨床

　ミトコンドリアの代謝障害を原因とするミトコンドリア病の1型で，ミトコンドリアDNAのtRNAコード領域内にある3243番のA→G変異または3271番のT→C変異が大部分を占める．ミトコンドリアDNAの変異であるため，母系遺伝を取るが，母親の多くは無症状である．多くは若年で発症する（70％が15歳未満）が，稀に50歳以降で発症するものもある．初発症状は頭痛，嘔吐に始まる卒中様症状であり，けいれん，意識障害，アシドーシスを伴い，片麻痺，失語，半盲，皮質盲などを呈する．低身長，知能低下，糖尿病，拡大型心筋症，感音性難聴の合併が多い．骨格筋にragged red fiber（RRF：赤ぼろ線維）等のミトコンドリ形態異常を認める．

　若年性の脳梗塞の原因は様々であるが，常に本症を念頭に置き，鑑別診断をすることが重要である．臨床症状とCT，MRI所見，ミトコンドリア代謝障害を示唆する血清，髄液での乳酸値，ピルビン酸値の高値が本症の診断を強く疑わせる．本症の確定診断をするためには筋生検と遺伝子検査が重要である．

　梗塞に類似した所見は神経細胞自体のミトコンドリア異常と，脳内の小動脈平滑筋細胞の異常による血流障害の関与が報告されている．

（CD-ROM参照）

ómu
症例 20

5歳，男子　2歳頃より走ることが鈍い

5歳，男子，生後6ヶ月で目が合わないことに気づく．2歳頃から走ることが鈍い．

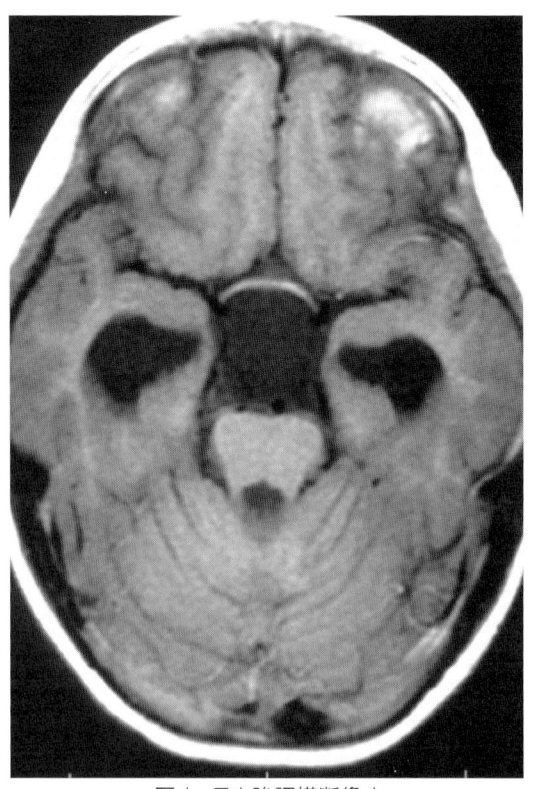

図1　T1強調横断像1

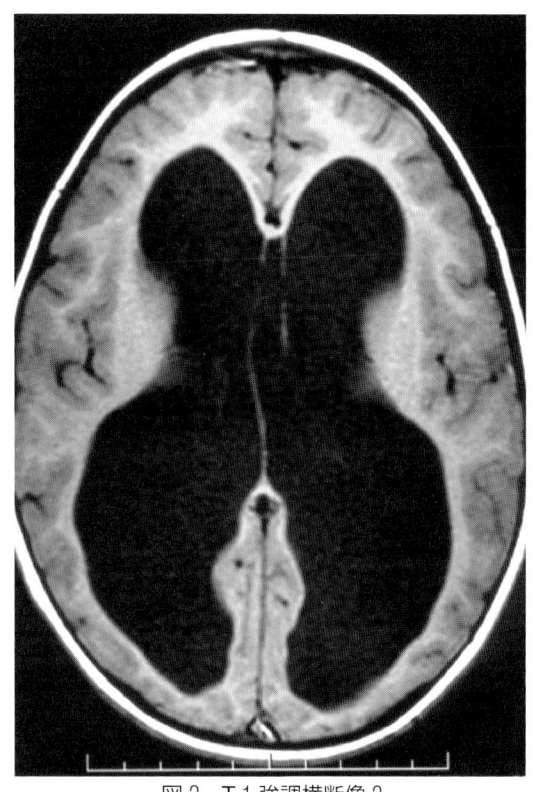

図2　T1強調横断像2

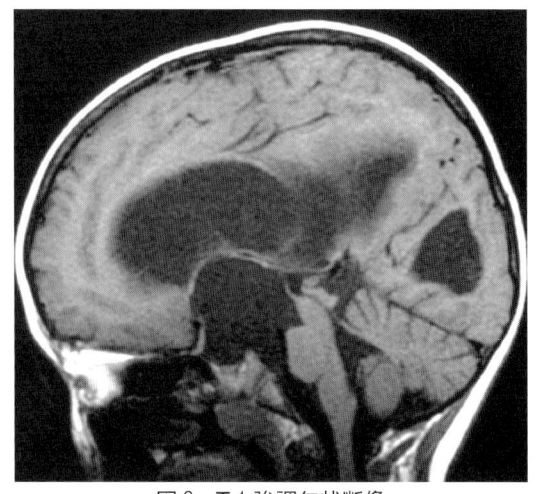

図3　T1強調矢状断像

(三輪書店「脳神経外科の常識非常識」より許可を得て転載)

解答 鞍上部くも膜嚢胞

解説

　画像所見：水頭症があり，側脳室，第三脳室が拡大している．中脳水道は開存しており，第4脳室には拡大はない．図1では視交叉が後方から圧排され，橋上部では前方からの圧排がある．鞍上槽が広い．これが第三脳室の拡大により，拡大した視交叉陥凹および漏斗陥凹をみているのか，それとも異なるのかを鑑別する必要がある．

　矢状断像(図4)にて第三脳室底は上方に挙上し(矢印)，矢頭で示すように，視交叉も上前方に偏位している(矢頭)．中脳最前部(白矢印)は上方に圧排されている．

　以上の所見で理解できるように，鞍上部には第三脳室とは異なる腫瘤があり，髄液と同様な信号強度を示す．トルコ鞍も拡大し，下垂体は底部に圧排されている(尾付き矢印)．鞍上部くも膜嚢胞である．

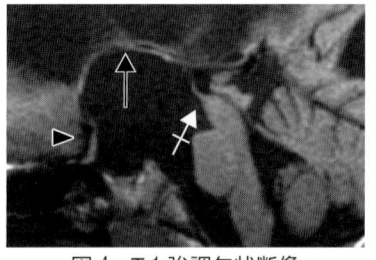

図4　T1強調矢状断像

臨床

　鞍上部くも膜嚢胞は頭蓋内くも膜嚢胞の約10％を占める．

　Liliequist膜に穴の空いていないことによるくも膜嚢胞と，脚間槽の嚢胞性拡大による状態との2つに分かれる(文献1)．

　拡大した第三脳室とは第三脳室底の挙上の有無で鑑別できる．頭蓋咽頭腫との鑑別は充実性部分の有無による．

　鞍上部嚢胞に合併する病態にはカルマン症候群，思春期早発症，視神経・視交叉障害がある．

画像診断

　くも膜内の脳脊髄液に満たされた，脳室と交通のない嚢胞である．腫瘤効果があり，その信号強度は脳脊髄液と同様である．拡散強調画像にて低信号を示す．

鑑別診断

鞍内および鞍上部の嚢胞性腫瘤

1. 頭蓋咽頭腫：石灰化，造影される充実成分
2. 嚢胞性の下垂体腺腫：不均一な信号強度，周囲あるいは結節状の造影効果
3. 非腫瘍性嚢胞
    - ラトケ嚢胞：様々な信号強度
    - くも膜嚢胞：脳脊髄液と同様な信号強度
    - 類上皮腫：25％は造影効果，石灰化，拡散強調画像で高信号
    - 鞍内嚢胞(下垂体中間部嚢胞，コロイド嚢胞，上皮腫，類上皮腫が発生する)
    - 鞍内および鞍上部の神経嚢虫症

(CD-ROM 参照)

症例 21

68歳，男性　肝膿瘍後の小脳症状

8月27日昼より全身倦怠感，嘔気，発熱，腹痛を認め，入院．Clostridium perfringes（嫌気性グラム陽性桿菌）による肝膿瘍であった．その後眼振，小脳失調，上下注視麻痺が出現．9月29日MRI撮像．

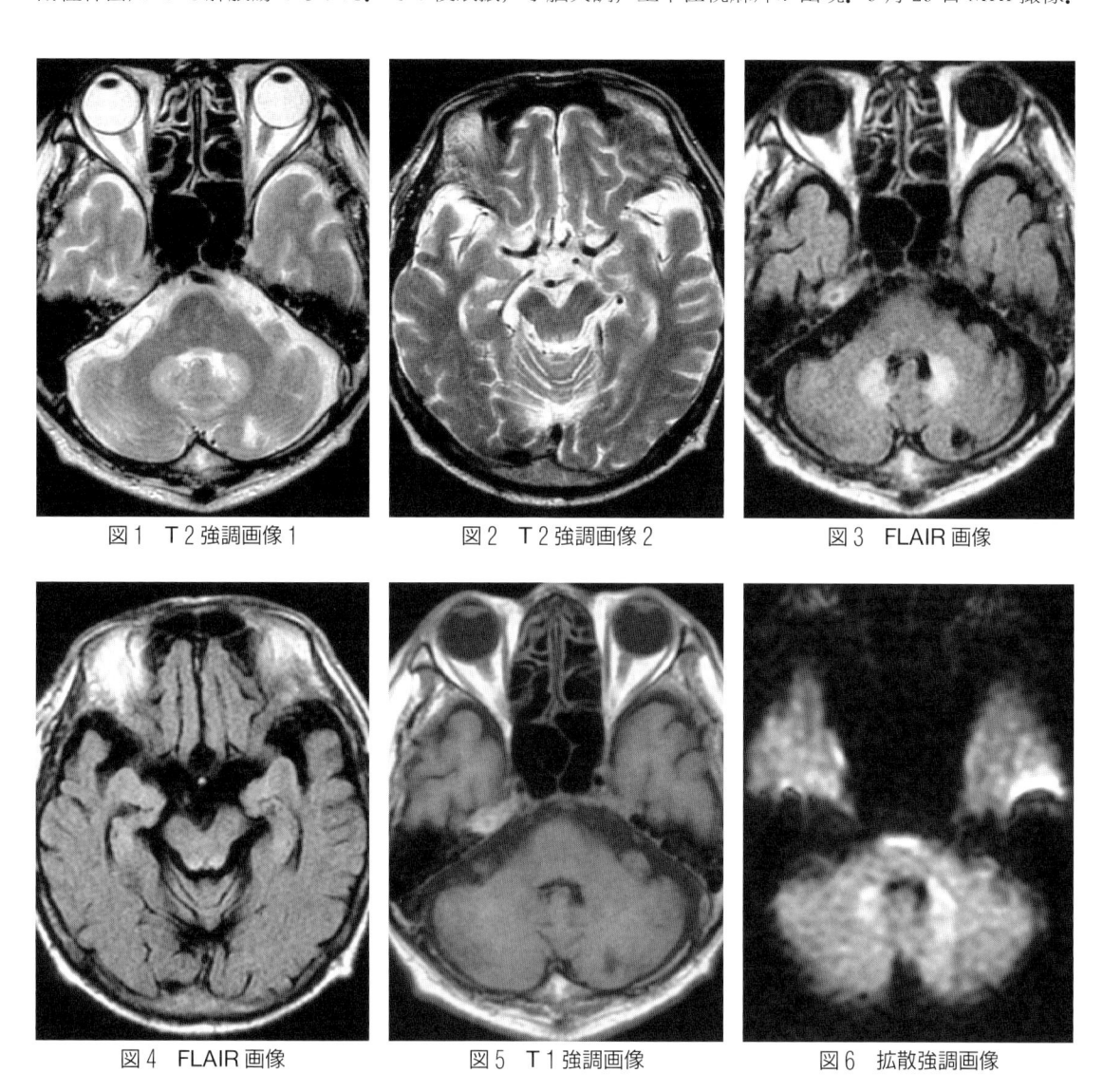

図1　T2強調画像1

図2　T2強調画像2

図3　FLAIR画像

図4　FLAIR画像

図5　T1強調画像

図6　拡散強調画像

（帝京大学医学部附属病院放射線科，大場洋先生の厚意による）

解答 メトロニダゾール（フラジール®）による脳症

解説

画像所見：T2強調画像およびFLAIR画像で，両側対称性に歯状核および中脳視蓋に高信号領域を認める．T1強調画像では等信号であり，拡散強調画像では高信号を示すが，おそらくT2 shine through効果と考えられる．肝膿瘍の治療の際に使われたメトロニダゾール（フラジール®）による脳症と考えられる．メタロニゾール中止後10月6日にMRIを再検し，歯状核と中脳視蓋の病変が縮小している（CD-ROM症例Aの図1〜3参照）．

臨床

本症の肝膿瘍の起炎菌であるClostridium perfringesは嫌気性グラム桿菌であり，どこの土にも，さらに，人の腸管にも認められる．メトロニダゾールは嫌気性菌に対して最も有効な抗菌薬で殺菌性を持つとの評価がある．腟トリコモナス症，アメーバ赤痢，偽膜性腸炎にて使用されている．治療が数ヶ月持続する場合には末梢性神経症状，しびれ，全身けいれんの報告がある．

画像診断

本剤による脳症では歯状核の病変が最も多く，T2強調画像およびFLAIR画像により高信号を示す．拡散強調画像でも高信号を示し，ADC値の上昇がある．浮腫を示す可能性がある．所見は可逆性であり，治療中止後MRI所見が改善した．歯状核の他には，赤核，淡蒼球，脳梁膨大部，前交連，被殻外側，下オリーブ核，大脳皮質下，小脳白質の病変の記載がある．軽い造影効果を淡蒼球に認めた報告があり，下オリーブ核の仮性肥大を認めた例もある．

本例の脳梁膨大部は遅れて他の病変が縮小してから出現しており，異なる機序の可能性がある．

両側の歯状核に上記のような病変を認めることは大変少ない．本症に特徴的な所見である．可能性としては悪性リンパ腫や多発性硬化症があるが，造影効果，臨床経過より鑑別は容易に思える．

（CD-ROM参照）

●参考文献

1 Heaney CJ, et al. MR imaging and diffusion-weighted imaging changes in metronidazole (Flagyl)-induced cerebellar toxicity. AJNR Am J Neuroradiol. 24(8): 1615-7, 2003.
2 Ito H, et al. Reversible cerebellar lesions induced by metronidazole therapy for helicobacter pylori. J Neuroimaging. 14(4): 369-71, 2004.
3 Seok JI, et al. Metronidazole-induced encephalopathy and inferior olivary hypertrophy: lesion analysis with diffusion-weighted imaging and apparent diffusion coefficient maps. Arch Neurol. 60(12): 1796-800, 2003.
4 Woodruff BK, et al. Reversible metronidazole-induced lesions of the cerebellar dentate nuclei. N Engl J Med. 346(1): 68-9, 2002.
5 安江正治，他：5FU誘導体に起因すると思われるToxic encephalopathyの1例．脳神経外科13：1229-34，1982．

症例 22

49歳，女性　約1年前から頭痛，3ヶ月前より右外転神経麻痺

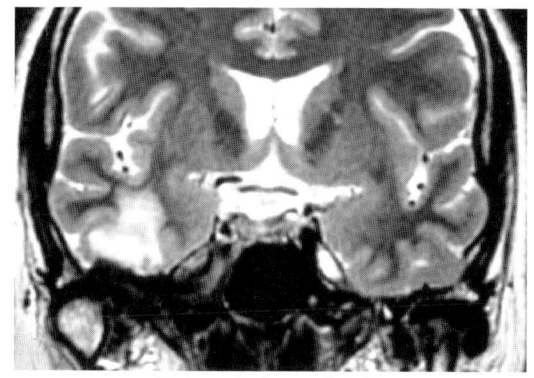

図1　T2強調冠状断像

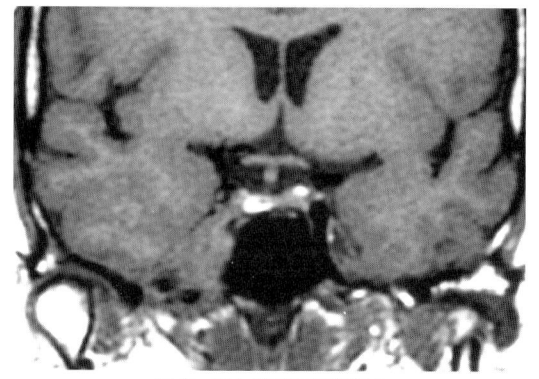

図2　T1強調冠状断像

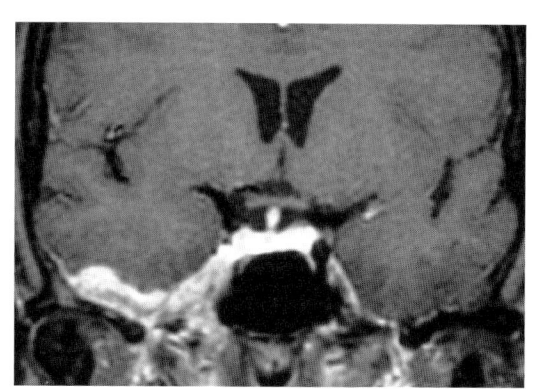

図3　造影後脂肪抑制T1強調冠状断像

解答　特発性肥厚性硬膜炎

解説

画像所見：T2強調画像で右中頭蓋窩底の硬膜が肥厚し，低信号領域を示す．右側頭葉底部には高信号を脳内に認める．T1強調画像では同様に肥厚した硬膜は低信号領域を示し，右海綿静脈洞への進展が著明である．脂肪抑制の造影後のT1強調画像では中頭蓋窩底の病変に著明な造影効果を認める．右海綿静脈洞内の内頸動脈のflow voidは狭小化が著しい．頭蓋外には病変の進展はない．限局性の硬膜炎と診断した．海綿静脈洞内にも進展があり，外転神経麻痺を示し，内頸動脈の狭窄ないしは閉塞を来した．脳内の病変は静脈循環の障害による浮腫あるいは静脈性梗塞と考える．

3月2日のタリウムSPECTでは病巣部位に強いタリウムの集積を認めるが（CD-ROM症例A図1参照），約10日後ではステロイドの効果により，著しく取り込みが減少している（CD-ROM症例A図2参照）．患者の症状の改善も認められた．MRIではその間に変化がない．治療効果の判定にはタリウムSPECTが有効である．

臨床

本例は原因不明であるが，感染症，自己免疫疾患を伴うことがある（下記参照）．

画像診断

肥厚した硬膜があり，T2強調画像では低信号を示し造影効果を認める．ときに本症によって脳内にT2強調画像で高信号領域を認めることがあり，くも膜からさらに脳内に炎症性細胞浸潤を認めた報告がある．本症による内頸動脈閉塞も報告がある．

Box 16　硬膜の異常な肥厚と造影効果を伴う疾患

1. 術後の変化
2. 特発性肥厚性硬膜炎
3. 低髄圧症候群（特発性，髄液排出後）
4. 感染症
   - ライム病
   - 梅毒
   - 結核
   - 真菌症
   - 囊虫症
   - HLTV-1
   - 壊死性外耳道炎
5. 自己免疫疾患，血管炎
   - ウェジェナー肉芽腫症
   - 慢性関節リウマチ
   - サルコイドーシス
   - 神経ベーチェット病
   - シェーグレン症候群
   - 側頭動脈炎
   - Rosai-Dorfman病
6. 悪性疾患
   - 硬膜癌腫症
   - 骨への転移
   - 悪性リンパ腫
7. 髄膜腫

（CD-ROM参照）

症例 23

58歳, 男性　半年前より始まる階段昇降時のよろけ
　体幹に強い小脳失調と排尿障害を認める.

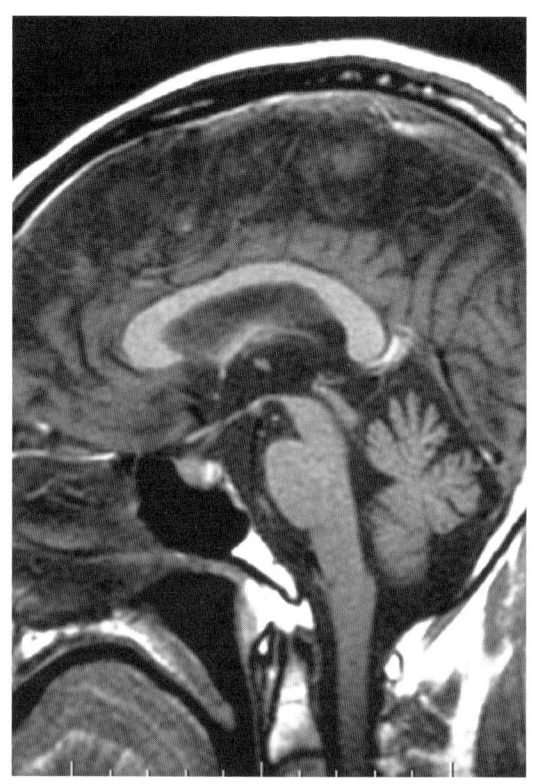

図1　T1強調画像矢状断像

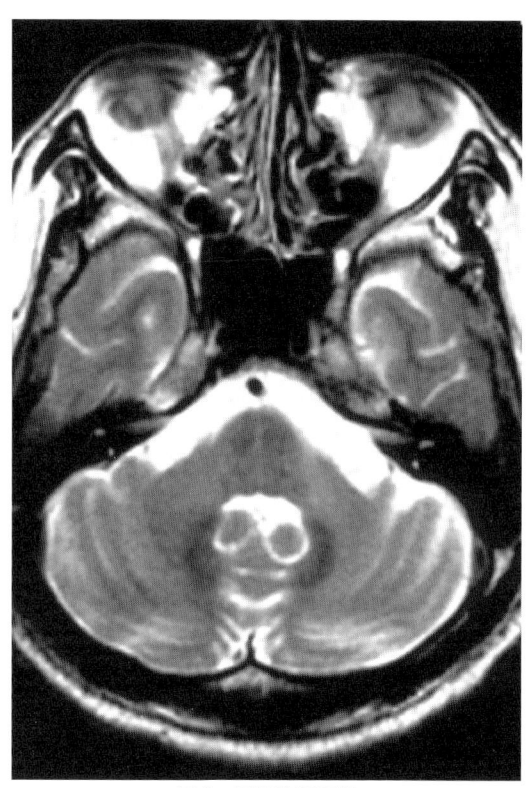

図2　T2強調画像

解答 多系統萎縮症（MSA-C 型）

解説

画像所見：矢状断像では軽度の小脳萎縮がある．脳幹には明らかな異常を認めない．T2強調画像で橋底部中央に前後に伸びる高信号領域があり，橋横走線維の軽度の変性を示す．中小脳脚の信号強度もやや高い．明らかな小脳症状があり，自律神経障害を認める．発症して半年で早くも橋横走線維の変性をT2強調画像で認める．以上の所見はMSA-C型と診断するのに十分な所見である．発症して半年後のT2強調画像で橋横走線維に変性を認める疾患は本症以外には大変稀である．パーキンソン症状はこの時点ではなく，MRIでも被殻の異常を指摘できない．

1年半後のT2強調画像（**図3**）では橋横走線維の変性は非常に強くなり，中小脳脚にも高信号を認める．さらに被殻は萎縮し，線状の高信号領域を両側に認める（**図4**）．臨床症状でもパーキンソン症状が明らかとなる．MSA-C型である．

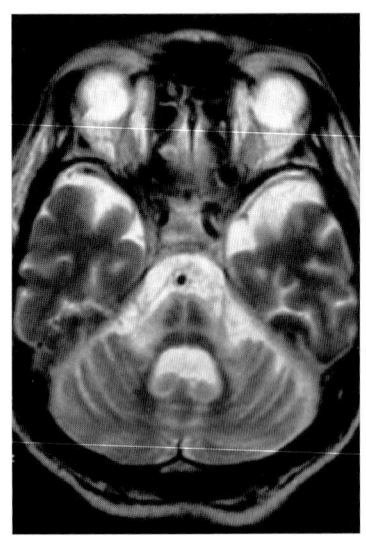

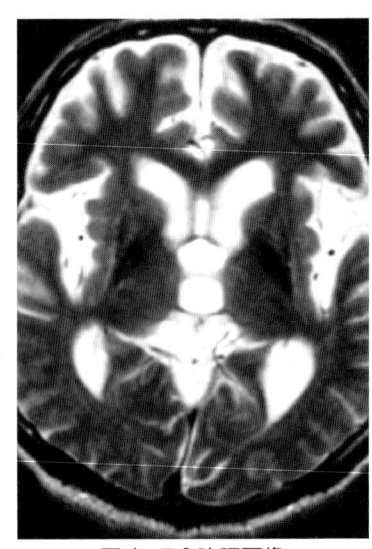

図3 T2強調画像（1年半後）　図4 T2強調画像

臨床

MSAはもともとShy-Drager症候群（SDS），線条体黒質変性症（striato-nigral degeneration：SND），オリーブ橋小脳萎縮症（olivopontocerebellar atrophy：OPCA）の3疾患の最終病理像には共通点が多く，いずれでも乏突起細胞内に特徴的な嗜銀性封入体（glial cytoplasmic inclusion）がみられる．このことから，これら3疾患は多系統萎縮症という単一疾患の表現型の異なるものという見方から出発し，単一の疾患概念として成立した．小脳症状を中心とするMSA-C型と，パーキンソン症状が中心となるMSA-P型とに分けられる．MSAに関してはMSA-P型の項を参照のこと．
（CD-ROM参照）

症例 24

40歳，女性　進行性の歩行障害があり，側脳室周囲から視放線にかけて病変

35歳時，感冒症状のあと下肢の違和感に引き続き歩行障害出現．ギラン・バレー症候群と言われた．

37歳時，歩行障害増悪．脊髄小脳変性症を疑われたが頭部と脊髄MRIで異常を認めなかった．

39歳時，MRIで異常を指摘され，精査目的で入院．入院時，腱反射の亢進．両側下肢内反尖足，はさみ歩行がある．

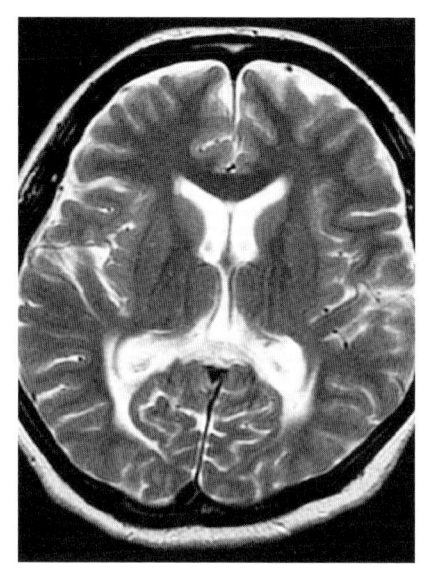

図1　T2強調画像

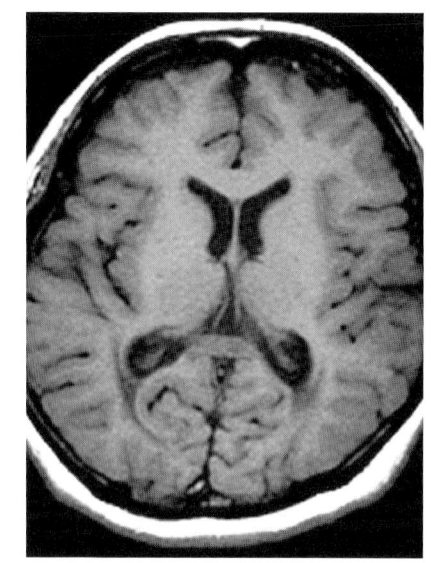

図2　T1強調画像

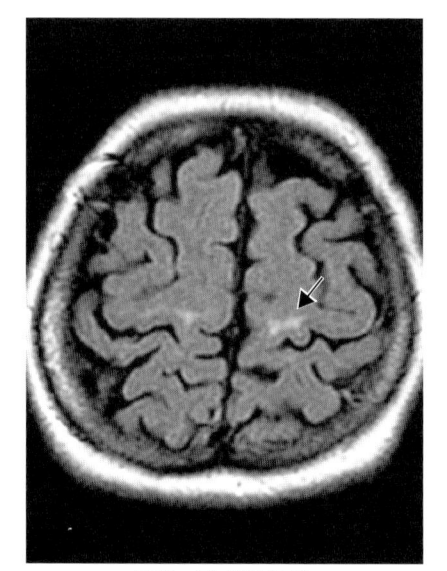

図3　FLAIR画像

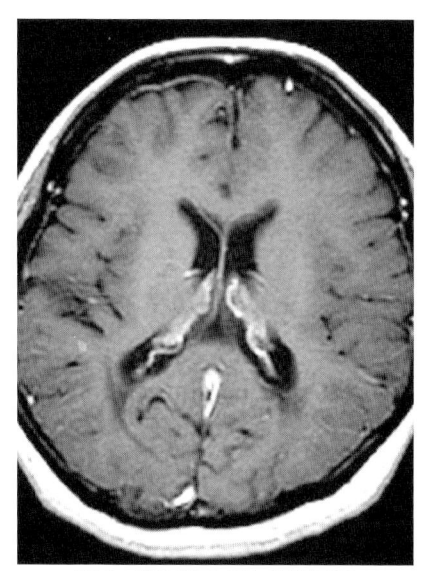

図4　造影後のT1強調画像

（滋賀医科大学附属病院放射線科，井藤隆太先生の厚意による）

解答　成人型クラッベ病

解説

画像診断：T2強調画像で側脳室三角部周囲，視放線，脳梁膨大部にかけて，高信号領域を認める．同領域はT1強調像では低信号を示し，造影効果を認めない．より上部のスライスでは同様な所見が中心前回白質にもFLAIR画像（図3の矢印）である．明らかな萎縮はない．以上の所見は白質ジストロフィーあるいは白質脳症をを考慮すべき所見である．後者としては，所見が局所的であり，しかも視放線，脳梁という大きな白質線維を侵し，白質ジストロフィーを考慮すべき所見である．その中で，造影効果がなく，脳梁，大脳後部白質と中心前回白質を侵すのは成人型クラベ病（globoid cell leukodystrophy）である．その他，皮質脊髄路もしばしば侵される．

臨床

成人型クラッベ病は20歳以上にて発症する常染色体劣性遺伝を示す白質ジストロフィーであり，中枢神経系と末梢神経の両方を侵す．片麻痺，痙性対麻痺，小脳失調，知的退行，視力障害，末梢神経障害，凹足を呈す．知能障害は後期の症状である．確定診断はリンパ球と，皮膚線維芽細胞のgalactocerebrosidase活性の測定により決定される．本例ではリンパ球「0.26 nmol/h/mg，（基準値：1～2 nmol/h/mg）」および皮膚線維芽細胞「0.094 nmol/h/mg（基準値：2 nmol/h/mg以上）」と低下しており確定診断がついた．

globoid cellとはPAS陽性のgalactocerebrosidesを含むマクロファージである．

成人型の他に，早期乳児型，晩期乳児型，思春期型があり，成人型とは画像所見が異なる．CTでは視床に高吸収域を認める．小脳白質の障害が早期に来るなどの特徴がある．

画像所見

脳梁をしばしば侵し，大脳後部白質に高信号をT2強調画像にて認め，中心前回白質および皮質脊髄路に沿った高信号領域を認める．造影効果を認めない．皮質下U線維は初期には保たれることが多い．

腰仙椎の末梢神経に造影効果を認めることがある．末梢神経障害による．頭蓋内の所見に先行することがある．

小児では視神経の腫大を認める．小児期では視神経腫大の鑑別疾患の1つである．

鑑別診断

1. **成人型副腎白質ジストロフィー**：大脳白質の所見はびまん性であり，中心前回のみが侵されることは少ない．
2. **異染性白質ジストロフィー**：16歳以上で発症する成人型が鑑別に挙がる．16～62歳（平均24歳）にて，統合失調症あるいは認知症と診断される精神症状にて発症する．大脳白質病変はより融合した形態を取る．脳梁，皮質脊髄路は比較的遅れて侵される．造影効果はない．前頭葉優位が多い（CD-ROM参照）．
3. **多発性硬化症**：散在性の白質病変
4. **馬尾の肥厚を来す疾患**：脳症状の有無

（CD-ROM参照）

症例 25

48歳，女性　側頭葉てんかん

13歳頃より全身けいれん，現在の発作は側頭葉てんかん．

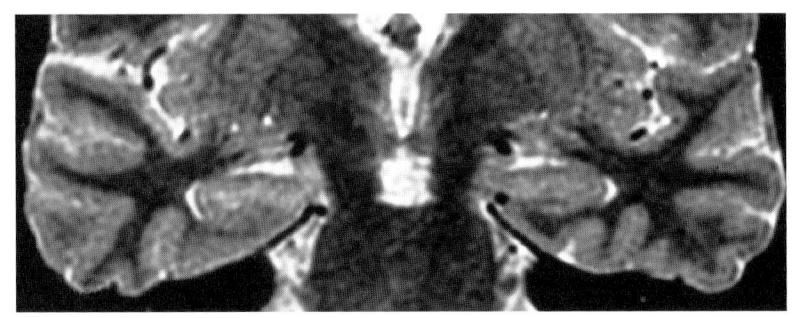

図1　fast STIR法　冠状断像1

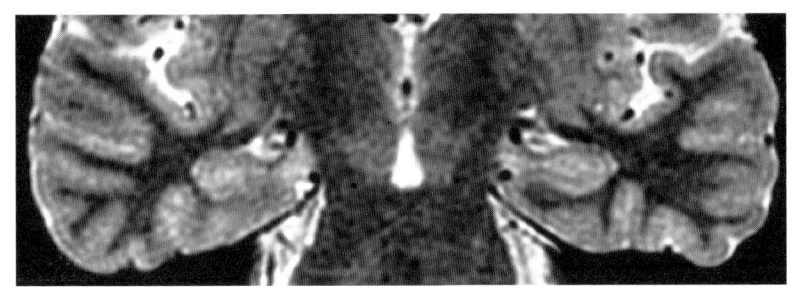

図2　fast STIR法　冠状断像2

解答　右海馬硬化症

解説

画像所見：正常側である左側(図3：図2の左拡大図)では海馬傍回(ph)と海馬台(S)との間の白質(＊印)は正常に認められるが，右側は不鮮明となっている(CD-ROM内の図9, 10も参照)．左海馬台(S)と歯状回(d)の間の白質(浅髄板：矢頭)も同様に右側は不鮮明となっている．以上より右海馬硬化症と診断された．手術にて確認されている．海馬内あるいは海馬傍回との境の白質・皮質境界領域をみるにはfast STIR法が鮮明である．海馬自体も右側にやや信号強度が高い部分があるが，他のパルス系列では指摘できなかった．

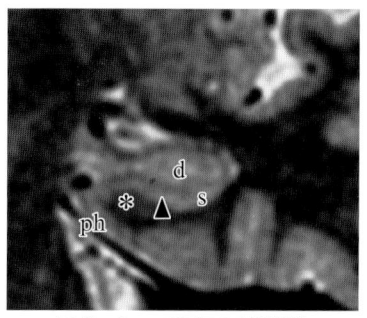

図3　fast STIR冠状断像

側頭葉てんかんの臨床と病理

難治性の複雑部分発作を示す代表的な疾患で，外科的治療の約70％を占めると言われている．

海馬硬化症は側頭葉てんかんの原因として最も多い．その他には皮質形成障害，良性の腫瘍，血管奇形，孔脳症，出生早期の脳障害の後遺症がある．

海馬硬化症では海馬の神経細胞の減少とグリオーシスを認める．CA2は比較的免れることがある．アンモン角および歯状核の両方を侵すこともある．その原因は確定されていない．後天性の病変とする説と発達上の問題とする説がある．

海馬硬化症の15％にその他の局所的な病変の合併(dual pathology)がある(CD-ROM参照)．

海馬硬化症の画像診断

撮像方法：薄いスライス(3 mm)での海馬の長軸に垂直な冠状断でのT2強調画像，T1強調画像およびfast STIR法，より広い範囲を含む5 mmでの冠状断FLAIR画像，脳全体を撮像するための横断像のT2強調画像，側頭葉てんかんと言われても必ず脳全体を撮ることが必要である．後頭葉に病変を認めることがある．海馬硬化症による信号強度変化はFLAIR画像が最もわかりやすい．海馬の大きさはT1強調画像もしくはT2強調画像がよい．海馬内の白質・皮質境界領域をみるにはfast STIR法が鮮明である．

冠状断像で海馬が小さく，反対側に比べて明らかな高信号をT2強調画像あるいはFLAIR画像で示すときには海馬硬化症と確定診断できる．明らかに大きさが小さいが，信号強度異常が明確でないときにも側頭葉てんかん患者では，小さい側に海馬硬化症がある可能性が大きい．さらに本例のように，fast STIR法で海馬内部の白質(浅髄板)および海馬傍回と海馬台との間の白質が鮮明にみえないなどが参考所見になる．大きさに左右差はないが明らかに高信号領域を一側の海馬が示すときにも側頭葉てんかん患者では患側と考える．側頭葉尖端部白質内の皮髄境界の不鮮明，白質のvolumeの減少，白質の信号強度のT2強調画像での上昇がある側に側頭葉てんかんの焦点側があり，海馬硬化症の所見が曖昧なときには参考になる(文献1および症例3参照)．

海馬硬化症の付随所見として，脳弓あるいは乳頭体の患側の萎縮，同側視床前核のT2強調像での高信号領域，同側視床の萎縮，下角の拡大，同側側頭葉の萎縮がある(文献2)．
(CD-ROM参照)

症例 26

39歳，女性　中頭蓋窩の巨大な腫瘍

10年ほど前に視野欠損と視力低下で他院でCTを撮り，腫瘍の存在を指摘される．今回半年間で視力の低下，視野欠損が進み来院．

（CTとMRIとの造影効果の差はなぜか，診断は？）

図1　CT

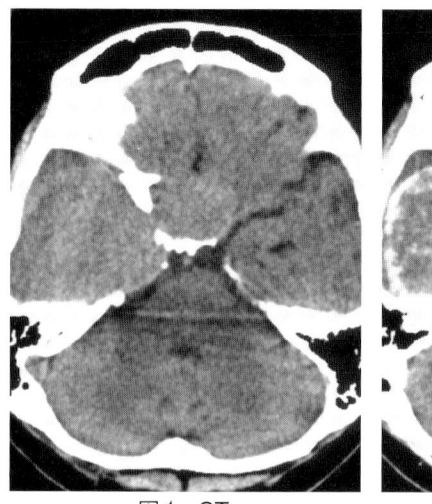

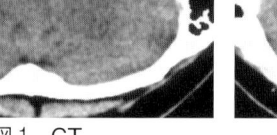

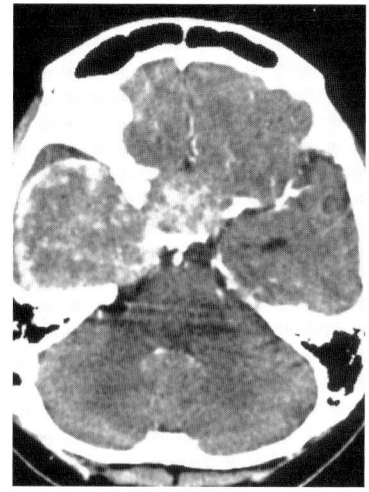

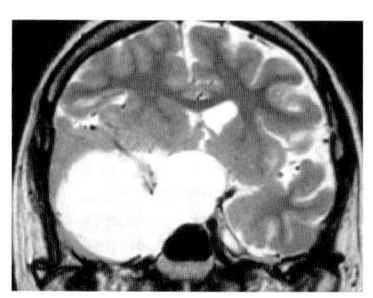

図2　造影後のCT

図3　T2強調冠状断像

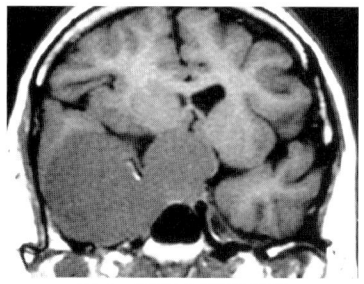

図4　同T1強調画像

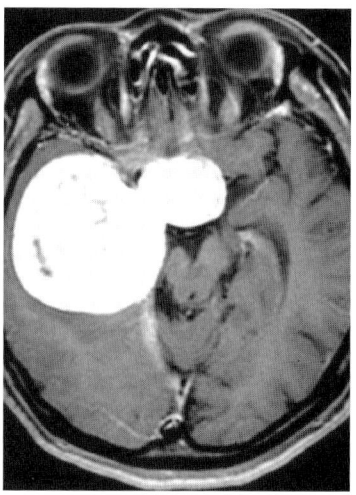

図5　造影後のT1強調画像

解答 　中頭蓋窩の海綿状血管腫

解説

画像所見：CT で右中頭蓋窩から鞍上部にかけて，境界明瞭な，脳実質よりやや吸収値の高い巨大な腫瘤がある．CT で一部に点状の不均一な造影効果を認める．T2 強調画像では中頭蓋窩の内側から鞍上部にかけて腫瘤があり，ほぼ均一な高信号を示し，T1 強調画像で均一な低信号を示す．腫瘤の外側下方には側頭葉を認める．脳実質外と考えられる．脂肪抑制後の T1 強調画像では腫瘤は均一に染まっている．CT と MRI での造影効果の違いは，CT が造影剤投与後短時間に撮像がなされたのに比べ MRI では T1 強調像を撮る時間だけ時間が延びたことによる．血管造影後に行った CT では腫瘤は均一に造影されていた（図 6）．血管造影でも造影剤を多くし時間をかけて注入を行った後の動脈相後期には点状の腫瘍濃染像を認める（図 7 の矢印）．以上の所見は中頭蓋窩（あるいは硬膜の）海綿状血管腫と考える．

図 6　血管造影後の CT　　図 7　右内頸動脈造影

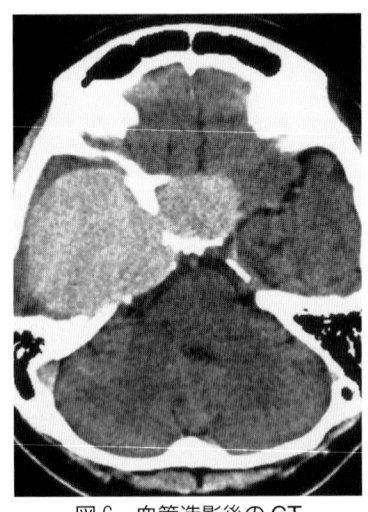

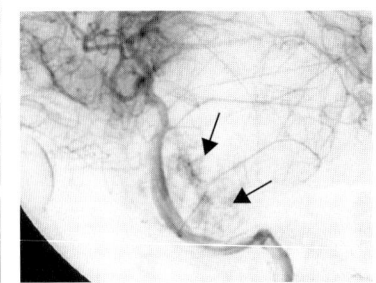

臨床

脳実質外の海綿状血管腫は稀な腫瘍であり，手術の際に出血が多いことはよく知られている．中年の女性に多く，過去の報告によれば 47 例中 37 例が中頭蓋窩にあり，25 例が日本人の報告である．中頭蓋窩の本腫瘍による症状はゆっくりと経過をたどることが多く，複視，視力障害，視野欠損である．稀に，くも膜下出血にて発症した例もある．妊娠による症状の悪化例もある．中頭蓋窩海綿状血管腫は術前に他の腫瘍特に髄膜腫との鑑別が重要である．

本例でも証明されたが，放射線治療は有効なことが多い．

脳内の海綿状血管腫に比べて，脳実質外の血管腫では，血管腔を取り囲む間質結合組織に乏しく，血管腔は広く，ヘモジデリンや石灰化が少ない．そのような病理学的違いが画像所見に反映していると考えられる．

（CD-ROM 参照）

症例 27

71歳，女性　ふらつき歩行と呂律の不良が6年の経過で徐々に進行

　眼振および小脳失調を認める．低緊張で，自力歩行不可能，自律神経系には著変を認めない．

（図2と3の矢頭は何を示すのか？）

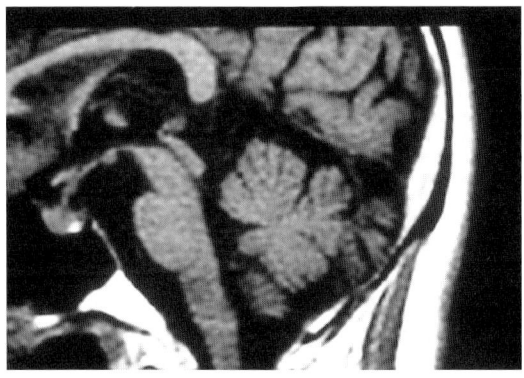

図1　T1強調矢状断像

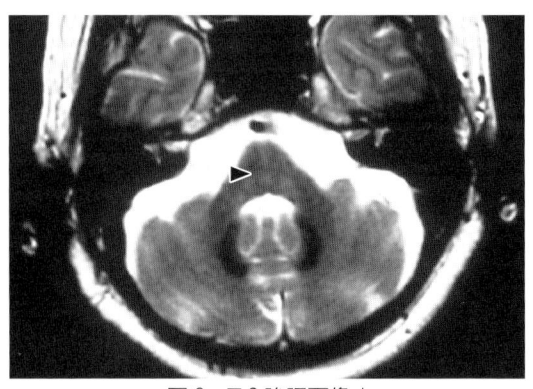

図2　T2強調画像1

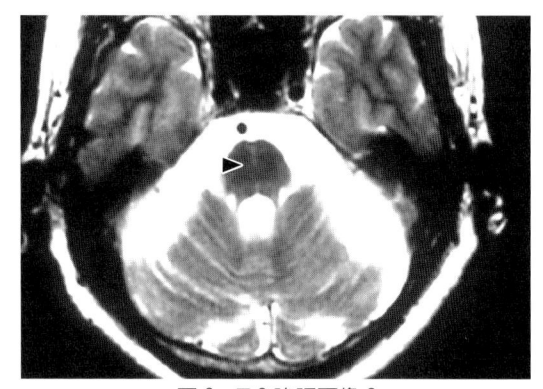

図3　T2強調画像2

解答　マシャド・ジョセフ病（MJD：SCA 3）

解説

画像所見：T 1強調画像で軽い小脳の萎縮がある．脳幹もやや小さめである．2枚の連続するスライス面で橋底部正中部に前後に伸びる高信号領域がT 2強調画像にて認められる（図 2，3の矢頭）．この高信号領域は軽度の橋横走線維の変性を示す（症例23図 2も参照）．発症してから 6年の経過にて，軽度の橋横走線維の変性をT 2強調画像で認めるときに，最も可能性の高い疾患はマシャド・ジョセフ病（MJD）である．中小脳脚に高信号を認めないのも横走線維の変性が軽度であることを示している．

臨床

常染色体優性遺伝を示し，若年から中年，ときに老年に小脳性運動失調で初発する．眼振，錐体路徴候（痙性を示すことが多い）がほぼ共通に認められ，その他，アテトーシス，ジストニア，びっくり眼（特徴的），顔面ミオキミア，眼球運動障害，筋萎縮などもある．晩期には感覚障害，自律神経症状（特に排尿障害）も認められることがある．第14染色体長腕に座を持つ遺伝子のCAGリピートに異常伸長があることを証明すれば，診断は確定する．病理では歯状核，上小脳脚，脊髄小脳路，クラーク柱，黒質，脊髄前角細胞に強い変性があり，また視床下核と淡蒼球内節系の変性が高頻度である．さらに脳幹では眼球運動諸核，内側縦束の変性を認める．

画像診断

小脳と橋の萎縮を示す．MJDでも，橋横走線維の変性が橋底部正中部に前後に伸びる高信号領域としてT 2強調画像で認められる．橋底部正中部に比較的限局した軽度の橋横走線維の変性を示す．多系統萎縮症と異なり，橋底部に逆T字状にT 2強調画像で高信号領域を認めるのは少数で，かつ中小脳脚に高信号領域を認めることは大変少ない．中脳および上小脳脚に萎縮を認めることがある．病理所見において小脳歯状核からの出力系が侵され，上小脳脚萎縮はそれを反映している．

淡蒼球内節にT 2強調画像で，ときに線状の高信号を左右対称性に認めることがある．この所見はMJDの淡蒼球内節病変を示している可能性があるが，ある年齢以上では加齢性変化でも認められ，鑑別が困難である．

（CD-ROM参照）

症例 28

72歳，男性　1年前より左下肢の脱力が進行

1年前より左下肢の脱力が進行，12月には右下肢の脱力，歩行障害が進行．左優位の両下肢の脱力，筋萎縮，腱反射亢進．

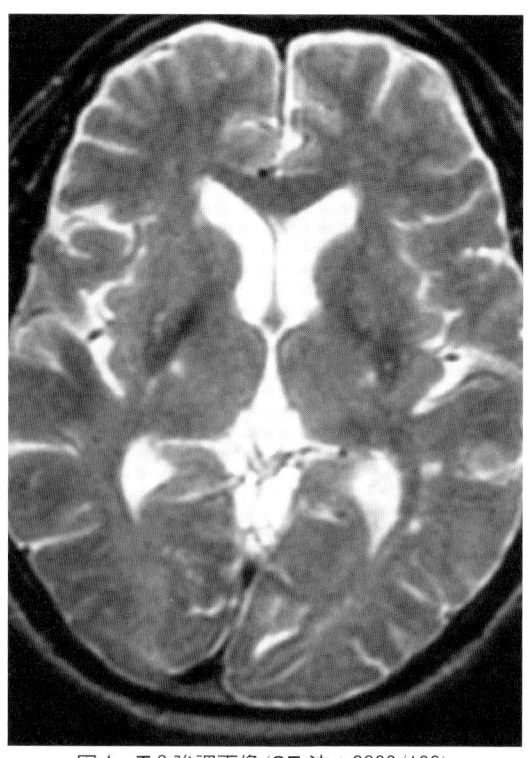

図1　T2強調画像（SE法：2300/100）

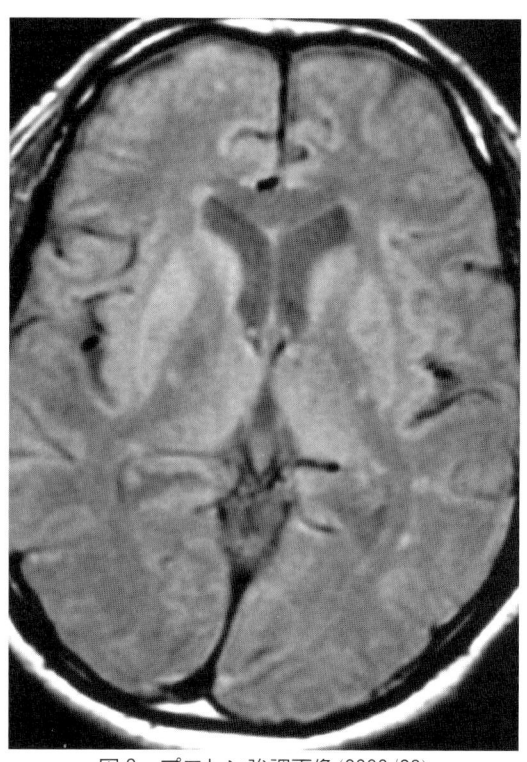

図2　プロトン強調画像（2000/22）

解答 筋萎縮性側索硬化症(ALS)

解説

画像診断：内包後脚内の皮質脊髄路は内包後脚を4等分した前から3番目の位置にあり，正常T2強調画像では他の白質とは異なり，皮質と等信号で周囲の白質よりは高信号を示す．本例では，その皮質脊髄路の信号強度が皮質より高く，異常である．プロトン強調画像では正常の皮質脊髄路は周囲の白質と等信号を示し同定できない．本例では周囲の白質と比べてあきらかに高信号を示し，皮質脊髄路に異常を認める．ALSを示唆する所見である．

臨床

ALSは主として大脳の上位運動ニューロンと脳幹・脊髄の下位運動ニューロンが選択的に障害される神経変性疾患である．

画像診断

ALSの内，内包後脚に異常を来す症例は上位ニューロンの障害の強い例に多い．下位運動ニューロン障害が主となる例ではほとんどの症例で内包後脚の異常を来さない．

内包後脚内の皮質脊髄路に異常を示す疾患は以下のように多数あるが，皮質脊髄路のみに限局して異常があるときにはALSが最も考えられる．ときに異常な信号強度を示す皮質脊髄路が放線冠あるいは橋，延髄におよぶことがある．

SE法(2,300/100)によるT2強調画像にて，60歳以下の症例に認められる運動皮質の低信号も有意な異常と考えられる(CD-ROM参照)．

fast SE法ではなく，SE法(2,300/100)をT2強調画像として使用する理由は運動皮質の低信号がより明瞭に出ること，内包後脚内の皮質脊髄路の変性もより明瞭であることによる．プロトン強調画像(2,000/22)も髄液を黒く描出するパルス系列を使用している．それによって正常例では，内包後脚内の皮質脊髄路は他の白質と比べて等信号となり，正常では同定できない．

Box 18　両側皮質脊髄路に異常高信号を呈する疾患

1. 筋萎縮性側索硬化症*(原発性側索硬化症と乳児発症の遺伝性痙性対麻痺を含む)
2. ワーラー変性
3. 代謝性疾患
   副腎白質ジストロフィー
   クラベ病
   異染性白質ジストロフィー
   脳腱黄色腫症
   レフサム病
   シェーグレン・ラーソン症候群
   亜急性脊髄連合変性症*
   低血糖
4. 脱髄性疾患
   多発性硬化症，急性散在性脳脊髄炎，神経ベーチェット病，AIDS
5. 脳腫瘍
   神経膠腫，悪性リンパ腫
6. 中毒
   トルエン(シンナー)中毒
7. 感染症
   HAM*(ヒトTリンパ球向性ウイルス脊髄症)

*は脊髄内の皮質脊髄路にも病変を認める．

(CD-ROM参照)

症例 29

73歳，男性　不眠と夜間の不随意運動

5月より不眠，7月より夜間に不随意運動（ミオクローヌス）．

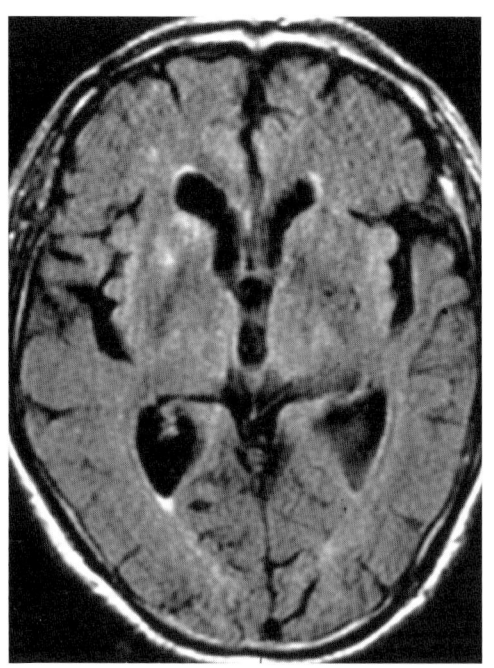

図1　8月23日のFLAIR画像1

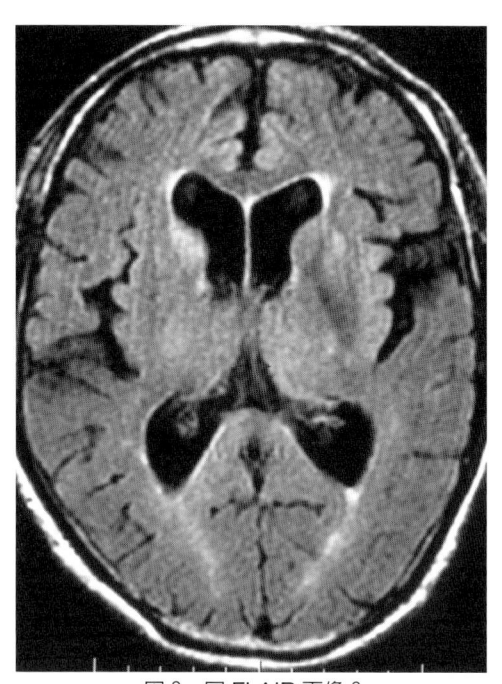

図2　同FLAIR画像2

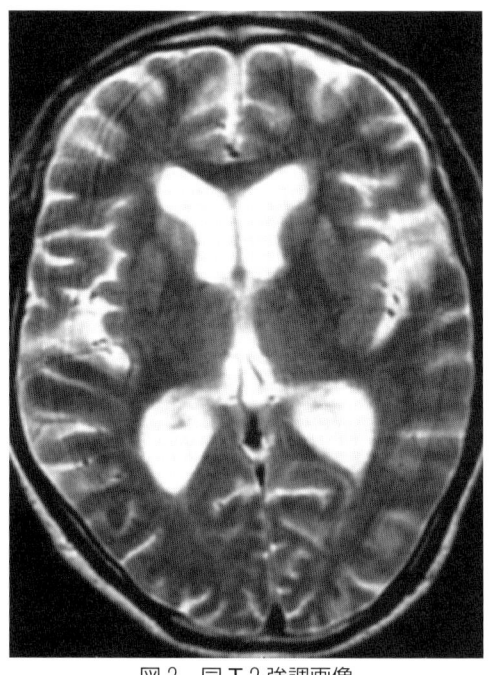

図3　同T2強調画像

解答　クロイツフェルト-ヤコブ病（遺伝性）

解説

　画像所見：FLAIR画像で右尾状核と前部被殻に高信号領域を認め，T2強調画像では右優位に両側尾状核，被殻前部に高信号領域を認める．大脳基底核の萎縮はなく，皮質に大きな萎縮はなく，異常信号強度を認めない．クロイツフェルト-ヤコブ病（CJD）である．拡散強調画像を施行すればより明瞭に高信号を指摘できたと考える．拡散強調画像は施行されていなかった．ほぼルーチンに拡散強調画像を施行する必要がある．症状は急速に進行し入院．9月14日にMRIの再検．拡散強調画像でより明瞭に左右の尾状核と被殻に高信号を認め（図4，5），さらに左右の帯状回にも高信号を認める．翌年2月に死亡し，CJDの確認がとれた．兄が77歳でCJDで死亡し，本人にはCodon 200 Glu/Lysの遺伝子変異があった．

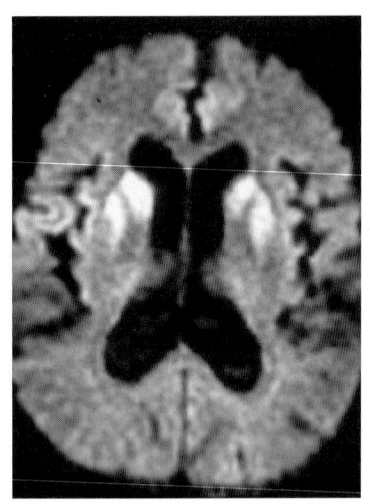

図4　拡散強調画像1　　図5　拡散強調画像2

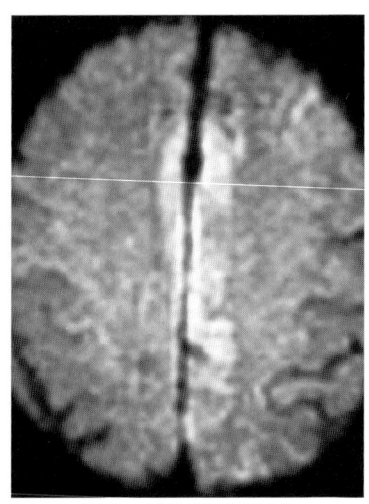

臨床

　プリオン蛋白（PrP）の異常で発症する神経疾患群をプリオン病という．何らかの原因でPrPの高次構造が変化して難溶性の異常プリオン蛋白が生成され，脳に蓄積してプリオン病を起す．プリオン病は発症機序により，①特発性，または孤発性（原因不明），②遺伝性，③感染性（異常PrPに感染）の3つに分けられる．①がクロイツフェルト-ヤコブ病と呼ばれる．

　臨床症状は急速に進行する認知症であり，ミオクローヌスおよび無動無言である．

　遺伝性プリオン病には遺伝性クロイツフェルト-ヤコブ病，Gerstmann-Straussler-Scheinker症候群，及び致死性家族性不眠症が含まれ，遺伝子変異を示す．

　ヒト硬膜移植後のCJD（医原性CJD）が各国に比べ極めて多数例の発症が日本にはある．

　変異型クロイツフェルト-ヤコブ病（vCJD）はウシ海綿状脳症がヒトに経口感染したものとされている．ヨーロッパ，特に英国に多い．

（CD-ROM 参照）

症例 30

38歳，男性　全身けいれんで発症し，右前頭葉に腫瘤？

3月21日に全身けいれんにて近医受診，頭部CTより脳占拠性病変が疑われ入院．

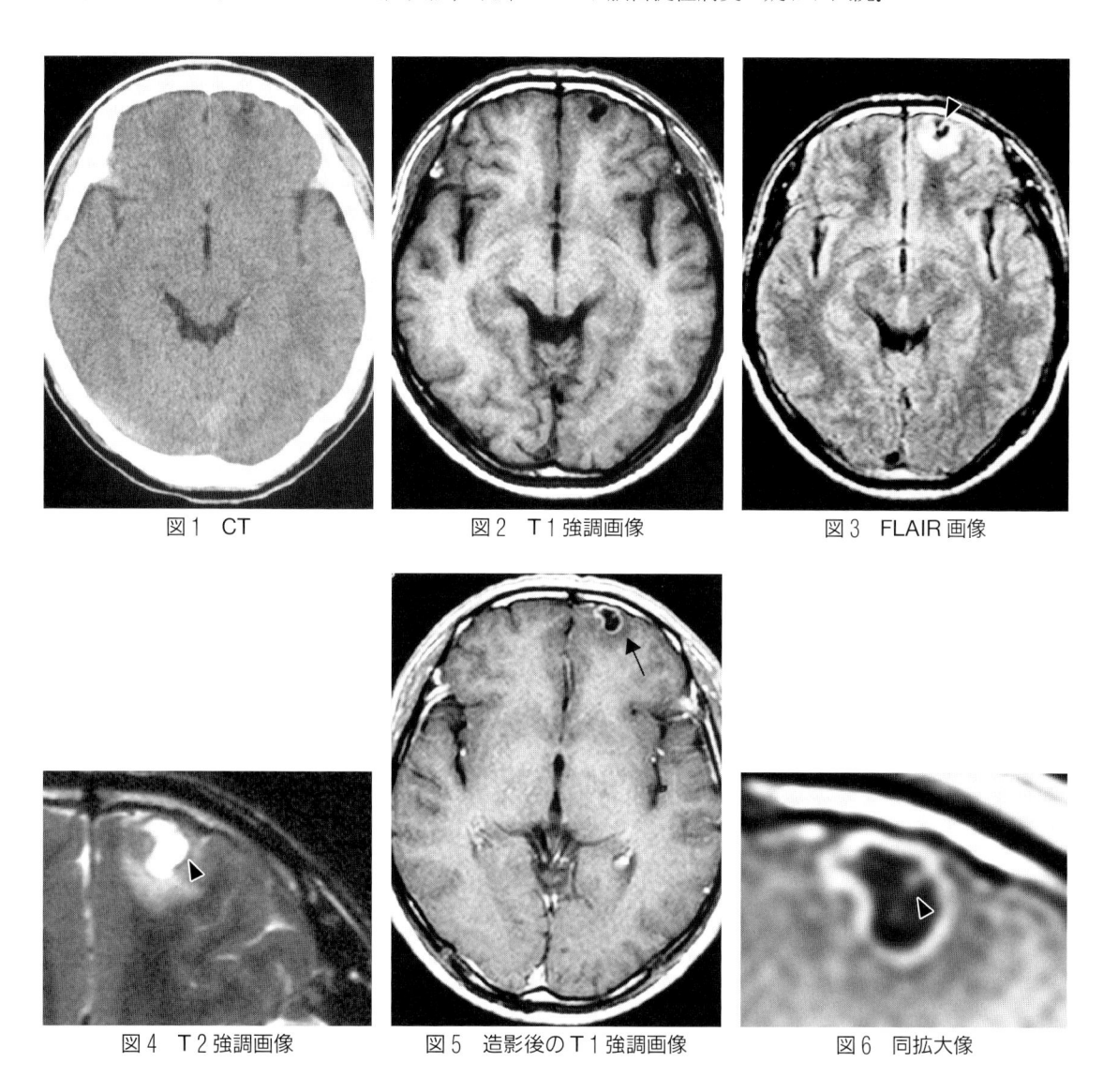

図1　CT

図2　T1強調画像

図3　FLAIR画像

図4　T2強調画像

図5　造影後のT1強調画像

図6　同拡大像

(聖マリアンナ医科大学横浜市西部病院放射線科，小山眞道先生の厚意による)

解答　有鉤嚢虫症

解説

　CT(図1)で左前頭骨直下の皮質白質境界部に僅かな低吸収域を認め，その周囲には高吸収域がある．T1強調画像(図2)では低吸収域を示す部位には髄液と同様な低信号領域があり，その周囲には皮質と同様な信号強度を示す．軽いmass effectがあり，嚢胞性病変を示す．FLAIR画像(図3)では嚢胞を示す低信号内部に線状の高信号領域を認める(矢頭)．拡大後のT2強調画像では腫瘤は高信号を示し，その外側に僅かな低信号がある(図4の矢頭)．造影後のT1強調画像(図5)では嚢胞周囲に造影効果を認め(矢印)，さらに拡大像(図6)では嚢胞内に突出した部位にも造影効果を認める(矢頭)．

　この症例は単発と比較的珍しい形ではあるが，皮質白質境界部に嚢胞があり，その内部に突出した形(頭節を示す)の病変があり，僅かの造影効果を認め，嚢胞の周囲にも造影効果を認めることより，嚢虫症を最も考える．

　患者は中国河南省出身で5年前に来日，ブタ，ニワトリ，キジなどの生食の習慣はないと本人は否定している．

臨床

　豚やイノシシを中間宿主とし，人を終宿主とする有鉤条虫の幼虫寄生により生じる疾患である．被嚢化された幼虫を含んだ調理不十分な豚肉などを接種すると感染する．幼虫は人の腸内で成虫の有鉤条虫(taenia solium)となる．その卵より萌出された幼虫が腸管壁から血管内に入り，全身諸臓器に寄生して嚢胞を形成し，成長して有鉤嚢虫(cysticercus cellorosae)になる．好発部位は皮下組織，筋肉，中枢神経，肺，肝臓などである．感染経路として人糞中の虫卵を偶発的に接種することによっても起こる．

　中枢神経が侵された場合，様々な神経症状が出現するが，けいれんが最も多い．感染から発症するまで数年から数十年かかる(平均4.8年)．病変部位としては脳実質が50〜70%と最も多く，脳室内が15〜50%，くも膜下腔が3〜10%となる．通常は多数の嚢胞を認める．

(CD-ROM参照)

症例 31

67歳，女性　意識障害，けいれんを起こし，倒れている状態で発見される

9月15日午前2時に意識障害，下方偏視，腱反射の亢進．

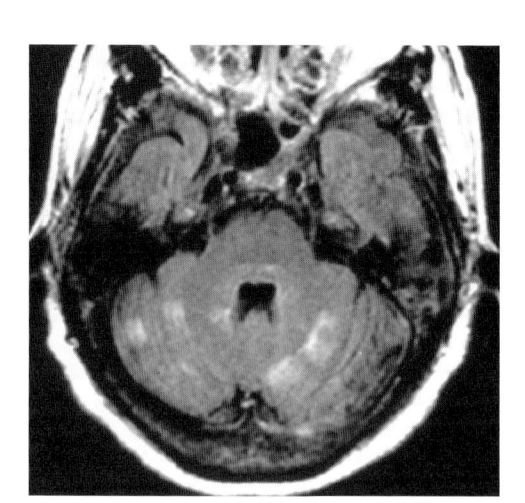

図1　当日夕方5時撮像のT2強調画像

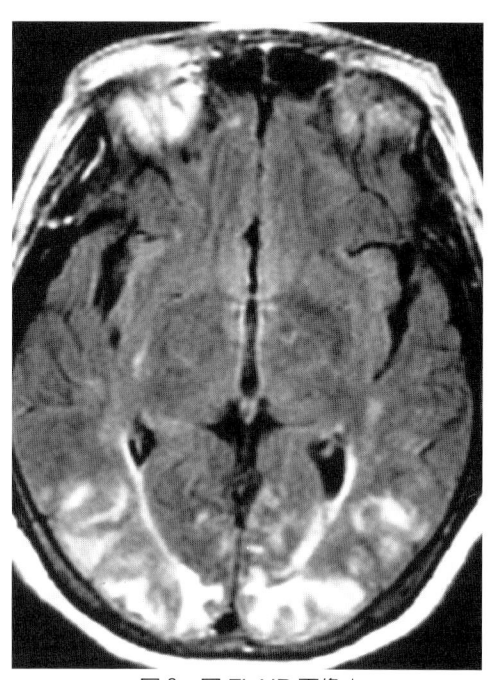

図2　同FLAIR画像1

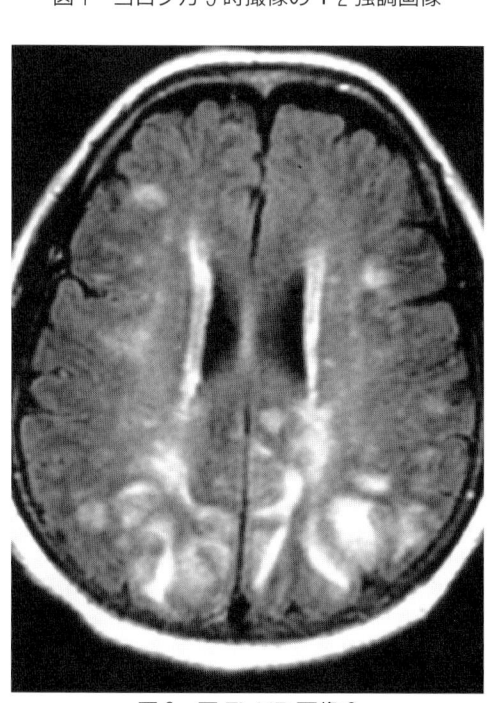

図3　同FLAIR画像2

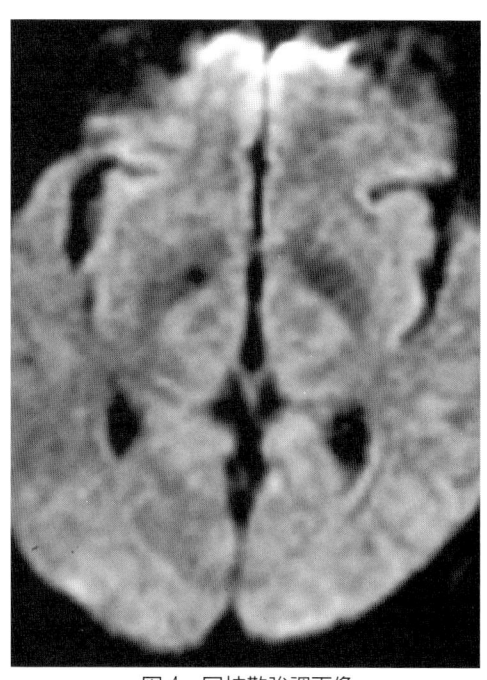

図4　同拡散強調画像

解答　高血圧性脳症

解説

画像所見：FLAIR 画像と T2 強調画像で，後大脳動脈領域の皮質下及び皮質に点状の高信号を認める．小脳に同様な所見を認める．頭頂葉から前頭葉に高信号はおよんでいる．拡散強調画像では等信号を示す．(血圧低下後，10 月 2 日に撮像の**図 5** FLAIR 画像では異常所見が消失している) 来院時の血圧が 180/89 あり高血圧性脳症 (PRES：posterior reversible encephalopathy syndrome) と診断した．翌日に施行した SPECT では MRI での異常部位は主として低血流であった．

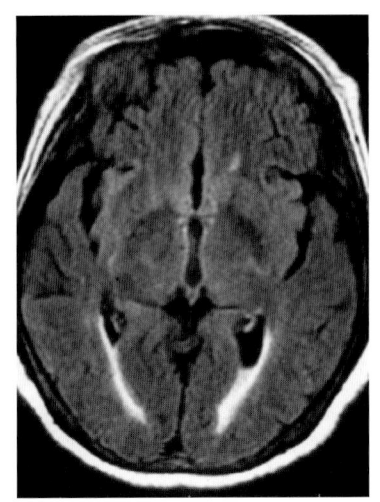

図5　10月2日のFLAIR画像

臨床

頭痛，けいれん，意識障害が主症状である．

種々の原因があるが (Box 26 参照)，高血圧が最も多い原因である．急性高血圧と下記の疾患では血管の内皮細胞の障害を起こし，脳血管の自己調節機能の破綻により血液脳関門の破壊が起こる．その結果，血管内の水分が細胞間隙に移り，血管性浮腫が発生する．梗塞ではない．ときに特に小児においては正常血圧あるいは若干の血圧上昇でも発生することがある．

大脳後部に強い所見を示すのは，内頸動脈領域には交感神経の分布が多く，血圧が上昇し自己調節範囲を越えても神経組織を守るためと考えられた．

高血圧性脳症の画像所見

急性あるいは亜急性の高血圧性患者に認められる大脳の後部に強い点状の皮質および皮質下病変である．

95％の患者に頭頂・後頭葉に高信号領域を T2 強調画像と FLAIR 画像で認める．

拡散強調画像は通常，正常のことが多い (血管性浮腫のため)．ADC 値は上昇することがある．

造影後には種々の造影効果を認める．

拡散強調画像 (高血圧性脳症) で高信号領域を示す部位には不可逆性の変化 (梗塞) が起こったと考えら得られる部位もある．

溶血性尿毒症症候群では，本症により脳梁膨大部に異常高信号領域を認めた例がある．

尿毒症による本症では大脳後部よりも大脳基底核に浮腫を認めやすいとする報告もある．

(CD-ROM 参照)

症例 32

55歳，女性　3ヶ月前より続く頭痛，CTでトルコ鞍内に腫瘤を指摘される

両耳側半盲があり，軽度の前葉機能低下がある．

図1, 2の矢印と矢頭は何を示すか？　同様に図3, 4のそれらは何を示すか？　なお，T1強調矢状断像で後葉の高信号は同定されていない．

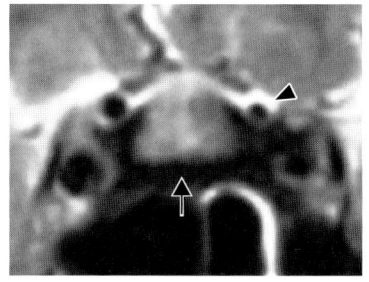

図1　T2強調画像冠状断像1

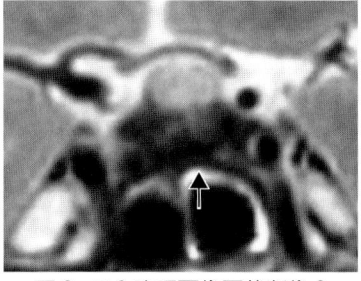

図2　T2強調画像冠状断像2

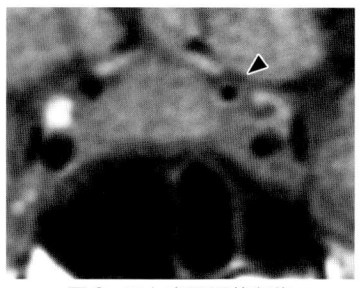

図3　T1強調冠状断像

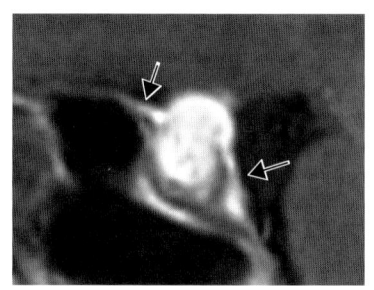

図4　造影後矢状断像

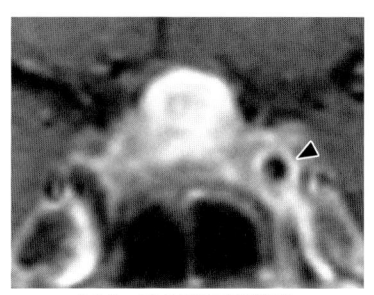

図5　造影後冠状断像

解答　リンパ球性下垂体炎

解説
　画像所見：T2強調画像では腫大した下垂体は高信号を示すが，その外側と底部には低信号を認める（図1の矢印）．左の内頸動脈に病変と狭窄を認める（図1の矢頭）．トルコ鞍近傍の硬膜には造影効果を認める（図4の矢印）．左内頸動脈周囲に造影効果がみられ，病変がおよんでいることを示す（図5の矢頭）．以上の所見はリンパ球性下垂体炎に合致する．下垂体腺腫では認められない所見である．本例は生検を施行しリンパ球性下垂体炎と診断された．術後プレドニゾロンを投与し頭痛は消失した．

臨床
　リンパ球性下垂体炎は非特異的なリンパ球浸潤を示す前葉の炎症である．以前には妊婦や産褥期の女性に発生し，下垂体前葉機能を侵すと言われていたが，現在では妊娠や性別に関係なく，小児から大人まで幅広い年齢層に分布することが判明している．前葉の下垂体を主体とするもの(adenohypophisitis)，下垂体柄や後葉の神経下垂体のみを侵すもの(infundibuloneurohypophisitis)，両者を侵すものがある．海綿状静脈洞に波及する例もある．妊婦に加え，自己免疫疾患を発症している例では罹患率がより高い．

画像診断
　上記の所見：下垂体の腫大，造影効果，腫大した下垂体の下部と外側にT2強調像で低信号の存在，内頸動脈の狭窄ないしは周囲への病変の進展（T2強調画像で高信号）に加えて，下垂体柄の腫大（先細りのない腫大）を認めることがある．海綿状静脈洞よりも強い造影効果を認めるときもある．

鑑別診断
1. **神経サルコイドーシス**：肉芽腫性下垂体炎は鑑別が困難なことがある．全身検索が必要である．
2. **悪性リンパ腫**：海綿静脈洞内の進展により脳神経症状が出る．腫大した下垂体へ低信号が多い．
3. **下垂体腺腫**：最も重要な鑑別疾患，上述事項を参考に．

（CD-ROM 参照）

●参考文献
1　Leung GK, et al. Primary hypophysitis: a single-center experience in 16 cases. J Neurosurg. 101(2): 262-71, 2004.
2　Bellastella A, et al. Lymphocytic hypophysitis: a rare or underestimated disease? Eur J Endocrinol. 149(5): 363-76, 2003.
3　Imura H, et al. Lymphocytic infundibuloneurohypophysitis as a cause of central diabetes insipidus. N Engl J Med. 329(10): 683-9, 1993.
4　Sato N, et al. Hypophysitis: endocrinologic and dynamic MR findings. AJNR Am J Neuroradiol. 19(3): 439-44, 1998.

症例 33

41歳，男性　痙性歩行，歯状核，淡蒼球，大脳脚に病変

　幼小時より運動および勉学は苦手，40歳より痙性対麻痺により転ぶようになった．著明な痙性があり，腱反射の亢進を認め，振動覚の低下がある．

図1　CT

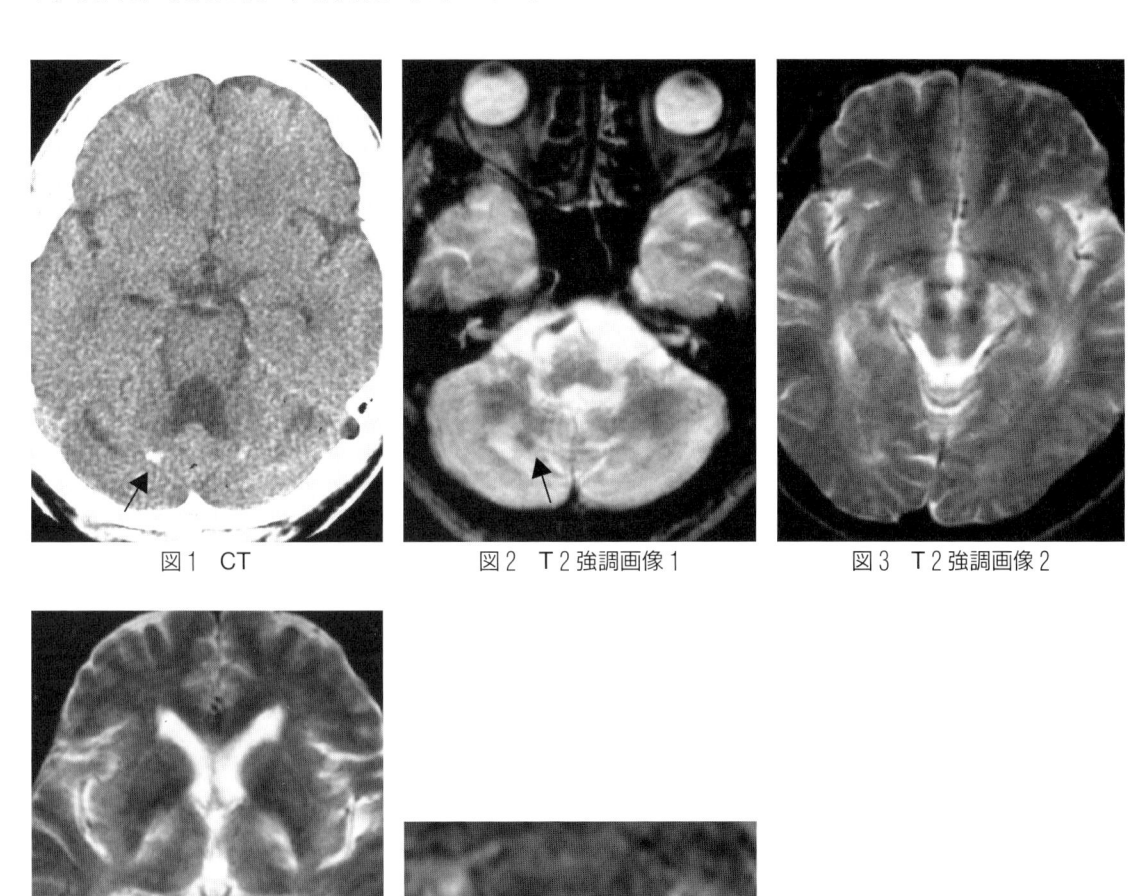

図2　T2強調画像1

図3　T2強調画像2

図4　T2強調画像3

図5　頸髄T2強調横断像

（岐阜県立多治見病院神経内科，亀山隆先生の厚意による）

解答　脳腱黄色腫症

解説

画像所見：CTで小脳萎縮があり第四脳室の拡大を認める．両側歯状核付近に石灰化を認める(図1の矢印)．T2強調画像で歯状核付近に右優位に高信号を認め，その内部に低信号があり(図2の矢印)，石灰化あるいはヘモジデリン沈着の可能性がある．両側大脳脚にも対称性に高信号を認める．淡蒼球，内包後脚にも同様な高信号があり，側脳室三角部から後角に沿って視放線を中心に高信号を認める．頸髄では両側側索に異常高信号領域をT2強調画像にて認め，後索にも疑いがある．以上の所見，特に歯状核の石灰化とT2強調像の高信号領域の存在，大脳脚，淡蒼球，側索の異常は脳腱黄色腫症に合致する所見である．両側アキレス腱に黄色腫，血清コレスタノールの著増があり，遺伝子診断にてステロール27位水酸化酵素遺伝子に点突然変異が存在しており診断が確定された．

臨床

常染色体劣性遺伝の胆汁酸代謝異常症で，175例の報告によれば知能低下(81％)，若年性白内障(92％)，アキレス腱黄色腫(71％)，錐体路徴候(79％)および小脳症状(50％)を主症状とする．この症例では白内障はなく，小脳症状は痙性のため明確にはわからなかった．

水酸化酵素の著しい活動性の低下により，血清コレスタノールの増加を来し，脳，レンズ，腱その他の組織に沈着し発症する．ケノデオキシコーリック酸の使用により血清コレスタノールを低下させることができる．

病理所見：小脳萎縮がある．歯状核とその周囲の小脳白質には神経細胞の消失と脱髄を認める．さらに，脂肪結晶による組織の欠損があり，その周囲には線維化が起こり，反応性の星細胞の増加を認める．さらに，ヘモジデリン沈着があり，石灰化を認める．多くのマクロファージが血管周囲にある．MRIで異常を示す他の部位にも同様な脱髄，グリオーシス，脂肪結晶の増加を認める．

画像所見：上記に示す．ときに血管周囲腔の拡大を示す．大脳白質(側脳室周囲)にも病変がおよぶことがある．脊髄では側索および後索にT2強調像で高信号領域を認めることがある．

経過の短い症例では，歯状核付近に高信号のみを示すこともある．

(CD-ROM参照)

症例 34

25歳，男性　7月6日より頭痛，7月9日，他院でけいれんを起こす

10日頃より発熱．12日からめまい，複視が出現．16日に当院に転院し，同日MRI撮像．

（造影後のT1強調画像では明らか造影効果を認めない．）

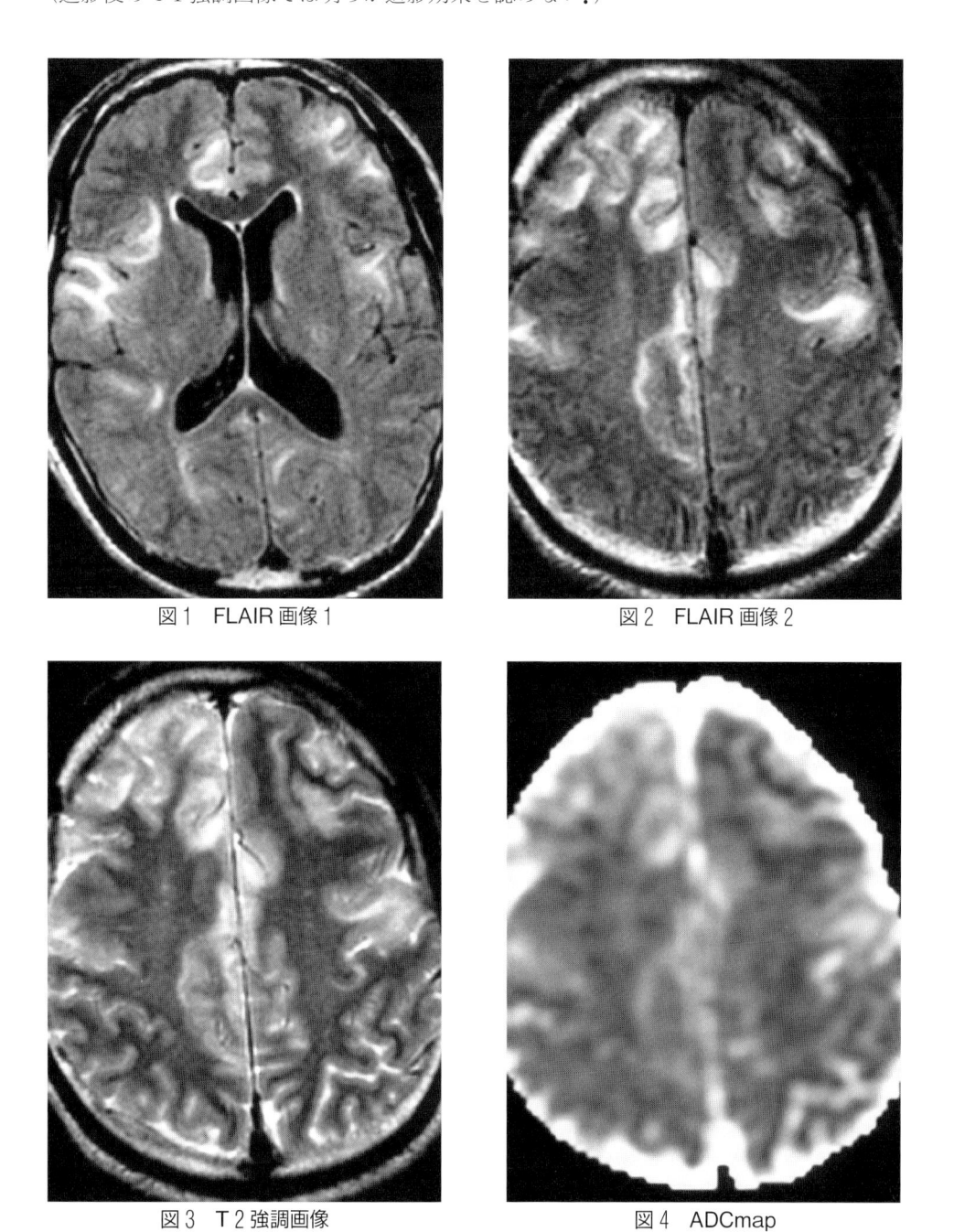

図1　FLAIR画像1

図2　FLAIR画像2

図3　T2強調画像

図4　ADCmap

解答　急性散在性脳脊髄炎

解説

　右優位に両側前頭葉皮質下白質と一部皮質に高信号領域をFLAIRおよびT2強調画像で認める．FLAIR画像が最も病変を指摘しやすい．病変のADC値は上昇している．急性散在性脳脊髄炎（ADEM）と診断し，ステロイド投与により症状は比較的速やかに改善し，神経学的異常所見は消失し，8月4日のMRI（図5，FLAIR画像）ではほとんど高信号は消失し，左前頭葉に一部が残ったのみであった．

　髄液細胞数324/3（L 281，M 43），蛋白106 mg/dl，糖104 mg/dl，髄鞘塩基性蛋白1,130と上昇し，ADEMと臨床診断がなされた．1年間のフォローであるが，再発はない．

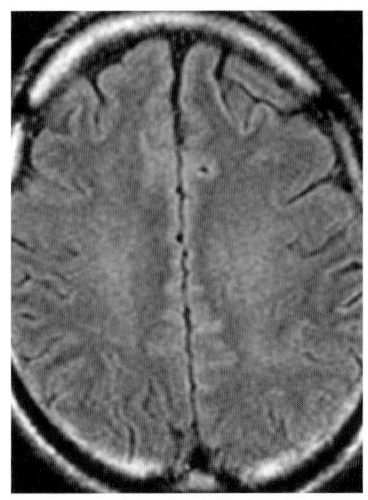

図5　8月4日のFLAIR画像

臨床

　免疫の関与する脱髄性疾患であり，先行するウイルス感染あるいはワクチン投与と関連する．髄鞘塩基性蛋白に対するアレルギー性あるいは自己免疫性の反応で起こる．麻疹との関連が最も多いが，その他に先行する水痘，耳下腺炎，風疹などが関与する．

　臨床像は急性期は多発性硬化症に似ているが，急性で重篤なことが多い．先行感染から2〜3週間後に多く，MSと異なり，けいれん発作もしばしば認められる．成人に比べ5〜10歳前後の小児に多い．

　診断は臨床所見と髄液所見（リンパ球優位の細胞数増加，髄鞘塩基性蛋白の上昇）で起こる．

　84例の小児のADEMの研究によれば（文献1），患児の平均年齢は5.3±3.9歳で，男子優位である．74％に先行感染あるいはワクチン投与がみられた．急性の片麻痺，片側あるいは両側の錐体路徴候，精神状態の変化などが多い症状である．54例で，オリゴクローナルバンドの検索をしたが，全員陰性であった．平均6.6±3.8年の経過観察では，90％は単相性であり，10％は二相性である．

画像所見

　病変は広く両側性に認められ，皮質下白質に最も多い．その他に深部白質，脳幹，小脳，視神経，脊髄にも分布する．大脳基底核や視床などの灰白質も侵される．造影効果は様々であり，ないこともある．単相性の病変であり，6週間以後に新しい病巣は出てこない．

　画像所見ではFLAIR画像が最もわかりやすい．MSと異なり，脳梁・透明中隔境界は侵されない．ADC値は上昇することが多い．ときにMSと同様massとしての性格を持つ病変がある．

　病変が比較的遅く出てくることがある．4人のADEM例のMRIでは，3症例において，発症後，数週間後に初めて，特異的なADEMの所見が出てきたとする報告がある（文献2，5）．

　文献1によれば，小児ADEMのMRI所見は大きく4つに分かれる．小さな病変のみが69％，大きな病変を伴うのが24，両側視床を含むのが12％，出血性の変化を認めるのが2％となる．27例の造影剤投与後の画像では8例（30％）に不完全なリング状の造影効果を認めている．2例では，すべての病変ではなく，一部の病変に造影効果があった．文献3にも同様な記載があり，造影される病変とそうではない病変があるとしている．

（CD-ROM参照）

症例 35

63歳，女性　2年ほど前から左手の巧緻運動障害，転倒傾向が出現する

1年前には左手で茶碗が持てない．抗パーキンソン剤を他院で投与されたが無効．肢節運動失行，皮質性知覚障害（左優位），着衣失行，構成障害，半側空間無視などがある．

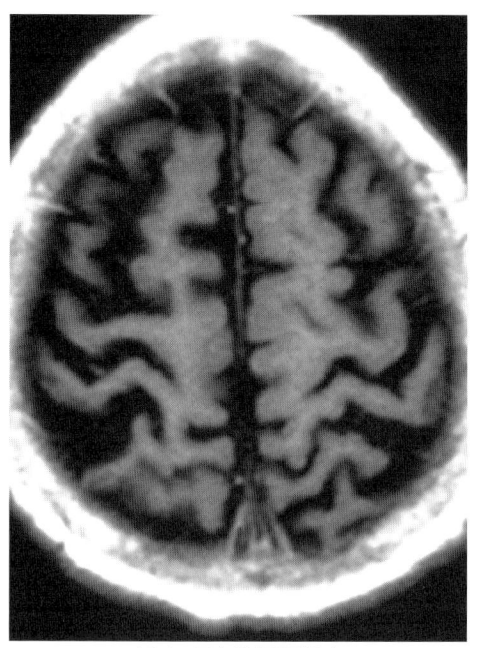

図1　T1強調画像1

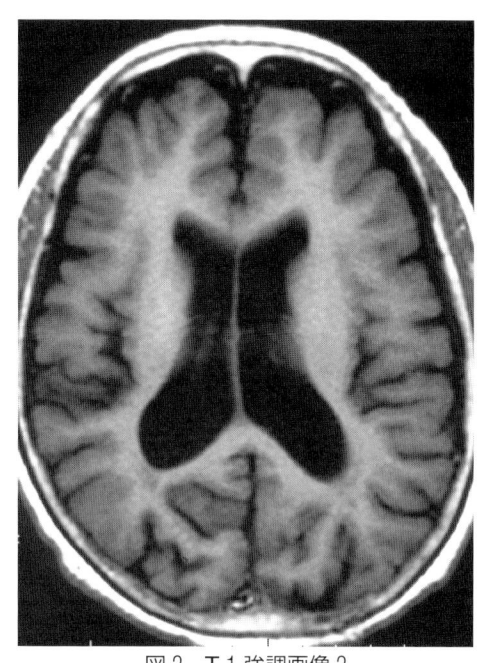

図2　T1強調画像2

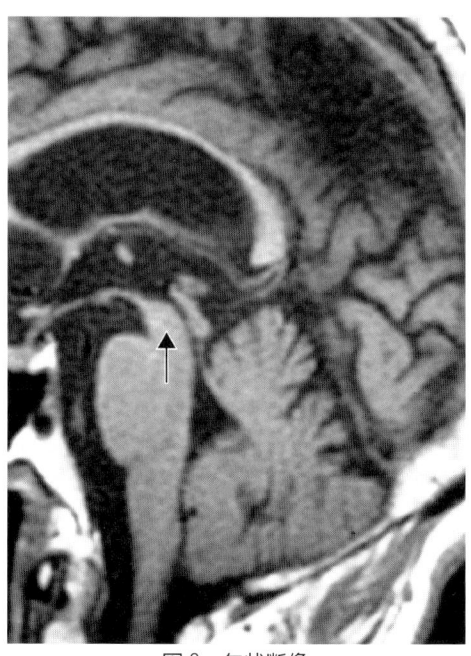

図3　矢状断像

解答 大脳皮質基底核変性症(CBD)

解説

画像所見：右半球優位の両側中心溝付近の大脳皮質症状を反映し、右優位に両側前頭・側頭葉に萎縮を認める。特に、上部の右中心後溝(図1)の拡大が目立ち、中心後回の萎縮を認める。右中心前回にも萎縮がある。矢状断像では中脳被蓋の萎縮を認める(図3の矢印)。脳梁体部の萎縮も認められる。surface anatomy scan(SAS)画像(図4)では、右中心後回(＊印)および中心前回(C)の萎縮を認める(矢頭：上前頭溝)。

2年後のT1強調画像(図5)では、両側の萎縮が進み、シルヴィウス裂後部(中心溝と中心後溝)の拡大を認める。

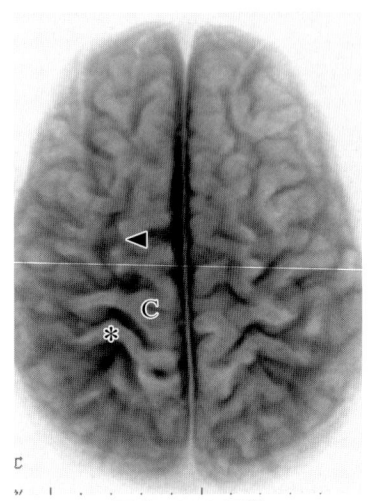

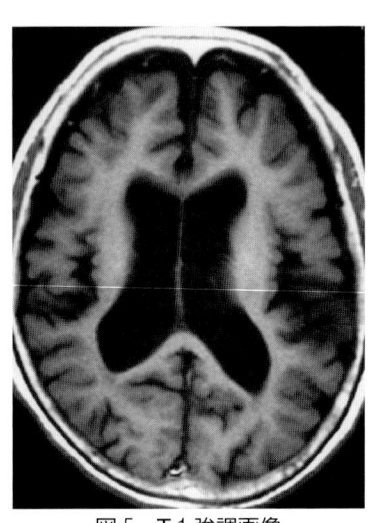

図4 SAS画像　　図5 T1強調画像

臨床

非遺伝性で、60〜75歳頃に手指の拙劣症状で発症することが多い。しばしば左右差のある運動失行(麻痺を伴わない)があり、途中から認知症、L-dopaに反応しないパーキンソニズムが加わり、進行性である。構成失行、注視麻痺、他人の手徴候(単純で無目的であるが、まとまりのある不随意的な動き)もみられる。原因不明で平均6、7年で死に至る予後不良疾患である

病理所見は前頭頭頂葉(特に中心溝周囲)の大脳皮質、黒質緻密質、視床、淡蒼球などの変性であり、神経細胞脱落、グリオーシス、残存神経細胞の膨化と核の偏在(neuronal achromasia)を認める。CBDでは運動失行は傍中心小葉や補足運動野に、他人の手徴候は補足運動野の異常に起因すると推測されている。臨床・病理とも、進行性核上性麻痺との区別が難しい症例もあると言われている。

画像診断

左右差のある大脳萎縮を前頭・頭頂葉中心に認める。画像上、左右差のない症例もあり、中心前回および中心後回付近の萎縮が重要とする意見もある(文献1)。SPECTではMRIより明瞭に集積の左右差を指摘できる。SPECTでは大脳基底核には左右差を認めることがある。中脳被蓋に萎縮をしばしば認める。前頭葉および頭頂葉にFLAIR画像にて高信号を認める例がある。

(CD-ROM参照)

症例 36

73歳，男性　4ヶ月前より歩行が不安定で，他院で2ヶ月前にMRIで脳幹梗塞と診断される

その後，症状が進行し，脳腫瘍が疑われた．歩行障害，構音障害，悪心，嘔吐がある．

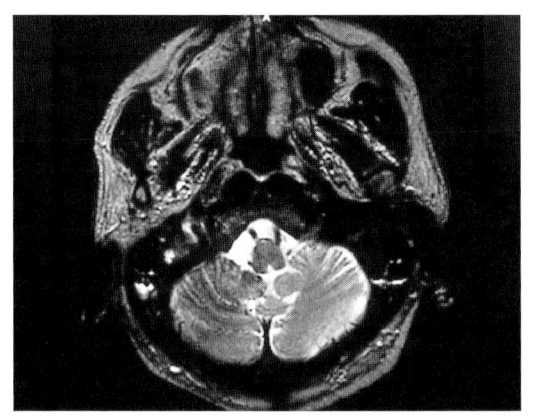

図1　T2強調画像1

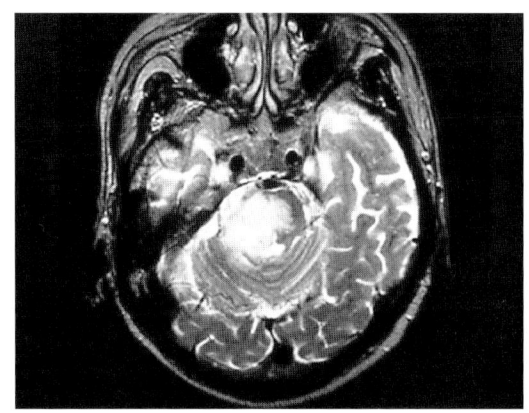

図2　T2強調画像2

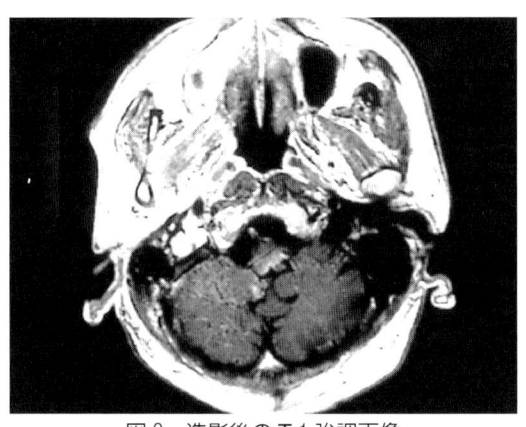

図3　造影後のT1強調画像

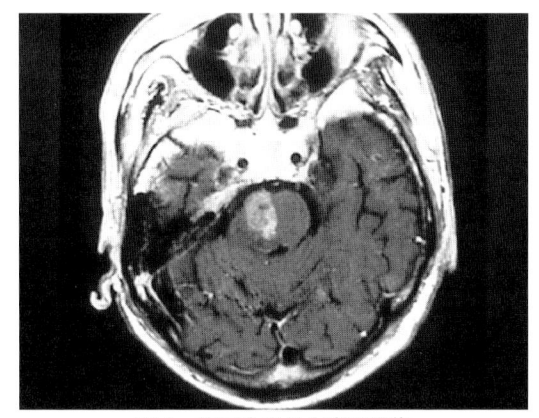

図4　造影後のT1強調画像

（東京大学医学部附属病院放射線科，森墾先生の厚意による）

解答　硬膜動静脈瘻による橋内の梗塞

解説

　画像所見：橋底部と被蓋にかけて大きな病変があり，小脳にも一部およんでいる．右小脳半球には異常な flow void 認められるが，T2強調画像では低信号領域を脳溝に沿った形態で認める．この低信号は静脈血中の deoxyhemoglobin の常磁性体効果による（CD-ROM 参照）．造影後のT1強調画像で右小脳半球に拡大した静脈が造影効果を示す．橋底部の右側の梗塞に造影効果を認める．静脈性高血圧症があり，それによる静脈性梗塞の可能性が高いので硬膜動静脈瘻を疑い，血管造影を施行した．

　右頸動脈と外頸動脈造影（図5，6）にて小脳天幕，海綿静脈洞部に多発性の硬膜動静脈奇形を認める．小脳および橋の静脈圧の上昇が起こり，梗塞が発生し，小脳静脈の拡大，うっ滞が起こり，図1〜4にて認められる画像を示したと考えられる．

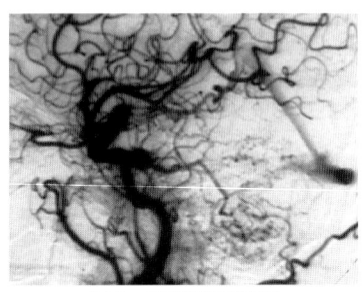

図5　右頸動脈造影　　図6　外頸動脈造影

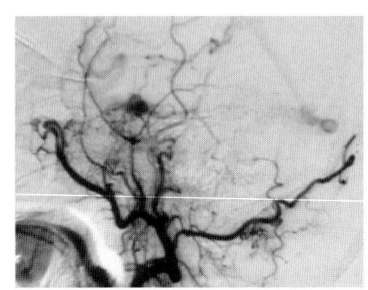

臨床

　頭蓋内血管奇形の10〜15%を占め，ほとんどが単発で多発例は7%にすぎない．好発部位は横静脈洞からS状静脈洞（約60%），次は海綿静脈洞（20〜30%）である．約7割は40〜60歳頃に発症し女性にやや多い．

Box 29　硬膜動静脈瘻の部位別臨床症状

1. 横静脈洞からS静脈洞：血管雑音・耳鳴，めまい，視野障害
2. 海綿静脈洞：眼球突出，結膜充血・浮腫，血管雑音，眼痛，外眼筋麻痺，乳頭浮腫，視力低下，緑内障
3. 小脳天幕：出血，巣症状，顔面痛
4. 前頭蓋底：出血
5. 円蓋部，上矢状洞部：頭痛，乳頭浮腫，出血
6. 斜台，錐体部：出血，巣症状，後部海綿静脈洞症候群
7. 大孔部：脳幹症状，脊髄障害，出血

　症状の多くは流出静脈に由来するため動静脈瘻に近い部位が影響を受けやすい．しかし流出静脈経路や発達の程度によって，病変部から離れた部位に静脈うっ血や梗塞，出血などが生じ，症状を呈することもある．横〜S状静脈洞の動静脈瘻で乳頭浮腫や眼球突出がみられることもある．

　稀に静脈性高血圧あるいは虚血により認知症や意識障害などの脳症を呈することがある．
（CD-ROM 参照）

症例 37

61歳，男性　1年前より進行する歩行障害，便意・尿意がわからない

　1999年11月，風呂の温度を足で感じなくなる．足にしびれ，段々と立てなくなる．しびれが膝まで達する．2000年8月には頭部MRIで異常を指摘される．その後，胸髄にも髄内に異常を指摘されている．

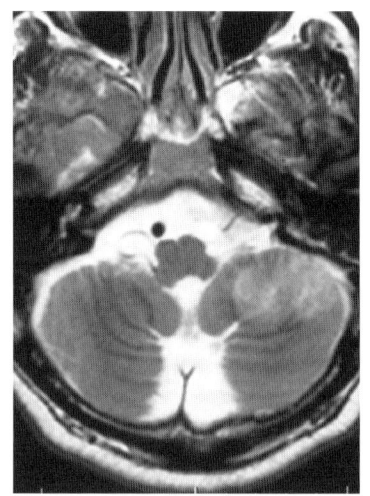

図1　2000年11月のT2強調画像1

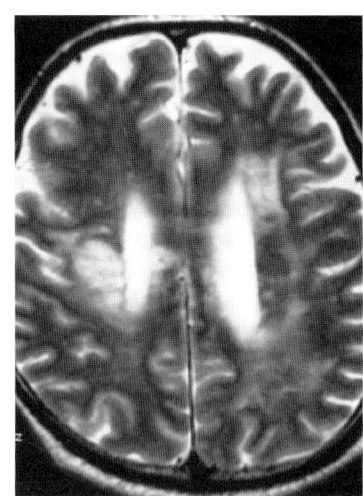

図2　同T2強調画像2

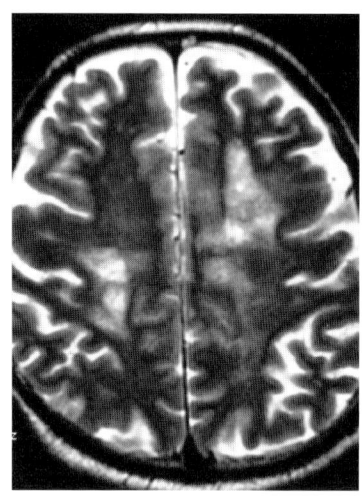

図3　同T2強調画像3

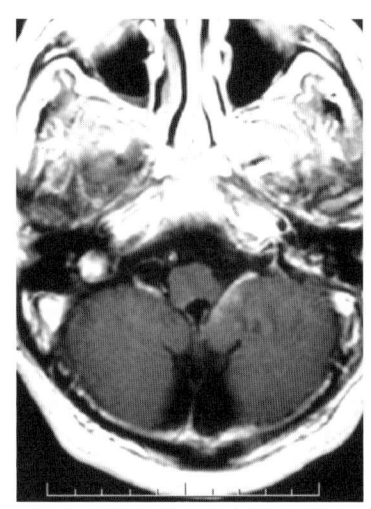

図4　同造影後のT1強調画像1

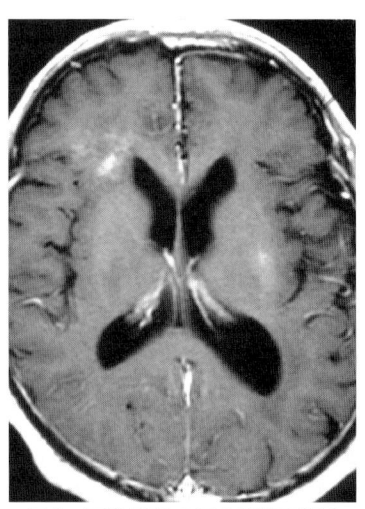

図5　同造影後のT1強調画像2

解答　血管内悪性リンパ腫症（IML）

解説

画像所見：左小脳皮質から白質，放線冠にかけて広い範囲にT2強調像での高信号領域があり，mass effectはほとんどない．造影後には小脳の表面（軟膜の疑い），さらに深部にかけて造影効果を認める．皮質および白質の両方に限局した，血管の支配領域とは無縁な病変がある．必ずしも造影効果のない部位もある．胸髄にも2ヶ所に分かれてT2強調画像では高信号を示す髄内の病変があり（図6：同10月の胸椎T2強調矢状断像矢印），さらに馬尾に造影効果を認める（図7：同造影後のT1強調横断像）．進行する神経症状を認めることより，血管内悪性リンパ腫症（IML）を十分考えさせる所見である．死亡し，剖検にて本症が確認された（CD-ROM参照）．

臨床

IMLは小血管内腔にリンパ腫が増殖する特殊な悪性リンパ腫である．血管外への浸潤は少なく，リンパ節の腫大も伴わない．全身の臓器に腫瘍塞栓による梗塞を起こしうるが，特に，脳，脊髄，神経根に血管障害を起こす．急性発症の神経症候で初発する．

臨床的には①麻痺・脱力，②精神機能低下・認知症，③発熱，④脊髄障害・排尿障害，などの症候が高頻度に認められる．原因不明の脊髄障害の鑑別診断の1つで，進行する認知症の鑑別診断の1つである．

確定診断にはいずれかの部位からの生検が必要である．IMLは中枢神経に好発する疾患ではあるが，皮膚，腎，副腎，肝，肺などに病変が併発していればそこからの生検して臨床診断が可能なこともある．

中枢神経以外に病変がないときには脳生検も必要である．但し，脳生検を行っても診断できない症例もあることを知っておくことは必要である．

画像診断

左右非対称の多発性の大脳白質内の小梗塞様の所見．その他に皮質および基底核にもT2強調画像で高信号を認める．局所的な脳実質内の造影効果を認め，ときに髄膜（硬膜もしくはくも膜）の造影効果も認めることがある．

脊髄の病変は多発性が多く，胸髄から脊髄円錐にかけて髄内中心部に，皮質および白質を区別しない病変があり，腫大はないことが多く，髄内および馬尾の一部に造影効果を認めることが多い．

中高年において，数ヶ月以上の経過にて進行する脳内病変あるいは脊髄病変を認め，上記の画像所見を呈する症例はIMLを考慮する．CHOP療法などの治療法が有効とされており，皮膚など，いずれかの部位にて生検が必要である．

両側副腎に腫瘤を呈することがあり，その鑑別の1つにIMLを考慮することも重要である．

（CD-ROM参照）

図6　T2強調矢状断像

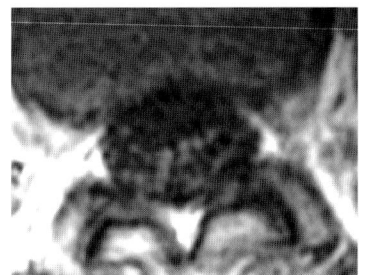

図7　造影後のT1強調横断像

症例 38

55歳，男性　頭痛，物が二重にみえる

2月10日，抜歯をする．その後，強い頭痛が出現．物が二重にみえる．ペインクリニックを介して神経内科で左三叉神経第一枝領域の感覚障害，疼痛，左外転神経麻痺を指摘される．2月26日にMRIを撮像（図3と4の矢印，図4の矢頭は何を示すか，診断は？　IC：内頸動脈）．

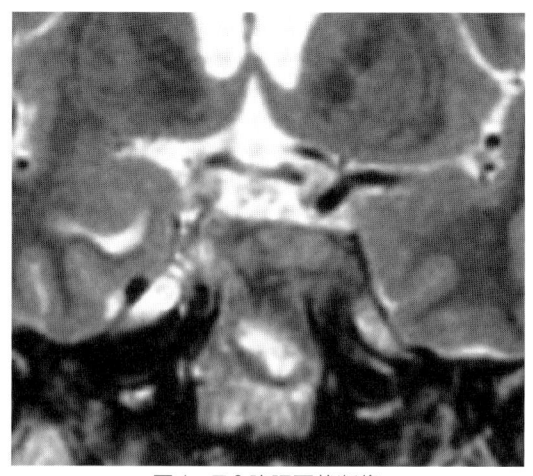

図1　T2強調冠状断像

図2　T1強調冠状断像

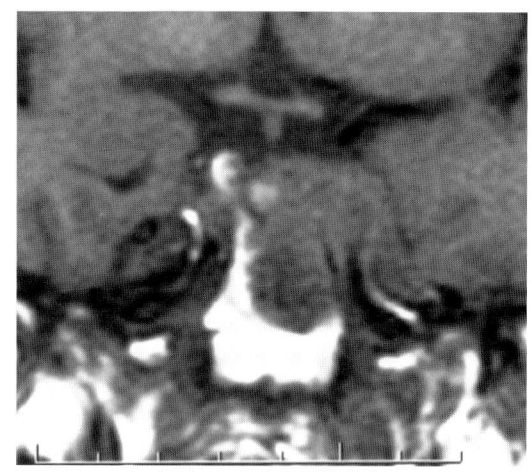

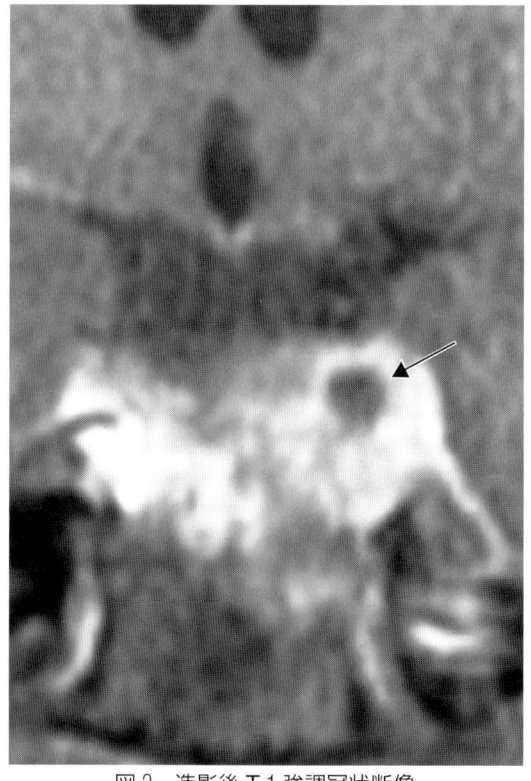

図3　造影後T1強調冠状断像

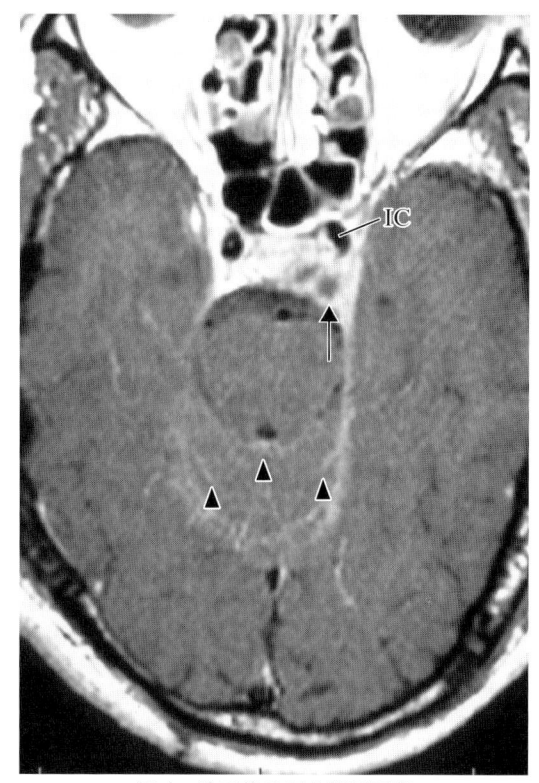

図4　造影後のT1強調画像

解答　海綿静脈洞部の膿瘍と髄膜炎

解説

画像所見：海綿静脈洞左側後部を中心に病変があり，T2強調像では低信号領域，T1強調画像でも低信号領域を示す．造影後には不均一な造影効果が同部位にあり，静脈洞部左後部には造影効果のない部位がある(図3, 4の矢印)．内頸動脈より(図4のIC)は後方に位置し，より信号強度が高い．膿を示すと考える．小脳上面には脳溝に沿い造影効果があり，小脳天幕にも強い造影効果を認める．髄膜炎を示している．

MRI撮像の翌日に髄液検査が行われ，細胞数28,400，多核球優位であった．抗生剤に反応し，臨床所見，髄液所見の改善を認めた．画像所見では髄膜の造影効果が消失し，膿と考えられる造影効果のない部位が消失し，全体に造影効果を認め，しかも腫瘤は縮小から消失した．

以上の経過より，抜歯後，左上顎の感染，翼突筋静脈叢，後部海綿静脈洞部へと感染が広がり，同部位に膿瘍を形成したと考えられる．さらに，その一部に破裂が起こり，後部海綿静脈洞から外転神経周囲，脳底槽へと広がったと考えられる．

画像からは悪性腫瘍とその播種が鑑別にあがる．しかし腫瘍にしては急速な進展であり，臨床経過とあわない．膿と考えられる造影効果のない部位の説明がしにくいなどがある．

臨床

海綿静脈洞炎で炎症が海綿静脈洞内に限局してるときは髄液所見が正常であるが，炎症が硬膜を越えて，髄液内におよんで初めて髄液細胞数が著明に上昇する．

画像診断

Box 31　海綿静脈洞の腫瘤

1. 軟骨肉腫
2. 脊索腫
3. 感染(膿瘍)
4. 炎症性病変(トローサ・ハント症候群)
5. 悪性リンパ腫
6. 髄膜腫
7. 転移
8. 下垂体腺腫
9. 神経鞘腫
10. 血管性病変(拡大した内頸動脈，動脈瘤，血栓，動静脈瘻，血管奇形)

Box 32　有痛性外眼筋麻痺(海綿静脈洞症候群)

1. トローサ・ハント症候群(非特異的肉芽腫)
2. 細菌感染
3. 真菌感染
4. 原発性脳腫瘍
5. 転移性腫瘍
6. 動脈瘤
7. 内頸動脈海綿静脈洞瘻

●参考文献
1　Drevelengas A. Tolosa-Hunt syndrome with sellar erosion: case report. Neuroradiology. 35(6): 451-3, 1993
2　谷口洋，他：有痛性外眼筋麻痺の2例——Tolosa-Hunt症候群の診断根拠としてのステロイド有効性についての一考察．神経内科60(5)：535-8, 2004.

症例 39

53歳，男性　7年前から歩行障害，転倒傾向，不随意運動

　7年前から転倒しやすくなり，不随意運動が出現，4年前から構音障害出現．1年前から知能レベルも低下した．

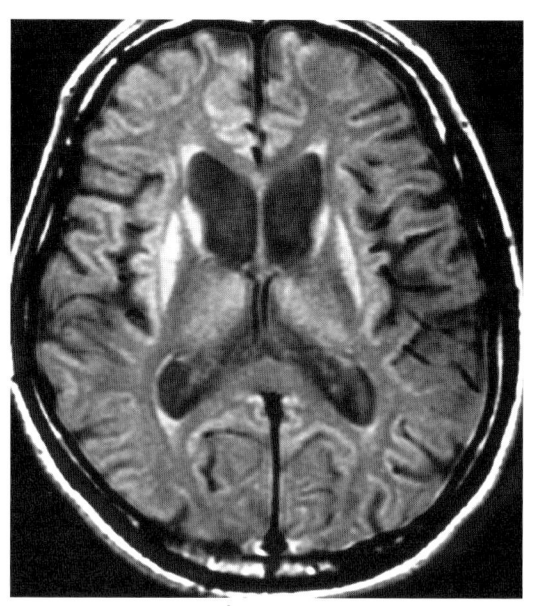

図1　プロトン強調画像

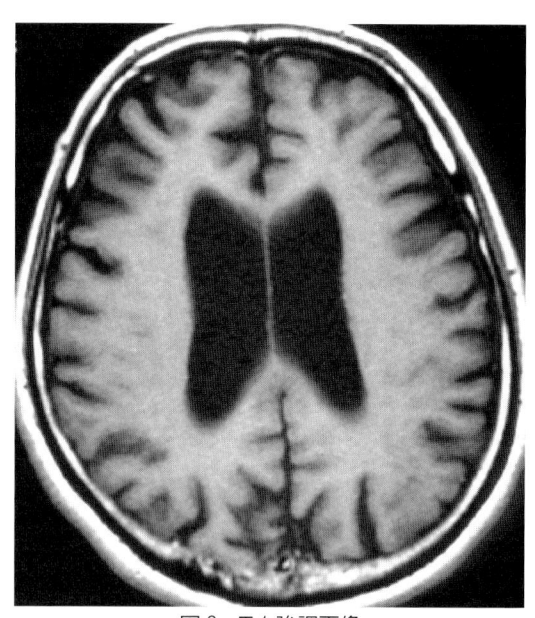

図2　T1強調画像

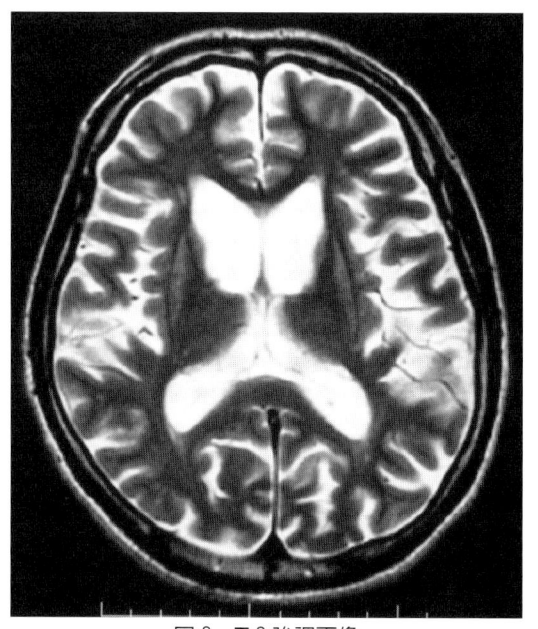

図3　T2強調画像

解答　ハンチントン舞踏病

解説
画像所見：プロトン強調画像で被殻および尾状核の著明な萎縮があり，高信号領域を同部位に認める．T1強調画像にて大脳の萎縮を認める．ハンチントン舞踏病(Huntington's disease)である．家族歴では母親に類症がある．

臨床と病理
　ハンチントン舞踏病は常染色体優性遺伝の慢性進行性舞踏病であり，遺伝子座は第4染色体短腕にある．男性に多く，35～50歳頃に舞踏病様不随意運動で発病する．一旦発症すると知能障害や人格障害を来し，皮質下で認知症を呈する．
　病理学的には線条体とくに尾状核の神経細胞の著しい変性脱落を認め，進行例では大脳皮質にも萎縮が著明となる．

画像診断
　画像では尾状核，被殻の萎縮が著明である．このため両側脳室の特に前角が拡大し，成人例では前頭葉に顕著な大脳皮質の萎縮が加わる．T2強調像とプロトン強調像では尾状核と被殻の萎縮が著明である．ときに線条体は高信号を示すこともある．被殻の大きさはプロトン強調像がわかりやすく，信号強度異常もプロトン強調画像がより明瞭である．前頭葉を中心とする大脳皮質に萎縮を認める．若年発症のハンチントン舞踏病のみに線条体の異常信号強度が認められるとする報告もあるが，成人発症の症例にもプロトン強調画像では異常信号強度を認める．

鑑別診断
Box 33　尾状核および被殻の萎縮とT2強調画像での高信号領域を示す疾患

1. **有棘赤血球舞踏病別名**：尾状核，被殻に萎縮とプロトン強調像では高信号を示す．大脳皮質の萎縮はないか，あっても比較的軽度である．
2. **多系統萎縮症(MSA-P型)**：被殻の萎縮は強いが，尾状核の萎縮は目立たない．被殻の外側に線状の高信号をT2強調像にて認める．
3. **クロイツフェルト−ヤコブ病**：拡散強調画像にて線条体に高信号を認めるが，その時点では線条体の萎縮はないか，あっても軽い．初期には線条体の前部が高信号を示し，後部は正常が多い．
4. **リー脳症**：発症は通常は2歳以下，若年型，成人型もある．被殻，尾状核，脳幹被蓋に両側対称性の高信号をT2強調画像にて認める．被殻および尾状核の萎縮はない．
5. **ウイルソン病**：尾状核，被殻，中脳，橋に高信号，尾状核，被殻に不均一な低信号の混在．尾状核と脳幹の萎縮がある．
6. **パントテン酸キナーゼ関連神経変性症**：淡蒼球，赤核，視床下核への鉄沈着，淡蒼球，大脳皮質，尾状核の萎縮．淡蒼球のT2強調画像での低信号内に，点状の高信号の存在(eye of the tiger sign)．
7. 基底核および運動皮質に鉄沈着による低信号をT2*強調画像にて認める．被殻にT2強調像にて高信号を認め，その周囲には低信号を伴う．

症例 40

56歳，男性　意欲低下を認める

　CT，MRIともに造影効果はほとんどなく，腫瘤の外縁の薄皮一枚だけかろうじて造影される．

（図4の矢印は何を示すか？）

図1　CT

図2　T2強調画像

図3　T1強調画像

図4　拡散強調画像

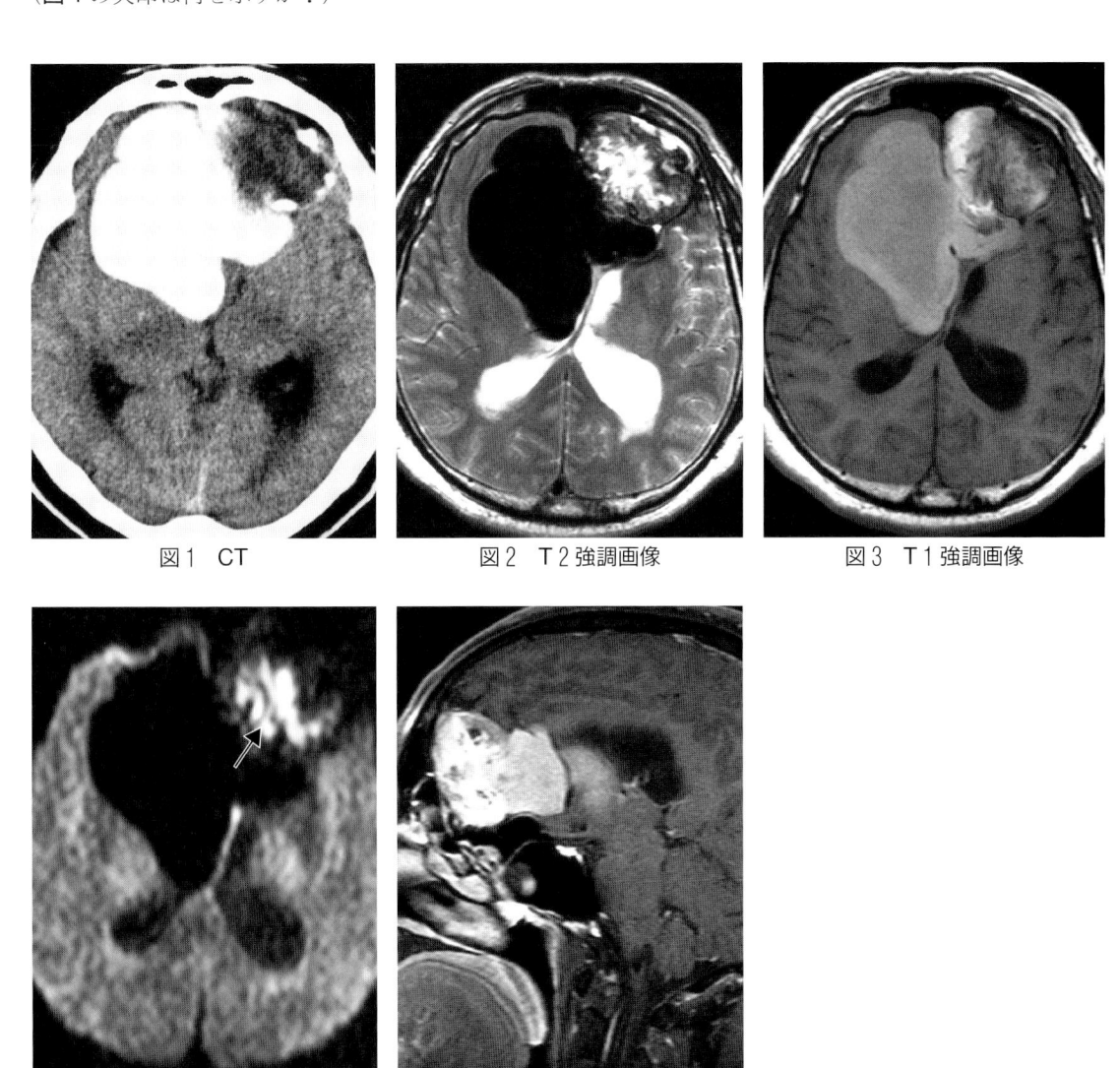

図5　造影後の矢状断T1強調画像
　　　（正中より左側）

（群馬大学医学部附属病院画像診療部，佐藤典子先生の厚意による）

解答　血腫を伴った類上皮腫

解説
　画像所見：CTで左前頭部には低吸収域を示す病変があり，周囲には石灰化を示す高吸収域がある．右前頭部には大きな均一な高吸収域を示す腫瘤を認める．T2強調画像では右側の腫瘤は低信号領域を示し，T1強調画像ではやや高信号領域を示し，血腫の可能性が高い．左前頭部の病変はT2強調画像で中心が高信号領域，周囲は低信号を認める．さらに拡散強調画像にて高信号領域を示す(図4の矢印)．右側の病変は低信号を拡散強調画像にて示し，血腫に合致する．

　手術所見：嗅神経が腫瘤の下面，外側にあり，腫瘤はおそらく脳内と考えられた．くも膜は同定できなかった．腫瘤は「おから」状で付随した血腫は黒蜜状だった．

　拡散強調画像で高信号領域を示す腫瘤(Box 34参照)は多くはない．さらに，CTでは低吸収域を示し，T1強調画像，T2強調画像で高信号を示す腫瘤は類上皮腫である．右半球の病変は類上皮腫に出血が起こり，角化物質を混じた血腫が形成され，上皮の崩壊に伴い異物肉芽の形成および線維化が起こったものと考えられる．稀であるが出血を伴った類上皮腫症例が報告されている(文献2)．

臨床
　類上皮腫の90％は硬膜内，脳底部脳槽にある．小脳橋角部，第四脳室，傍鞍部，中頭蓋窩が多く，大脳半球には稀(約1.5％)．残りの10％は頭蓋骨由来．分葉状のカリフラワー様の外見を示す．

　脳内の類上皮腫は神経冠の中外胚葉(胚葉が中胚葉と外胚葉に分かれる前)起始の細胞が移動し，原始大脳半球内に取り込まれ，残存することにより発生する．他の囊胞性疾患との鑑別は難しいが，拡散強調画像が高信号を示す点が重要である．

画像診断
1. CSFに似た信号強度を有する脳槽内に迷入する形で発育し，血管と神経を巻き込む形を取る．
2. FLAIR画像では完全に信号がなくなることは稀で，不均一な信号強度を示す．
3. 水分子の拡散の抑制により，拡散強調画像にて高信号領域を示す．ADC値は脳実質と同じ程度．
4. 通常は造影効果がないが，周囲にわずかな造影効果を認めることがある．
5. 稀にCTで高吸収域を示し，T1強調画像およびT2強調画像にて高信号を示すことがある．蛋白含量が高いことによる(文献3)．

Box 34　拡散強調画像で高信号領域を示すことが多い腫瘤

1. 悪性リンパ腫	4. 肉芽腫
2. 類上皮腫	5. 血腫(超急性期，比較的遅い亜急性期)
3. 脳膿瘍	

(CD-ROM参照)

症例 41

66歳，男性　発熱，物が二重にみえる

　11月24日より発熱．27日，物が二重にみえる．28日に当院入院．顕著な項部強直があり，細菌性髄膜炎の臨床診断．

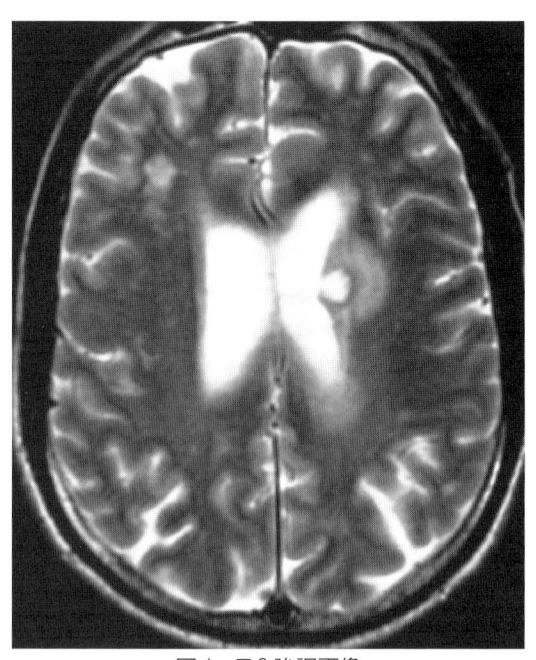

図1　T2強調画像

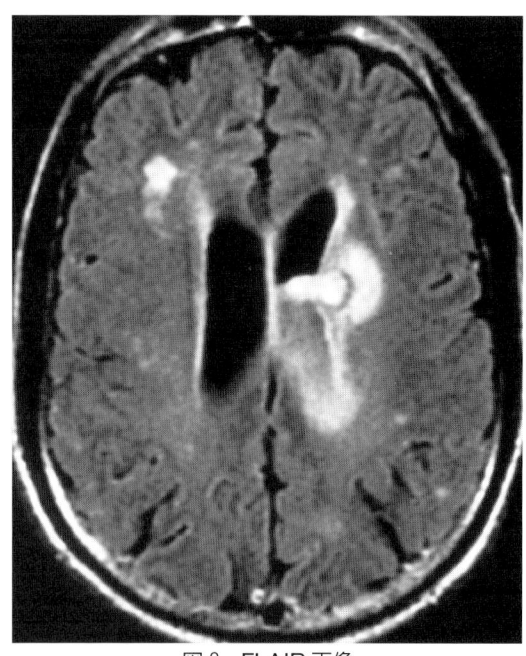

図2　FLAIR画像

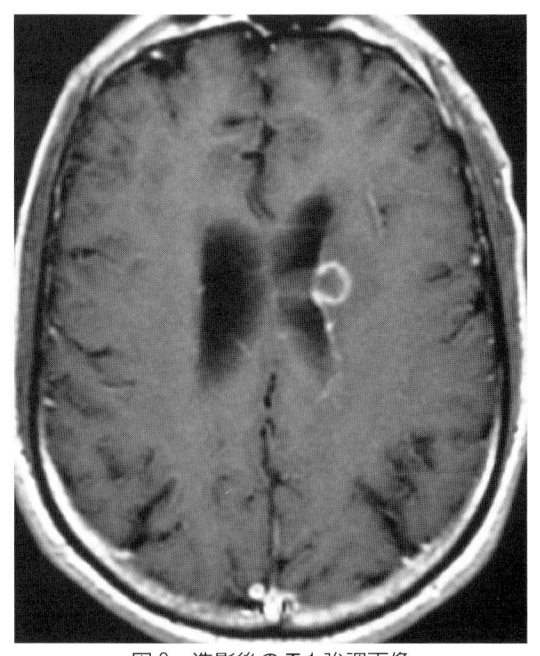

図3　造影後のT1強調画像

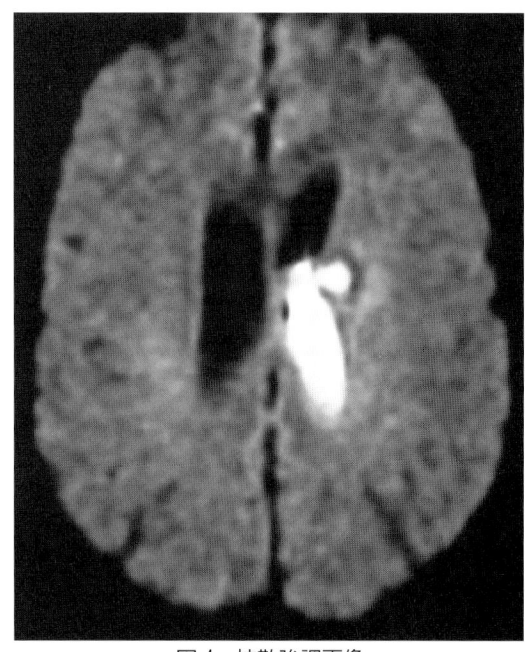

図4　拡散強調画像

解答　脳室炎と脳膿瘍

解説

　画像所見：側脳室左体部外側の腫瘤はT2強調画像で高信号を示し，リング状の造影効果を認める（リング状の造影効果に関しては症例68のBox 50を参照）．拡散強調画像で高信号を示し，ADC map（図5）でADC値の低下を認めることより（矢印），膿瘍と考えられる（Box 35参照）．左側脳室周囲には浮腫があり，上衣下には造影効果を認める．脳室炎を示す．FLAIR画像では側脳室左側体部の後部に液面形成を示す構造があり，拡散強調画像では高信号（ADC値は低下，図5矢頭）を示す構造があり，側脳室内の膿を表す．脳膿瘍と脳室炎の画像である．

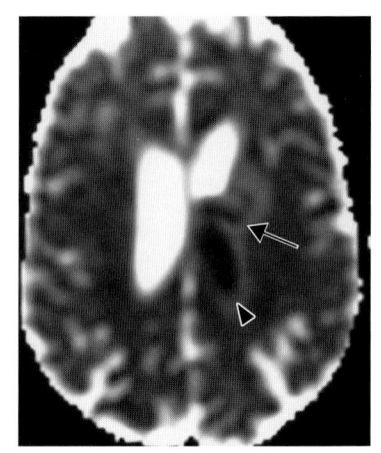

図5　ADC map

臨床

　脳室炎は，髄膜炎，破裂した脳膿瘍，脳室内カテーテルに関連した脳室上衣の感染である．以前は非常に重篤な疾患であり，死亡率が非常に高かった．今でも重篤な疾患（死亡率40〜80％）であることに変わりがないが，この症例のように抗生物質により治癒する例もある．併存する髄膜炎の程度によりその予後が決まる．この症例ではFLAIR画像が示す様に，脳溝が比較的よくみえ，髄膜の炎症が比較的軽いことを示している．死亡するような症例では，脳溝内にも炎症が充満し，FLAIR画像にて脳溝がみえないことがある（CD-ROM参照）．

画像診断

　脳室拡大があり，脳室内に液面形成を有する膿が存在し，上衣の造影効果と上衣下にT2強調画像にて高信号を認める．

　脳室炎に伴う膿は拡散強調画像が最もコントラストがよい．

　脳膿瘍のMRSでは他の腫瘍とは異なり，乳酸，アミノ酸の他にアセテートおよびサクシネートのピークがMRSで認められ，特徴的な所見である（症例68：脳膿瘍参照）．

鑑別診断

1. **悪性リンパ腫**：上衣の造影効果，結節状
2. **腫瘍の上衣下進展**：結節状が多い．
3. **脳室内出血**：外傷のその他の原因や瘢痕がある．脳室拡大はない．
4. **著明な上衣下静脈**：血管奇形の存在，異常な静脈への循環（例えばスタージ・ウェーバー症候群）

Box 35　ADC値の低下を来す非虚血性変化

1. 脳膿瘍，脳室炎（側脳室内の膿）	5. 代謝性疾患（カナヴァン病）
2. cortical spreading depression	6. けいれん
3. 悪性リンパ腫，その他の脳腫瘍（類上皮腫，PNET：症例40のBox 34参照）	7. 高度の低血糖
4. 多発性硬化症	8. 外傷

（CD-ROM参照）

症例 42

53歳,男性 今までに3回,無菌性髄膜炎の既往があり,自然治癒している.7月4日頃より,右の口角から食事がこぼれるようになった

　右口輪筋の筋力低下.前頭筋は正常,発語の口唇音が聞き取りにくい.髄液細胞数の増加(細胞39/3,リンパ球37)を認める.

図1　FLAIR画像1

図2　FLAIR画像2

図3　造影後のT1強調画像1

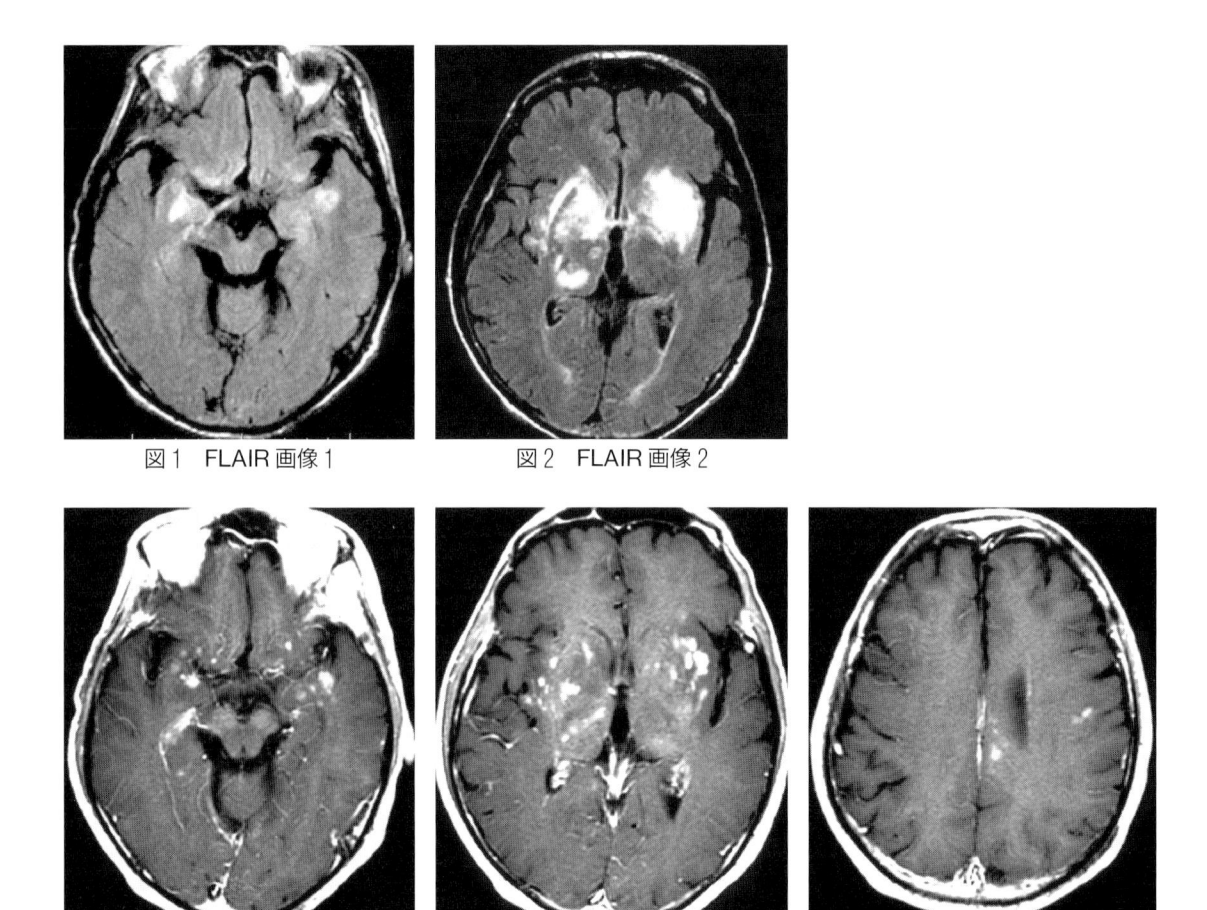

図4　同T1強調画像2

図5　同T1強調画像3

解答　神経ベーチェット病

解説
画像所見：大脳基底核，視床，前頭葉底部，側頭葉内側部に FLAIR 画像で高信号を認め，点状，一部線状の造影効果が脳実質内に認められる．神経サルコイドーシスとは異なり軟膜，くも膜の造影効果は目立たない．この症例では大脳皮質下にも同様な病変が認められた．ぶどう膜炎，口内アフタもあり，神経ベーチェット病に合致する所見である．

臨床
原因不明の炎症性病変であり，再発性の口内や陰部の潰瘍，ぶどう膜炎，皮膚病変(結節性紅斑，ニキビ様皮疹)，過敏性異常(パテルギー)を主徴とする．大関節の痛み，消化器症状，血管炎，副睾丸炎などを伴う．中枢神経系は10～30％の罹患率がある．

無菌性髄膜炎はほとんど必発であり(CD-ROM内Box 36参照)，けいれん，混乱状態，錐体路徴候，小脳徴候，眼球運動障害，卒中発作などで発症する．地中海地方と日本に多く，HLA-B51 と強い関係があり，小血管に対する自己免疫と考えられる．

画像所見
脳幹症状，髄膜炎症状，昏迷状態に大きく分かれる．

1. 中脳間脳の両方を侵し，特に下行線維路に沿って病変を認める．本症に最も特徴的な画像所見である(CD-ROM参照)．病変が上下の方向に，下行線維路に沿い長く伸びている特徴がある．鑑別は多発性硬化症である．多発性硬化症で橋の病変は第四脳室周囲に多い．神経ベーチェット病では橋延髄に病変を認めることもある．延髄錐体を侵す病変の1つである．

2. 尾状核，レンズ核を含む大脳基底核，その周囲の白質や視床を侵す．鑑別診断は神経サルコイドーシスである．神経サルコイドーシスでは軟膜くも膜あるいは硬膜の造影効果がより強い．多巣性の病変を示す．強い造影効果をみたときには神経ベーチェット病あるいは神経サルコイドーシスを考慮する．

3. 大脳白質に病変を認めることがある．非対称性に皮質下白質に病巣があり，皮質を含まない．急性期には結節性の造影効果があり，ADC値は上昇している．ADEM に似た所見である．

   神経ベーチェット病では皮質脊髄路に病変を認めることがある．他の脱髄性疾患，皮質脊髄路を侵す疾患が鑑別にあがる．

4. 脳萎縮(大脳萎縮，脳幹萎縮)を認めることがある(CD-ROM参照)．

   その他に，小脳と視神経に異常を認めることがある．

わが国の記載の明らかな90症例の神経ベーチェット病の調査結果では，頸部を含めた頭蓋内圧血管病変は8例(8.9％)あった．神経症状を有する本症患者では10～20％が頭蓋内血管病変を合併している．その中で，動脈閉塞性病変は少なく，静脈閉塞が多い．静脈洞血栓症の報告もある(文献4)．

神経スイート(Sweet)病は特徴的な皮疹を伴う皮膚科疾患であり神経ベーチェット病と類似した浸出性炎症性疾患であり，その中枢合併症が神経スイート病である．神経スイート病では HLA-B54 の陽性率が高くステロイドが著効を示す．

それ以前に神経症状のなかった神経ベーチェット病患者に免疫抑制剤(シクロスポリン)を投与した結果，中枢神経症状が出現し，MRIにて異常を認めた例の報告が多数ある(文献5)．
(CD-ROM参照)

症例 43

43歳，男性　統合失調症の既往がある．入院後，急激に進行した四肢麻痺と発語不良

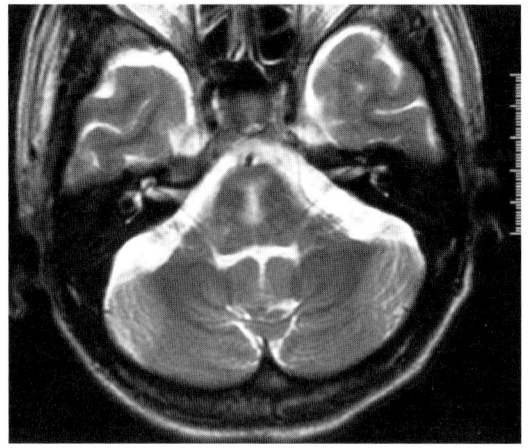

図1　T2強調画像1

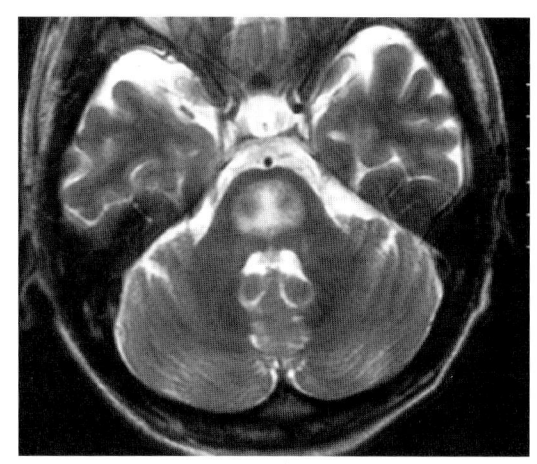

図2　T2強調画像2

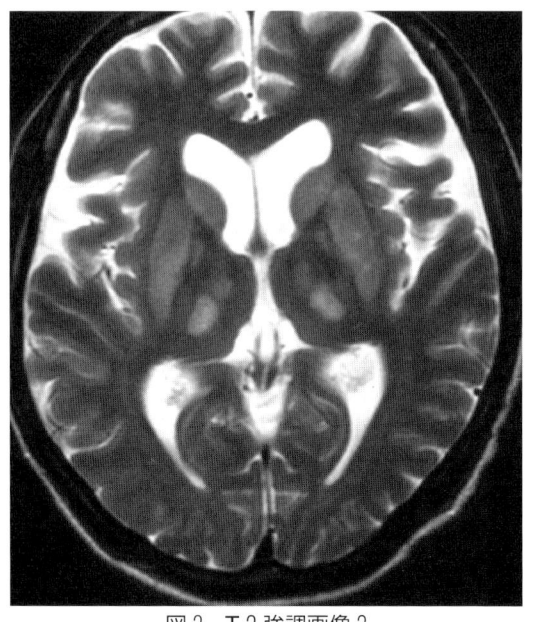

図3　T2強調画像3

(聖マリアンナ医科大学横浜市西部病院放射線科，小山眞道先生の厚意による)

解答　浸透圧性脱髄性症候群（橋中心性・橋外髄鞘崩壊症）

解説
画像所見：橋底部中心部に比較的境界明瞭な高信号領域が左右対称性に認められる．高信号の中に，正常の信号強度を示すのは橋縦走線維である．橋周囲の線維は残存している．橋中心性髄鞘崩壊症（CPM）の画像所見である．T1強調像では低信号，拡散強調画像では高信号を示す（非掲載）．中小脳脚には病変はおよばず，病変に mass effect はない．造影効果を認めていない（非掲載）．尾状核，被殻，淡蒼球の外節の一部，視床外側部にも同様な病変があり，橋外髄鞘崩壊症の所見である．現在では浸透圧性脱髄性症候群と呼ばれる症候群である．

臨床
この患者はセレネース®を服用していたが，不眠のため増量された．昨年12月に歩行困難となり，他院に入院．1月7日の NA は 130 mg/dl と低下を示した．おそらくセレネース®による抗利尿ホルモン分泌異常症候群によるナトリウムの低下が起こり，それを急激に補正したために（1月15日には Na は 145 mg/dl），浸透圧性脱髄性症候群が発生し，四肢麻痺及び発語不良となったと解釈される．

以前は橋中心性髄鞘崩壊症，あるいは橋外髄鞘崩壊症と呼ばれたが，osmotic demyelination syndrome に統一される傾向にある．浸透圧性のストレスによる炎症を伴わない脱髄性疾患である．血清浸透圧の急激な変化によって発生すると考えられている．代表的な状態は低ナトリウム血症の急激な補正によって発生する．しかし，正常ナトリウム患者にも起こりうる．アルコール依存症の患者に多いが，その他の疾患において死亡直前の出来事として発生する例もある．

画像所見
橋（約 50%）：中心部の線維のみが侵され，周囲は保たれる．造影効果は軽度に認められることがある．円型あるいは三角形を示し，左右対称性である．

橋以外（約 50%）：大脳基底核，大脳白質，少ないが大脳皮質，海馬，稀に外側膝状体，大脳皮質では脳回様の病変になり，造影効果を認めることがある．橋病変がなくて橋外の病変のみのこともありうる．

拡散強調画像では，その他のパルス系列より早く異常を認めることがある．

鑑別診断
1. 橋の梗塞，虚血（左右非対称，末梢を侵す，脳底動脈の穿通枝の梗塞は橋中心部を侵し，CPM に似ている）
2. 脱髄性疾患（他の部位にも病巣を認める．不完全なリング状の造影効果）
3. 橋の腫瘍（mass effect の有無，不均一な信号強度）
4. 代謝性疾患
　　ウイルソン病：橋より大脳基底核により大きな病変
　　リー（Leigh）脳症：大脳基底核，中脳，延髄に病変
　　高血圧性脳症：頭頂・後頭葉に病変
　　橋の高血圧性脳症：末梢の線維も侵す，他の部位の病変

（CD-ROM 参照）

症例 44

53歳，男性　意識不鮮明，眼球運動障害がある

脳性麻痺のため，自宅療養中，7月半ばより日付がわからなくなる，8月22日ヘルパーさんの区別がつかない．同26日近医で記銘力障害，眼球運動障害を指摘された．

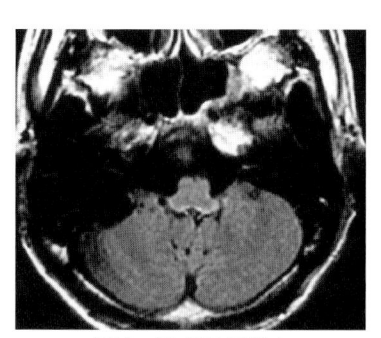

図1　FLAIR画像1

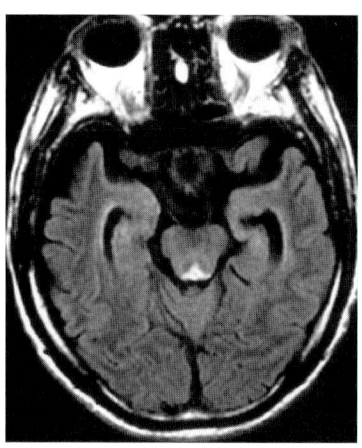

図2　FLAIR画像2

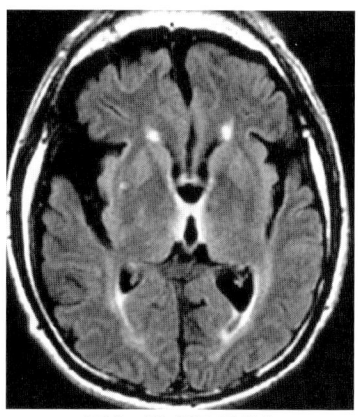

図3　FLAIR画像3

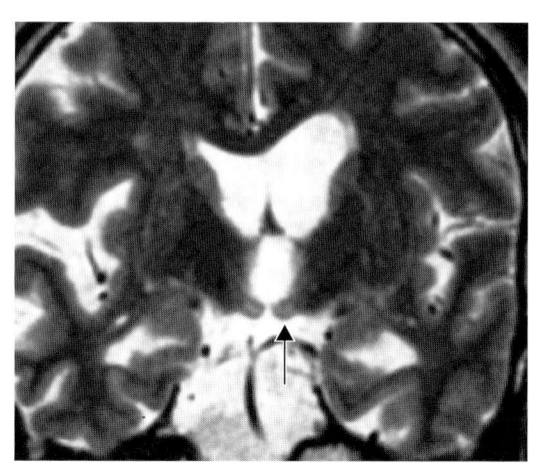

図4　T2強調冠状断像

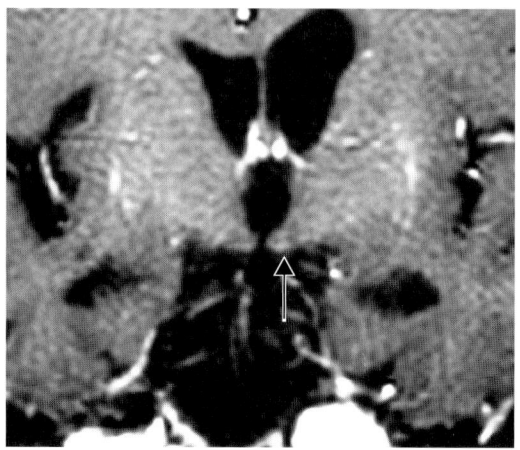

図5　造影後のT1強調冠状断像

解答　ウェルニッケ脳症

解説

画像所見：FLAIR 画像で延髄被蓋，中脳被蓋，第三脳室外側（視床内側部）に高信号を認め（図1～3），T2強調画像では乳頭体に高信号があり（図4の矢印），僅かな造影効果を認める（図5の矢印）．ウェルニッケ脳症が考えられる所見である．患者はきちんとした食事を取らず，夕方には食事の替わりに酒を飲む生活をしたために，サイアミン（ビタミン B_1）不足になり，グルタミン酸の蓄積による神経細胞への損傷が生じたと考えられる．

臨床

ウェルニッケ脳症はアルコール性脳症の1つとして位置づけられる．サイアミン不足により起こり，アルコール多飲者に多い．慢性消耗性疾患あるいは非経口的栄養摂取者でも起こりうる．眼球運動障害（眼振，注視麻痺），小脳失調と意識の不鮮明が主たる徴候である．それに対して，コルサコフ症候群は逆行性健忘，新しい情報を獲得するのが困難な状態にある．ときに両者が合併して現れる．

アルコール多飲者の他には，妊娠悪阻，長期間の感染発熱性疾患，悪性腫瘍，神経性食思不振症，長期間の意図的な拒食症，中心静脈栄養などが本症の原因となりうる．

日常臨床で最も留意すべき点は，妊娠悪阻，中心静脈栄養や腸管切除後などの潜在的サイアミン欠乏状態と考えられる場合には，ブドウ糖のみの静脈注射では解糖系を動かすための補酵素としてのサイアミンの需要が高まり，一気に欠乏状態となり，短期間でウェルニッケ脳症を起こす．必ずサイアミンを同時に投与しなければならない．

画像所見

T2強調画像あるいはFLAIR画像で高信号を，乳頭体，中脳水道周囲灰白質，視床下部，第四脳室底と視床内側部に認める．乳頭体のみに異常を認めることもある．

急性期には軽い腫大と造影効果を認める．慢性期には萎縮（特に乳頭体に）を示す．治療により信号強度変化が元に戻る．稀に，小脳に病変を認める．

鑑別診断

1. **無酸素性脳症**：大脳基底核に左右対称性の病変．海馬及び大脳皮質にも病変
2. **一酸化炭素中毒**：淡蒼球＞被殻，大脳白質にも異常がありうる．
3. **代謝性疾患**：浸透圧性脱髄性症候群．橋＞被殻＞大脳皮質
　　　　　　　　　ウィルソン病およびリー（Leigh）脳症．大脳基底核病変

Box 37　両側視床内側部に病巣を有する疾患

1. ウェルニッケ脳症＊：最も内側部	6. 両側性視床の神経膠腫
2. 静脈性梗塞＊：深部静脈血栓症	7. 胚芽腫
3. 両側傍正中視床梗塞：Artery of Perchron，両側傍正中部視床を支配する動脈	8. リー脳症＊
4. 急性壊死性脳症＊	9. 両側下行性テント切痕ヘルニア
5. 日本脳炎＊	＊は小児に多い，あるいはありうる

（CD-ROM 参照）

症例 45

30歳,アメリカ人 東南アジア旅行後の意識障害

 2月中旬より3月3日まで東南アジア旅行し,3月4日に日本に訪れ,3月5日より,発熱,頭痛,意識障害出現.3月8日に都立の他の病院に入院.意識障害の他に,不随意運動,強剛が目立った.発病約40日目にMRI撮像.0.5Tの古いMRIで撮像する.

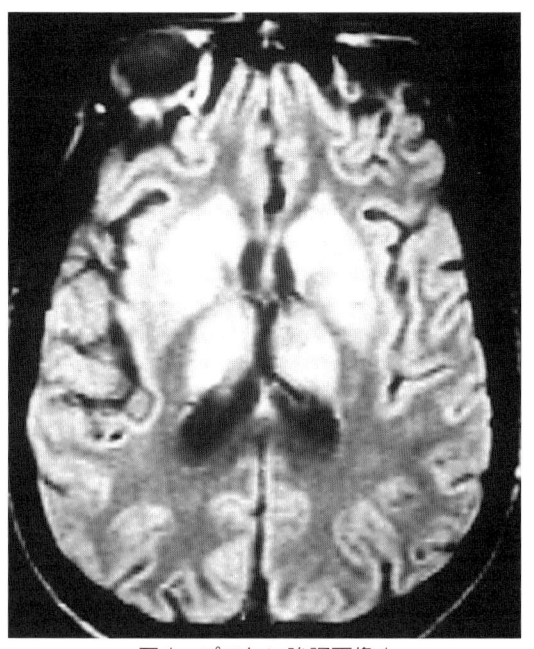

図1 プロトン強調画像1

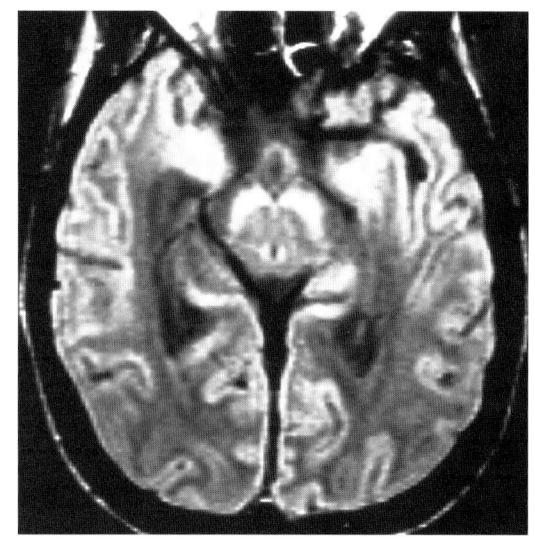

図2 プロトン強調画像2

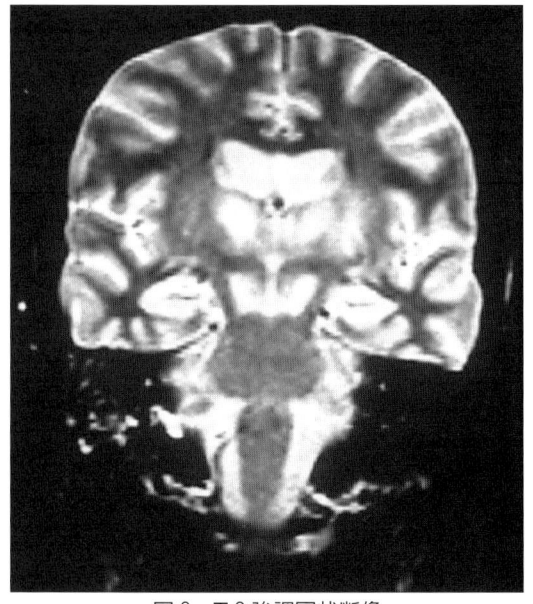

図3 T2強調冠状断像

解答　日本脳炎

解説

画像所見：プロトン強調画像で，両側ほぼ対称性に視床，線条体，淡蒼球に異常な高信号領域を認める(図1)．図2では黒質，扁桃核に異常高信号領域を認める．冠状断像(図3)では視床，黒質，海馬および扁桃核に同様な所見がある．臨床所見では脳炎を思わせる所見であり，特に，不随意運動，強剛などは基底核を侵している所見と考えられる．MRIより，黒質と視床が侵されているので日本脳炎と診断し，その後，血清および髄液より日本脳炎の診断が確定した．

臨床

脳炎とは非局所的な，びまん性の脳の炎症である．日本脳炎は，現在の日本ではほぼ西日本に6月から9月までの間に限局して発生している．この症例のように東南アジアでは日本脳炎の感染はほぼ常にあるが，雨期に特に多い．中国南部を含めて，東南アジアから旅行者が脳炎症状を示し，黒質と視床が侵されているときには日本脳炎を考慮すべきである．

黒質が主として侵される脳炎にはセントルイス脳炎がある．

急性壊死性脳症も両側視床に病変がおよぶ(症例44のBox 37参照)が，発生する期間が冬季にもある．また，北日本でもあり得ることが異なる．視床以外に，日本脳炎では黒質が侵されるが，壊死性脳症では橋被蓋が主である．発症早期から急性脳症では病変がMRIで認められるが，日本脳炎では必ずしもそうではないなどの違いがある(文献2)．両側側頭葉内側部が侵された例もある(文献3)．

Box 38　脳炎による典型的な感染部位

1. 単純ヘルペス脳炎1型：辺縁系
2. HIV：大脳白質，脳幹，視床，大脳基底核
3. 日本脳炎：両側視床，黒質
4. エンテロウイルスによる脳脊髄炎：
   - エンテロウイルス71　延髄後部，橋，脊髄
   - ポリオ，コクサッキー，中脳，脊髄前角
5. ニパ・ウイルス脳炎：多巣性の大脳白質の微小梗塞
6. セントルイス脳炎：黒質
7. 水痘帯状疱疹ウイルス：血管症(虚血，出血性梗塞)，脱髄，耳性帯状疱疹性(脳神経Ⅶ，Ⅷ，蝸牛の造影効果)眼神経帯状疱疹，内頸動脈に壊死性の血管炎
8. EBウイルス：対称性に基底核
9. 東部馬脳炎：基底核，視床
10. ハンターウイルス：下垂体(出血性)
11. 西ナイルウイルス：両側視床，基底核

●参考文献

1 Kumar S, et al. MRI in Japanese encephalitis. Neuroradiology. 39(3): 180-4, 1997.
2 Yagishita A, et al. Encephalopathy with bilateral thalamotegmental lesions? Japanese encephalitis. Reply. AJNR Am J Neuroradiol. 17(1): 192-4, 1996.
3 Jung KY, et al. NEUROIMAGES: Bilateral medial temporal lesions in Japanese encephalitis. Neurology. 68: 1319, 2007.

症例 46

45 歳，男性　約 10 年前と，2 ヶ月前に頭痛と TIA の発作

　10 年前も 2 ヶ月前にも呂律不良が出現し，数時間で改善．2 ヶ月前には頭痛もあった．MRI を撮り，異常と言われている．

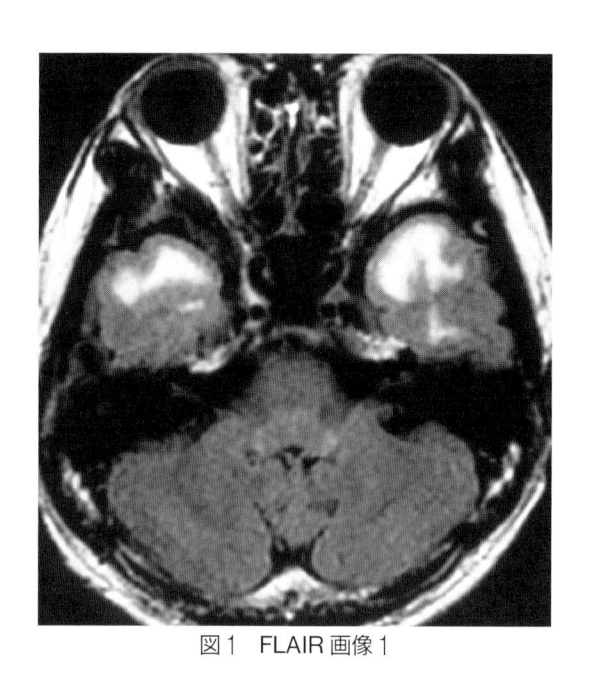

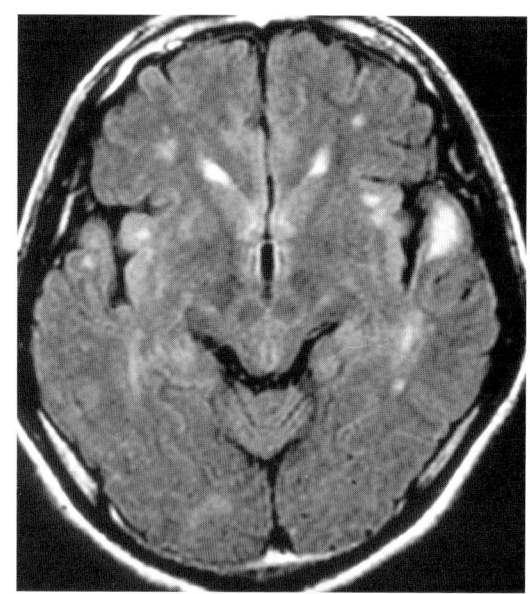

図1　FLAIR 画像 1

図2　FLAIR 画像 2

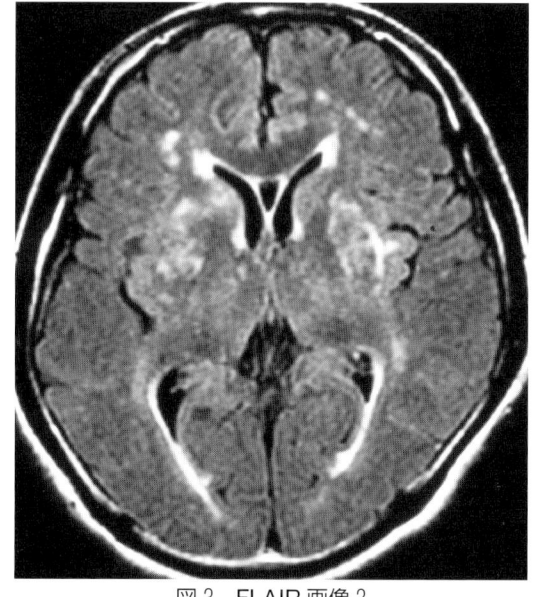

図3　FLAIR 画像 3

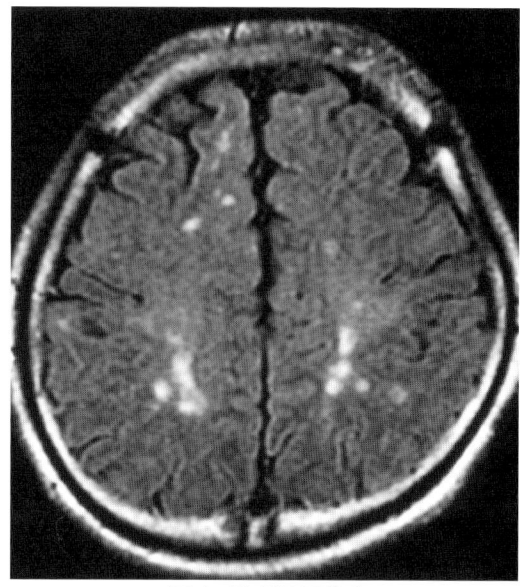

図4　FLAIR 画像 4

解答　CADASIL

解説

画像所見：側頭葉前部，島回，外包，大脳基底核前部，半卵円中心，右前頭葉前部にFLAIR画像で高信号を示す小梗塞が多発している．大脳の後部，特に後頭葉には梗塞を認めない．また，前頭葉眼窩面には少ない．T1強調像では低信号を示す(非掲載)．若年成人(最初のTIAは35歳時)であり，頭痛を伴い，側頭葉前部および外包を含む小梗塞を認めたならば本症を考える．父親は50歳代にて脳梗塞に罹患．父親の同胞2人も脳梗塞がある．遺伝子解析により確認された．

臨床

遺伝性の小血管を侵す病態であり，若年成人に皮質下ラクナ梗塞と白質脳症を起こす．第19染色体のNotch 3遺伝子の変異が同定された．40～50歳代の比較的若年者で脳卒中のリスクファクターを有さず，家族に同様の症状をみる．男女比は2：1で男性に多い．

30歳代で発症し，59歳にて平均値では死亡する．再発性のTIA，梗塞，認知症，鬱状態，偽性球麻痺，片麻痺，四肢麻痺を示す．

英国からの報告では70例のCADASIL(皮質下梗塞と白質脳症を伴う常染色体優性遺伝性脳動脈病)の内，6例に急性脳症の形態を取った例がある．7～14日間続く，発熱，急性の昏迷，昏睡，けいれん発作が症状であった．2例を除き回復した．すべての患者に前兆を伴う片頭痛の既往がある．ウイルス性の脳炎と誤診されている．家族歴に卒中，認知症，片頭痛がある人がいることも診断に重要である(文献3)．

画像診断

前頭葉白質に最も病変が強い．次に側頭葉および島回の白質である．

比較的多い部位は側脳室三角部周囲白質，半卵円中心，内包と外包，大脳基底核および脳幹である．

前頭葉眼窩面および後頭葉白質は保たれる．大脳皮質も一般的には保たれる．

最近では灰白質と白質境界のラクナは拡大したperivascular spaceと考えられており，その周囲には空胞変性を島回下に認めている．

T2強調画像とFLAIRでは高信号を示し，この高信号領域は21歳以降の症例に出現する．T1強調像では低信号を示す．拡散強調画像では急性期は高信号を示す．

約30％の症例において微小出血が多発する．出血巣はあらゆる部位に認められるが視床に最も多発する．これらの病変は加齢とともに増大する．脳出血の危険性が高くなる．微小出血の診断にはT2*強調画像が有用である．

鑑別診断

1. **非遺伝性の皮質下動脈硬化症(sporadic subcortical arteriosclerotic encephalopathy)**：高血圧の合併，橋，視床，大脳基底核に多発性梗塞．CADASILでは前部側頭葉と外包，上部前頭葉白質が侵されるのが特徴である．さらに両側性に歯状核，深部小脳白質，大脳脚，視床の低信号が減弱する．
2. **MELAS**：多発性の皮質から皮質下の病変，ADC値の上昇を認める．血管性浮腫を示すことが多い．特に，発症48時間以内にADC値が正常あるいは上昇しており，梗塞様の所見があるときには本症を考える．
3. **中枢性血管炎**：DSAによる遠位血管の狭窄像
4. **凝固系の異常(抗リン脂質抗体，S蛋白欠損)**：種々の大きさ(皮質あるいはラクナ)の動脈性の梗塞及び静脈性血栓症．若い女性では早期流産．(CD-ROM参照)

症例 47

15歳，女子　1ヶ月前から頭痛があり，今回，投薬を必要とするような強い頭痛と嘔気，嘔吐を訴え緊急入院

明らかな外傷歴はない．

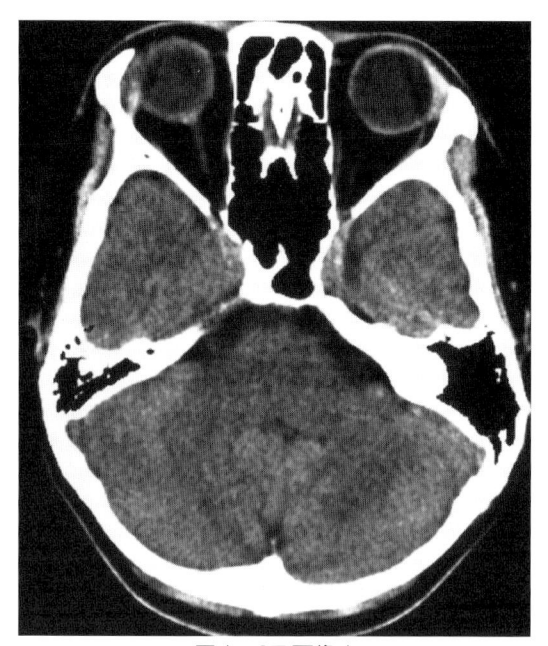

図1　CT画像1

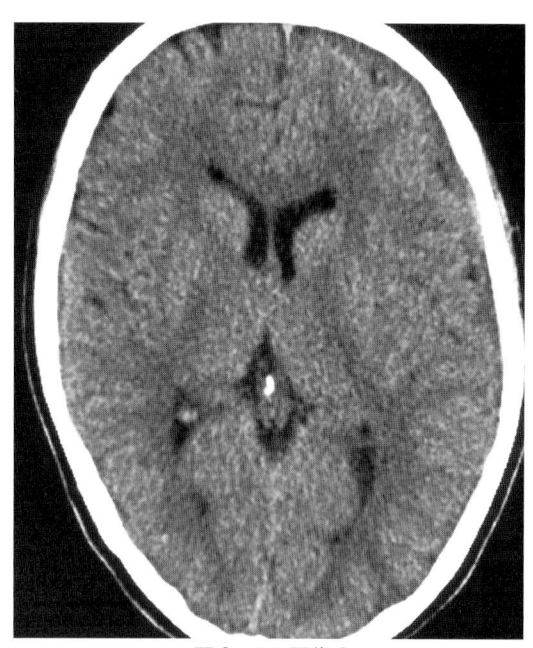

図2　CT画像2

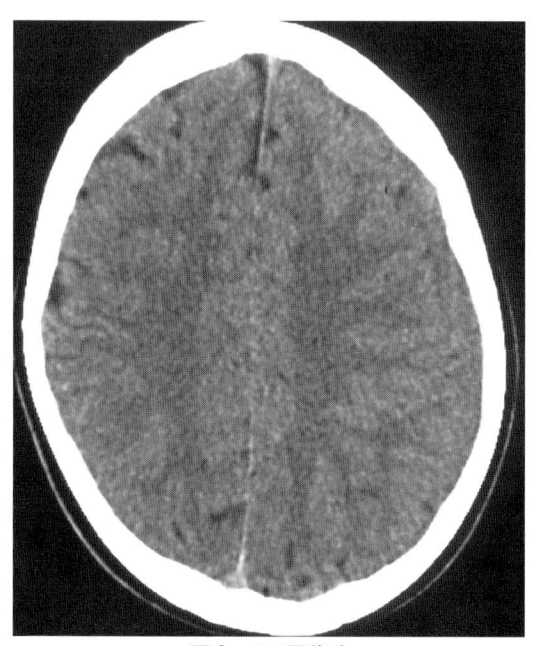

図3　CT画像3

解答　中頭蓋窩くも膜嚢胞と慢性硬膜下血腫

解説

画像所見：左側頭前部，前頭部から頭頂部にかけて，ほとんど脳と等吸収域を示す硬膜下血腫を認める（図1〜3）．側頭前部では脳実質との間に線構造があり（図1），硬膜下血腫と脳の間に拡大したくも膜下腔様構造を示唆している．以前にくも膜嚢胞があったことを示す．中頭蓋窩くも膜嚢胞に慢性硬膜下血腫が加わったと考えられる．約1ヶ月前のCT（図4）で，同部に低吸収域を示すくも膜嚢胞を確認できる．さらに16日前のT2強調画像（図5）では，左中頭蓋窩の高信号領域の中に膜様構造があり（図5の矢印），くも膜嚢胞と，その前部に硬膜下水腫がある．頭頂部には硬膜下水腫の中に，信号強度の高い血腫を認める（図6の矢印）．前頭・頭頂葉では脳溝内の髄液の信号強度が同定できず，右半球に比べて高信号を示している（図6の矢頭）．血腫あるいは水腫による脳への圧迫を示す．頭蓋内圧が高いことを示唆している．臨床所見に合致する．MRI撮像後，出血がさらに増加し硬膜下血腫となった．

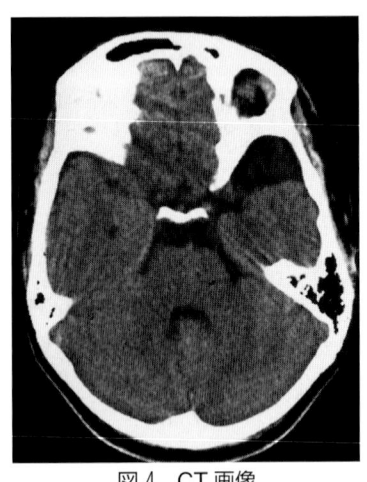

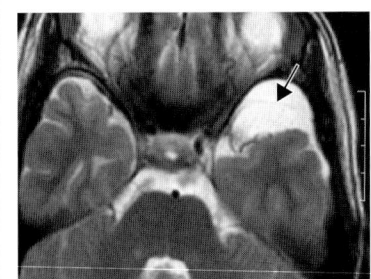

図4　CT画像　　図5　T2強調画像　　図6　FLAIR画像

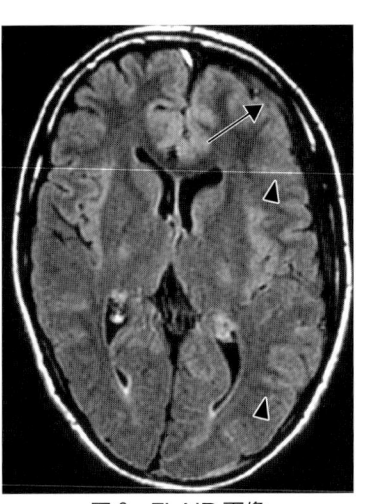

（三輪書店「脳神経外科の常識非常識」より許可を得て転載）

臨床

高齢者に多い慢性硬膜下血腫（あるいは水腫）では，歩行障害と片麻痺が最も多い症状である．それに対して，15歳以下の小児では，頭痛，嘔吐である．小児期の慢性硬膜血腫はくも膜嚢胞の合併が多い．くも膜嚢胞にわずかな外傷が加わることによって，その膜に裂け目ができ，硬膜下水腫が発生する．さらに，その存在により，橋静脈，嚢胞の表面にある支持基盤のない静脈や嚢胞底部の軟膜静脈が破れ，硬膜下あるいは嚢胞内の出血が起こると考えられており，両者の合併は偶然ではない．

12例の共存した症例の報告では嚢胞は中頭蓋窩に8例，穹窿部に2例，後頭蓋窩に2例となっている．硬膜下血腫と嚢胞は同一側が多いが，反対側でも起こる．

（CD-ROM参照）

症例 48

4歳，男子　2週間前に，左下肢のけいれんで発症，他院でのCT（5日前）で高吸収域を示す腫瘤がある

初回のけいれんの後，1週間前には左片麻痺が出現．

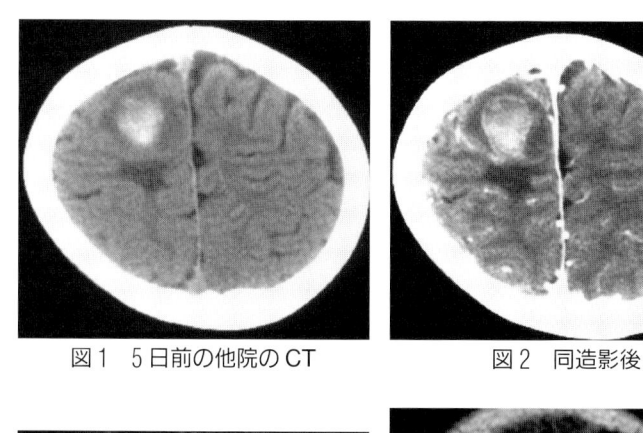

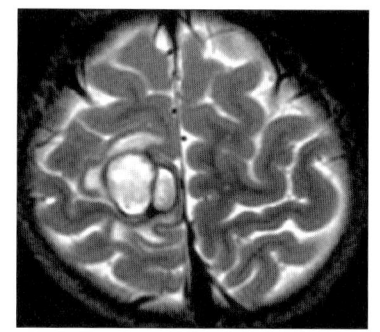

図1　5日前の他院のCT

図2　同造影後

図3　当院でのT2強調画像

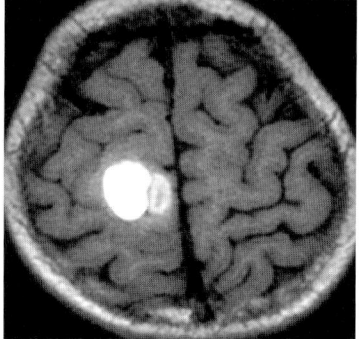

図4　同T1強調画像

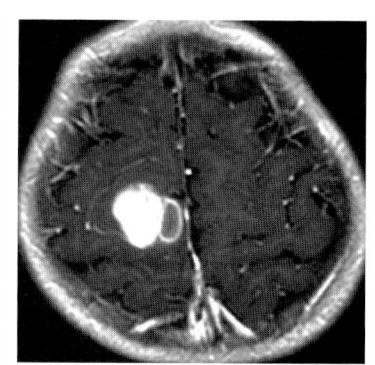

図5　造影後のT1強調画像

解答　出血した海綿状血管腫（家族性）

解説

　画像所見：CTで左前頭葉に高吸収域を示す腫瘤があり，周囲には低吸収域を伴い，浮腫と考えられる．T2強調画像では腫瘍は2つの腫瘤様にみえる．両方とも中心部はT2強調画像では高信号を示し，周囲にはリング状の低信号を有する．さらにその外側には高信号領域を示す浮腫がある．T1強調画像では2つの腫瘤の内，外側は強い高信号を示し，外側の腫瘤は中心が低信号で周囲が高信号領域となる．発症後2週間経過したので，T1強調とT2画像の高信号領域は赤血球外のメトヘモグロビンによると考える．T2強調画像での低信号はヘモジデリンによると考える．造影後には内側の腫瘤の外周に造影効果を認める．出血した海綿状血管腫に合致する所見である．1ヶ月後のT2強調画像（**図6**）で低信号領域が増加し（矢印），一部に高信号領域を示す腫瘤となっている．浮腫は消失した．T1強調画像では高信号を示す．母親に多発性の海綿状血管腫があることが判明し，家族性の海綿状血管腫と考えられる．

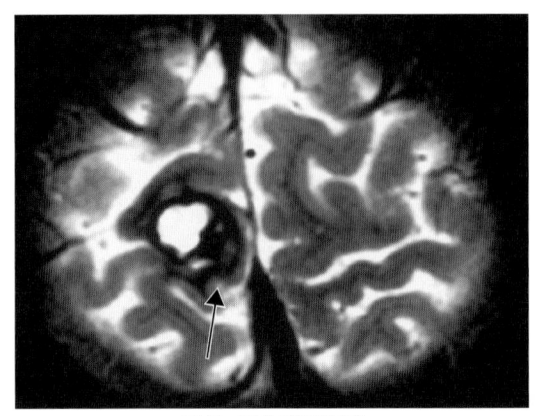

図6　T2強調画像

臨床

　海綿状血管腫は異常に拡張した血管が洞様構造を示し，病変内に脳実質が存在しないことが特徴である．腫瘍内には広範囲な硝子化，肉芽形成，石灰沈着，ヘモジデリン沈着を認める．くも膜下腔に接する軟膜下や脳室に接する部位に多いが，あらゆる部位で発生する．約1/4は天幕下にあり，脳幹と小脳に半分ずつある．脊髄にも発生する．20～30％は多発性であり，10～15％は家族性である．家族性では多発性が多い．

　家族性の多発性の海綿状血管腫症候群は常染色体優性遺伝であり，種々の浸透率がある．

　合併する異常としては，静脈性血管奇形，表面ジデローシス，カフェオレ斑，角質増殖性毛細血管静脈性奇形がある．

　放射線治療の後遺症には小児の海綿状血管腫が新たに発生することがある（CD-ROM症例B参照）．
（CD-ROM参照）

症例 49

31歳，女性　2歳頃より始まる難治性てんかんがあり，他院でのMRIで脳腫瘍と言われた

2歳にて点頭てんかん，10歳にて脱力発作，強直発作，複雑部分発作．25歳頃より転倒発作が主体．

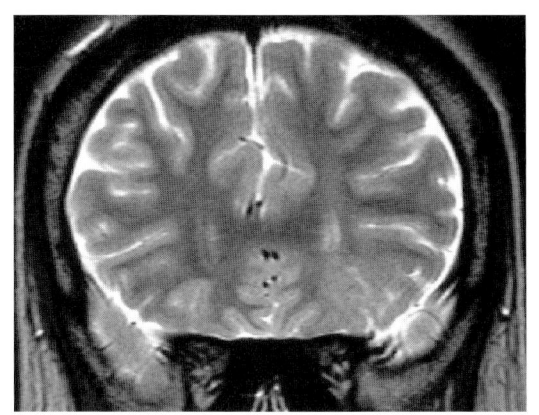

図1　T2強調冠状断像

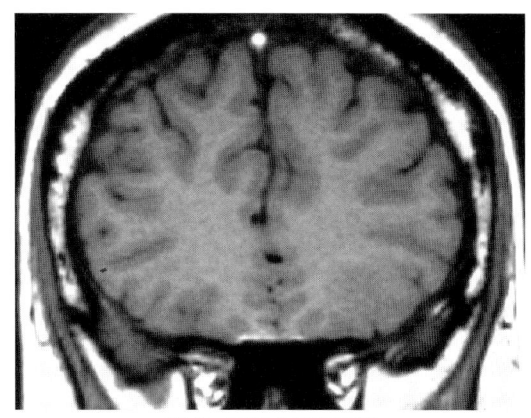

図2　同T1強調画像

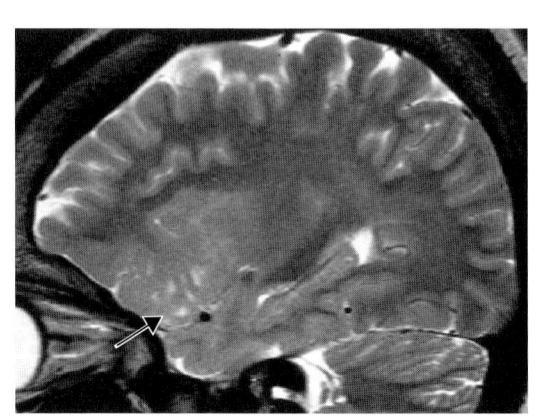

図3　T2強調矢状断像

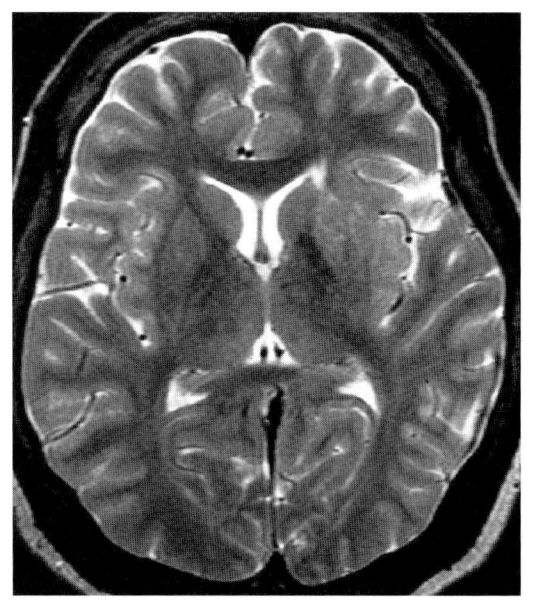

図4　T2強調画像

解答　限局性皮質異形成（FCD）

解説

　画像所見：左前頭葉底部に接し異常な脳回を認める．白質髄枝の入り込みがなく，正常な脳溝を認めない．その脳回の信号強度は正常な皮質とT2強調画像とT1強調画像と同じである．T1強調画像では正常な皮質よりも厚い皮質があるようにみえる．しかし肉眼的に大きな形成障害があるようではない．矢状断像では前頭葉底部，側頭葉尖端部から大脳基底核にかけて，ほぼ正常皮質と同程度の信号強度を示す病変が広がっている．その中に点状の高信号領域を前頭葉底部に認める（図3の矢印）．冠状断像で島回に病変があり，島回の白質が同定できず，外包も認められない．しかし，その信号強度は均一で正常皮質と同程度である．被殻の外側にも病変が及んでいる可能性はある．シルヴィウス裂と側脳室に対するmass effectはない．以上の所見はFCD（focal cortical dysplasia）と考えられる．本例はFCDの中でも，病理所見にてballoon cellを比較的多く含む例であった．

臨床と病理

　FCDは奇形性の病変で出生比較的早期より難治性てんかんを来し，てんかん外科の対象となることが多い疾患である．

　皮質異形成（cortical dysplasia）とは主として大脳皮質を侵し，まとまりのない脳の細胞構築あるいは細胞配列を来す状態である．皮質の正常な層構造は消失し，神経細胞は異常な部位にあり，近接する大脳白質にも異常を認める．その中でFCDは大きく奇怪な神経細胞を伴う皮質異形成を指す．その他にグリア細胞由来と考えられる異型細胞が大脳皮質と近接する白質に出現する．

　限局性皮質異形成（FCD）は単に，局所的な皮質形成障害を意味するものでは決してなく，独立した疾患概念である．ときに脳回が広く，皮質白質境界が不鮮明であるが，大きな脳回の異常はなく限局した単一の病変である．

　奇怪な異型細胞のうちballoon cellは星細胞由来と考えられるが，神経細胞とグリア細胞の両方のマーカーに染まり，両者の性質を有する．皮質下白質にも異型細胞が出現するが，そのような部位では一般に髄鞘に乏しく，皮質白質境界が不明瞭になることが多い．

画像所見

　T2強調像での皮質白質境界の消失と，大脳白質内の異常高信号領域の存在が最も特徴的な画像所見である（文献1）．T1強調像では，ときに脳回が局所的に広く，皮質が厚く，脳溝が浅く少なく，異常な方向の脳溝や，くも膜下腔および脳室の局所的拡大を示す．しかし，T2強調像に比べ症状が軽いことが多い．近年ではfast STIR法が皮質白質境界の描出には優れており，採用している．その他に，結節性硬化症の皮質結節の際に認められる"white matter band"が本症でも認められるとの報告がある（文献2）．石灰化およびmass effectを認めない．

　従来，皮質形成障害の多くが，T1強調像で明瞭に認められたのに対し，FCDでは解像力のよいT2強調像が必須である．この点に，ほかの皮質形成障害とは異なる点がある．

　T2強調像で，健側では白質髄枝が認められ，皮質白質境界が鮮明に認められるのに対し，患側では白質髄枝が認められず，皮質白質境界が不鮮明になっている部位がある．それがFCDのMRIでの唯一の異常所見であることがある．

（CD-ROM参照）

症例 50

23歳,男性 1歳時の歩行開始直後より,歩行のふらつきを認め,転びやすい

その後,体幹歩行失調が進行し,眼球運動障害,上肢の不随意運動が出現し,23歳にて車椅子生活.なお天幕上には異常を認めない.

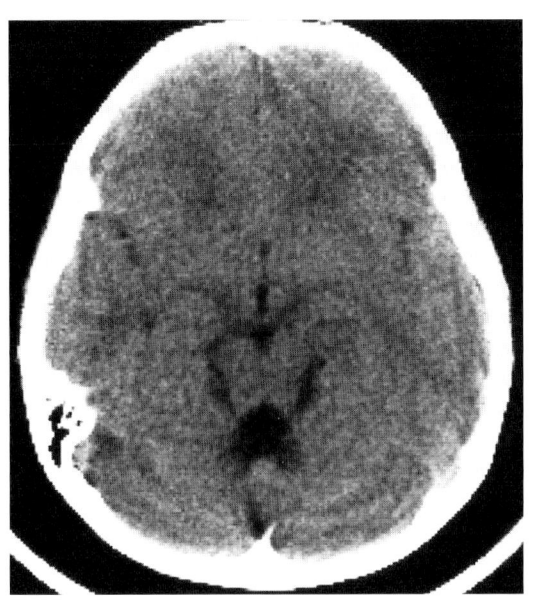

図1 8歳時のCT

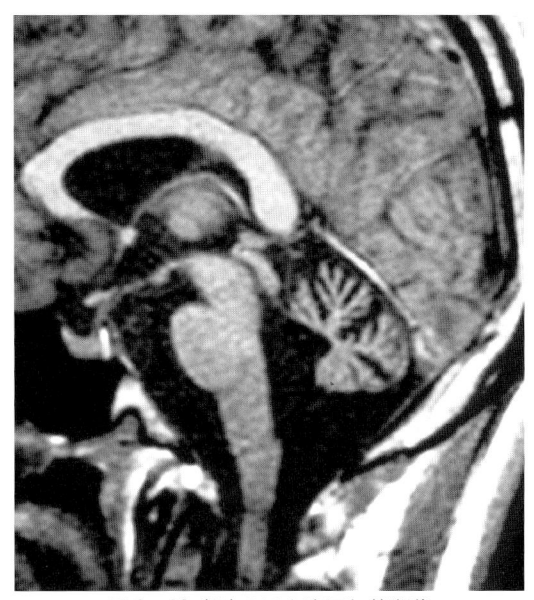

図2 23歳時のT1強調矢状断像

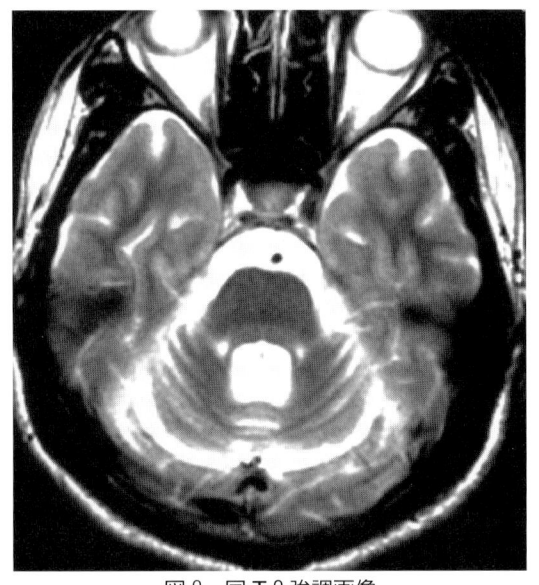

図3 同T2強調画像

解答　眼球運動失行と低アルブミン血症を伴う早発型脊髄小脳失調症

解説

画像所見：8歳時のCTでは小脳虫部と半球の萎縮があり，第四脳室の拡大を認める．脳幹は保たれている．23歳時の矢状断像では小脳虫部の萎縮があり，上部と下部ともに萎縮を認め，脳幹は保たれている．萎縮は機種が異なるが，進行しているようである．T2強調画像で小脳および橋内に信号強度異常を認めず，橋横走線維に著しい変化を認めない．低アルブミン血症および高コレステロール血症を認めるので，眼球運動失行と低アルブミン血症を伴う早発型脊髄小脳失調症(EAOH/アプラタキシン欠損症)であり，原因遺伝子はアプラタキシンである．

臨床

原因遺伝子アプラタキシンによる眼球運動失行と低アルブミン血症を伴う，常染色体劣性遺伝性の脊髄小脳失調症である．発症年齢が1歳から小学生低学年までである．

初発症状は主に易転倒性，処女歩行遅延などの歩行障害が多い．歩行障害と構音障害が主要な症状である．10歳代後半から20歳代前半まで遅くとも30歳までにはおおむね車椅子の生活となる．

眼球運動異常は眼球運動失行と注視方向性眼振である．

末梢神経障害があり，10歳代からみられ，20歳代には深部腱反射の消失，末梢の筋力低下，筋萎縮を来す．

低アルブミン血症があり，20歳代後半から30歳代以降，すべての症例に認められる．高脂血症があり，総コレステロールが280〜300 mg/dl になる．不随意運動を合併することがある．

画像所見

著明な小脳萎縮が早期よりあり，虫部，半球ともに強い．信号強度異常はない．脊髄，脳幹部の萎縮を認める報告もあるが，小脳萎縮が主体である．

鑑別診断

1. ビタミンE欠乏性の運動失調症(Vitamin E deficient ataxia)：劣性遺伝であり，臨床症状は運動失調，構音障害，腱反射の消失などであり，6〜18歳に発症する．
2. 毛細血管拡張性運動失調症：小脳変性，毛細血管拡張，免疫不全，著明な加齢変化，癌にかかりやすい．発症は歩行開始時期で1〜2歳．
3. Hypomyelination with atrophy of the basal ganglia and cerebellum(H-ABC)：患児は2ヶ月から3歳．初期の発育不全．錐体外路症状，運動失調，痙性を認める．髄鞘化が内包後脚の一部までにとどまり，基底核と小脳の萎縮がある．
4. マリネスコ・シェーグレン症候群：小脳は低形成．白内障，精神発達遅延，性腺機能低下症．萎縮の進行はない．
5. SCA 7：網膜変性を認める．
6. SCA 14および17：知能低下を伴う．
7. ミトコンドリア脳筋症(NARP：neurogenic muscle weakness, ataxia, retinitis pigmentosa, mitochondria DNA 8993T → G 変異)：発症時期は思春期
8. メバロン酸尿症：軽症例
9. コエンザイムQ10不足症：けいれん，運動発達遅延，精神退行を認めることがある．

(CD-ROM 参照)

症例 51

13歳，男子　2年前よりてんかん発作がみられ，抗けいれん剤によるコントロールは不良であった

　今回，全身けいれん起こし入院．以前は複雑部分発作が主体であったが，当院搬入後は全身性強直性けいれんが続き麻酔管理となる．

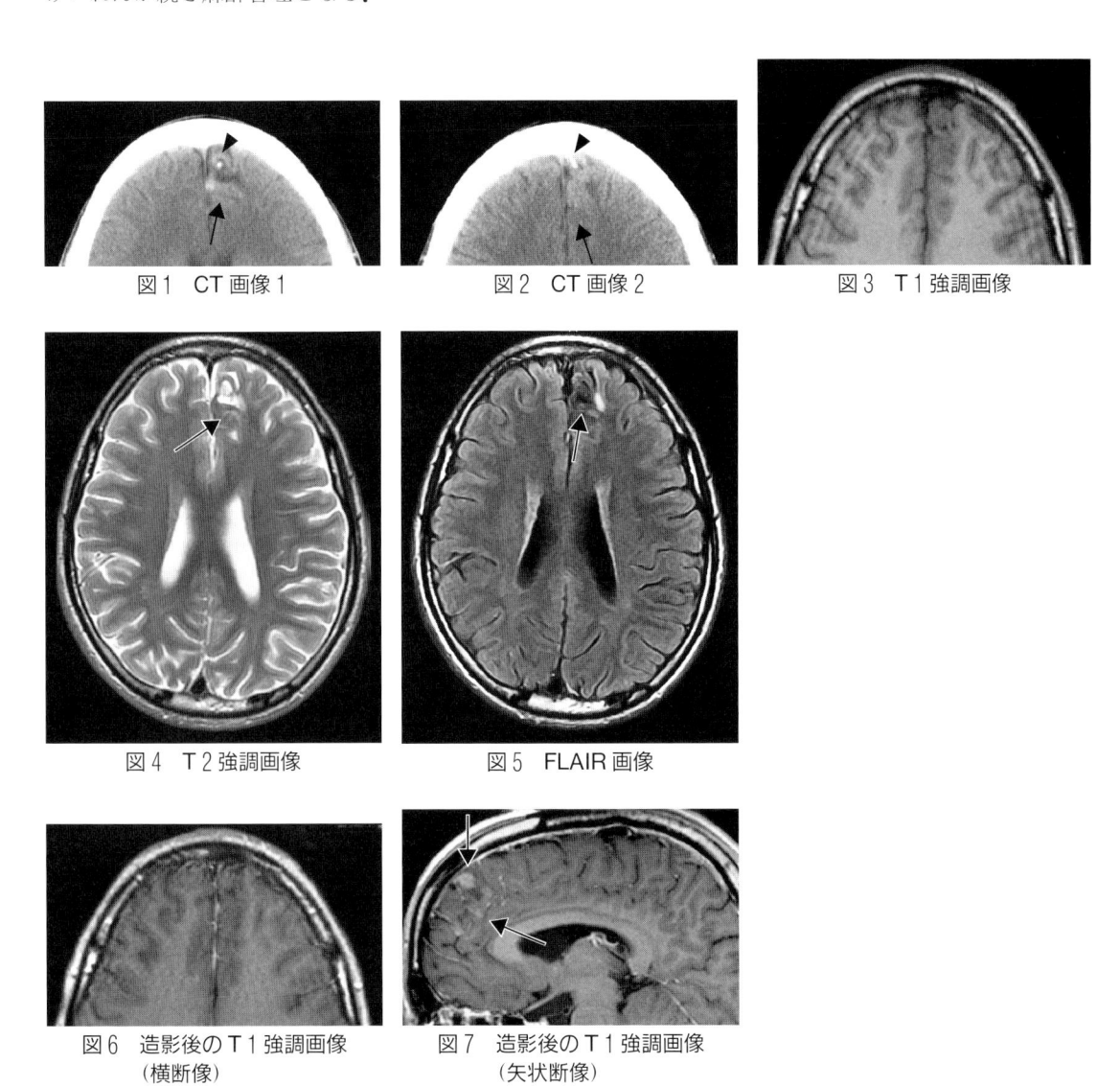

図1　CT画像1

図2　CT画像2

図3　T1強調画像

図4　T2強調画像

図5　FLAIR画像

図6　造影後のT1強調画像
　　　（横断像）

図7　造影後のT1強調画像
　　　（矢状断像）

（札幌麻生脳神経外科病院脳神経外科，村田純一先生と北海道大学病院放射線部，吉田大介先生との厚意による）

解答: 髄膜血管腫症(Meningioangiomatosis)

解説

画像所見：左前頭葉内側面の皮質から皮質下白質の単発病変があり，CT では点状および線状の高吸収域があり(図1，2の矢頭)，石灰化の疑いがある．内側面の皮質は厚く吸収値がやや高い(図1，2の矢印)．やや厚い内側面の皮質はT2強調画像とFLAIR 画像では淡い低信号を示す(図4，5の矢頭)．皮質から皮質下白質には囊胞を認める(図4，5の矢印)．内側部にはT2強調画像およびFLAIR画像にて高信号を示す部位がある．造影後には軸位断像ではごく淡い増強しか示さないが(図6)，矢状断像では明瞭な複数の結節状の増強が皮質に一致してみられる(図7の矢印)．血管造影にて異常を認めず，手術と組織診で髄膜血管腫症が確認された．

手術所見：白色の極めて硬い皮質病変で，exophytic growth を認め，硬膜に癒着していた．白質との境界面も含め，出血傾向はほとんどみられなかった．肉眼上は glioma(ganglioglioma)の印象．

病理所見：髄膜血管腫症，皮質への髄膜皮細胞や微小血管の浸潤を主徴とする良性病変であり，大脳皮質の局所的な肥厚と腫瘍性変化を伴わない，しかし多数の微細な異常血管および髄膜皮細胞による浸潤．皮質の石灰化～骨化，皮質下白質のグリオーシスを伴う．

臨床

稀な過誤腫様の皮質から髄膜にかけて奇形がみられる．軟膜および髄膜血管の増殖を認める．石灰化を示す皮質の腫瘍をみたときには考慮する．若年時にてんかんで発見されることが多く，神経線維腫症(NF)を合併するケースの存在が知られている．8割が25±4歳にてけいれんを契機に発見される．男：女=3：1．治療抵抗性のけいれん(NFを伴わない例の80%)が多い．とくに側頭葉～弁蓋部病変の場合は必発．単純部分発作(65%)が多く全般化することは稀．その他には頭痛(10～20%)がある．部位により麻痺等の巣症状，神経痛，SAH，乳頭浮腫なども認められる．

部位としては皮質病変を主座とするものがほとんど(90%)であり，前頭側頭葉(70%)＞側頭葉(40%)＞頭頂葉≒後頭葉である．皮質外病変は稀で，第三脳室，視床枕-大脳脚，脳梁，延髄など．単発病変が多発病変より多い．

神経線維腫症との関連：元々はNF1関連病変して報告されたが，最近ではNF2に関連した病変と考えられている．しかし画像診断の発達にともない孤発例の報告が増加した．かつては半数がNF関連とされたが，最近の文献では7割以上がNFとは無関係とされている．NF2に関連した本症では，けいれん発作を伴わず偶然にみつかることが多い．多巣性の病変が多いと報告されている．

画像診断

CTでは皮質を中心とした単発あるいは多発の腫瘤で石灰化を伴う．石灰化は結節状，線状あるいは脳回様と多様である．吸収値は様々で，大きさは1～3cmである．mass effect はないが軽度．出血あるいは皮質から，ややくも膜下腔寄りにみられる囊胞を認めることがある．均一な造影効果を認めることがある．

MRIでは皮質の軽度肥厚があり，石灰化の程度に伴い様々な信号変化を認める．皮質＋髄膜の増強効果があり，点状・小結節状の複数の増強像が多い．しばしば delayed enhancement を認める．皮質下白質のT2延長や囊胞の形成を認める．血管造影では70%で無所見，25%で hypovascular area として描出される．

(CD-ROM参照)

症例 52

79歳，女性　約半月ほど前から始まる左眼窩先端部症候群

　5月1日より物が二重にみえる．左眼瞼の下垂．7日より左眼窩部痛，左視力の低下，左全方向性眼球運動障害，眼瞼下垂を認め，肉芽腫性疾患を疑われステロイドパルス療法を受けた．既往には関節リウマチがあるが，ステロイドの内服はない．赤沈は高度亢進，CRP 0.3，白血球 7,200，髄液は正常である．

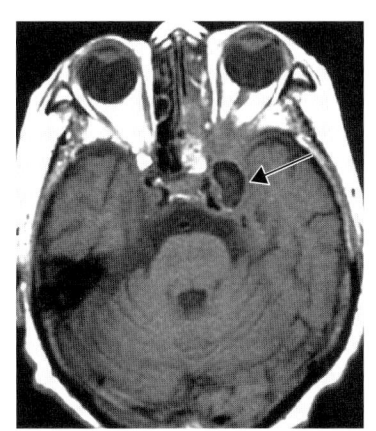

（6月6日のT1強調画像で海綿静脈洞内の低信号領域は何を示すか？　T2強調画像でも同様に低信号領域を示す．その病因は何か？）

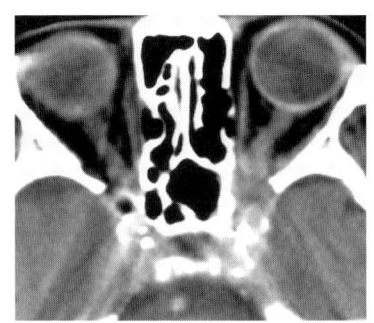

図1　5月16日のCT

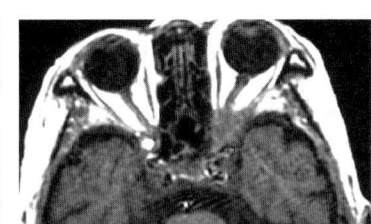

図2　5月17日のT1強調画像

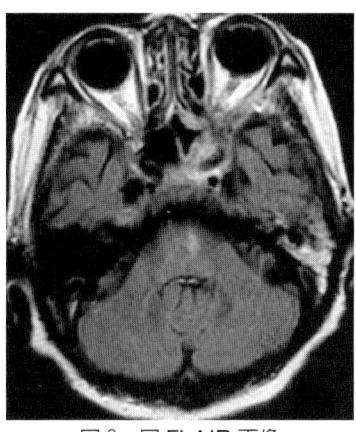

図3　同FLAIR画像

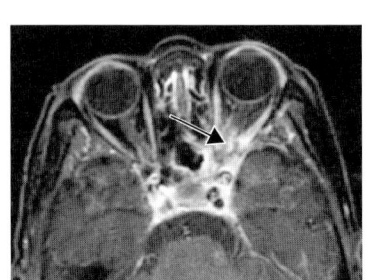

図4　造影後のT1強調画像1

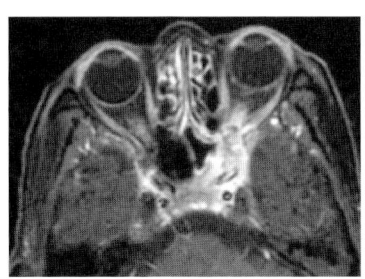

図5　造影後のT1強調画像2

図6　6月6日のT1強調画像

解答　アスペルギルス症とそれによる真菌性動脈瘤

解説

画像所見：CTで左眼窩先端部から海綿静脈洞前部にかけて病変を認める(図1〜5)．骨破壊，石灰化は認められない．T1強調画像では白質に近い信号強度を示し(図2)，FLAIR画像では病変が蝶形骨洞にもあることを示している(図3)．T2強調画像で病変は高信号から等信号で，病変の輪郭がわかりにくい(非掲載)．信号強度は非特異的である．造影後のT1強調画像では病変には造影効果があり，左視神経に沿って造影効果を認める(図4の矢印)．左眼窩先端部から海綿静脈洞の前部にかけ造影効果のある病巣が広がっている．蝶形骨洞の一部にも病変が延びている(図5)．

眼窩先端部の病変としては，炎症，腫瘍，外傷がある．その中で視神経に沿った造影効果，骨破壊がなく，腫瘤様ではない等の画像所見と短い経過，血沈の高値より感染症を疑い，抗生物質の投与を行った．

5月25日に左蝶形骨洞から経鼻的生検を行い，真菌は証明できなかったが血清中のβ-D-グルカンが上昇し真菌感染が疑われた．

さらに6月6日のMRI(図6)で，左海綿静脈洞内に動脈瘤が出現し，真菌性動脈瘤の形成を認めた．6月12日より意識障害を認め，CT(図7)にて左内頸動脈領域に広範な梗塞を認めた．

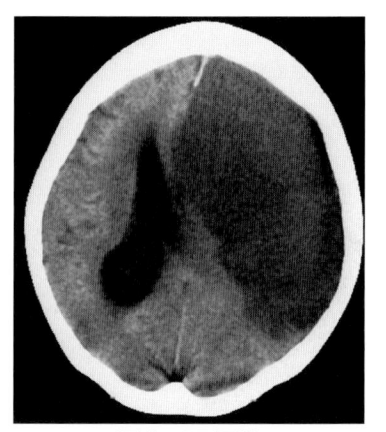

図7　CT画像

剖検所見(CD-ROM参照)

左海綿静脈洞内と蝶形骨洞内にアスペルギルスの菌糸が確認された．海綿静脈洞内の内頸動脈には真菌性動脈瘤が認められた．血栓形成や動脈解離はなかったが，脳内には左内頸動脈領域に広範な梗塞が起こっていた．本例の動脈瘤はアスペルギルスが外膜より浸潤し，動脈瘤を形成したと考えられた．脳虚血の原因となる血栓や解離はなく，その原因は不明である．

臨床

眼窩先端部症候群は視神経管と上眼窩裂を通る神経が障害される．炎症，腫瘍，外傷があるが，外傷は病歴から除外できる．炎症には，神経サルコイドーシス，細菌感染，肥厚性硬膜炎，リウマチ性多発性関節炎，結核，梅毒，真菌がある．腫瘍では副鼻腔原発の扁平上皮癌，腺様嚢胞癌，粘液嚢腫，あるいは蝶形骨の髄膜腫，転移，悪性リンパ腫が考えられる．上記のように，腫瘍よりは炎症を疑う所見であった．さらに細菌性動脈瘤の出現から細菌感染もしくは真菌感染を疑ったが，その両者共に短期間に動脈瘤の形成があり得るので鑑別は難しい．

頭蓋内真菌症は髄液検査が正常なことが多く，診断が非常に難しい．アスペルギルスがいったん頭蓋内に浸潤すると予後は非常に悪く，致死率が80％と報告された．免疫不全患者にも，そうでない患者にも報告がある．

画像診断

上記．

(CD-ROM参照)

症例 53

42歳，女性　3歳時に左片麻痺，20歳代より複雑部分発作

正常分娩，3歳時に発熱，けいれん重積となり4日間の意識障害，その後左不完全麻痺を残す．3ヶ月後より左片側けいれんを繰り返す．20歳代になり複雑部分発作が目立つようになる．42歳にてMRI施行．

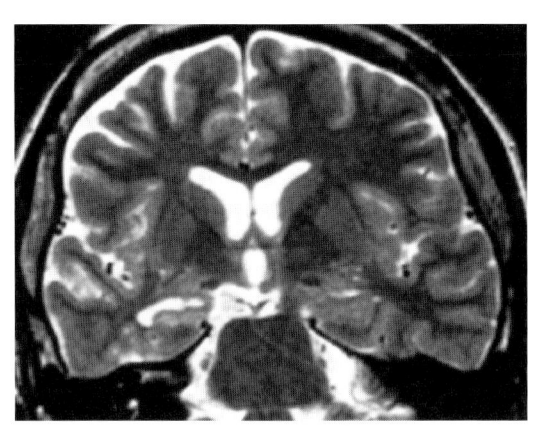

図1　T2強調画像1

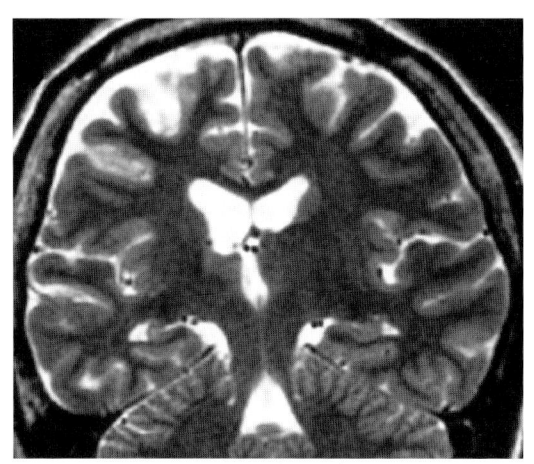

図2　T2強調画像2

解答 右片側萎縮と右海馬硬化症

解説
　画像所見：T2強調画像で右半球に片側萎縮がある．前頭・側頭葉の白質の減少が目立つ．右側頭葉の皮質白質境界は左に比べ不鮮明．右海馬が小さく左に比べて高信号を示す．右海馬硬化症の所見である．右乳頭体に萎縮を認める．右視床全体の萎縮に加え，右視床前核に高信号領域を認める．患側乳頭体および視床前核の高信号領域は海馬硬化症による二次変性を示す．他の疾患と間違えないようにすることが重要である．手術を施行し病理にて海馬硬化症を確認してある．

画像診断
　片側萎縮のある患者にてんかん発作があるときは，海馬硬化症の合併に常に注意する必要がある．文献1によれば，23例の片側萎縮のある患者では，11例に海馬硬化症を認めた．その内，9例は小児期に熱性けいれんの既往がある．その11例全例に，中大脳動脈領域に脳実質内の局所的異常所見がある．海馬硬化症のない12例中，熱性けいれんの既往のあるのは1例のみである．結論として，片側萎縮には2つのパターンがあり，海馬硬化症を伴う例はけいれん後の多発性の神経細胞消失による片側萎縮であり，海馬硬化症を伴わない例は血管障害による限局的な大脳半球の異常である．

●参考文献
1　Dix JE, Cail WS. Cerebral hemiatrophy: classification on the basis of MR imaging findings of mesial temporal sclerosis and childhood febrile seizures. Radiology. 203(1): 269-74, 1997.

症例 54

79歳，男性　CT で異常所見

　膀胱癌，前立腺癌の既往のある患者さんが，うつ状態となり，神経内科受診．CT（図1，2）にて異常を指摘され入院．神経学的異常所見を認めない．CT の9日後に MRI（図3，4）を撮像．

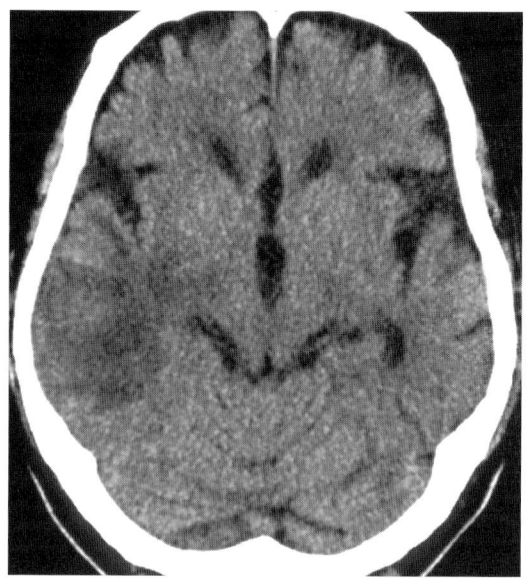

図1　造影前の CT

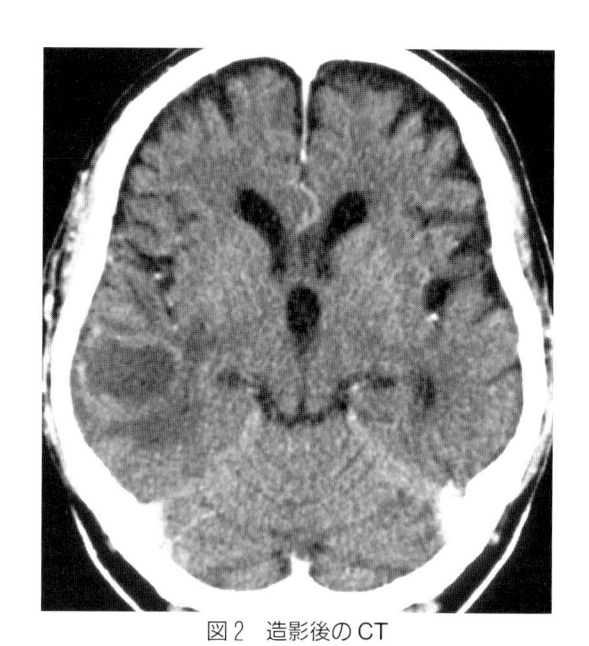

図2　造影後の CT

（三輪書店「脳神経外科の常識非常識」より許可を得て転載）

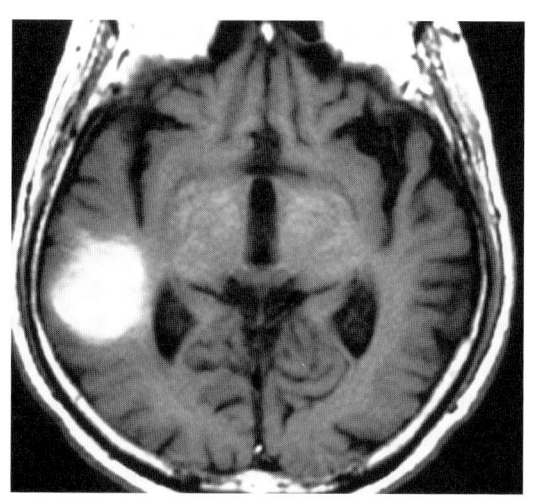

図3　T1強調画像

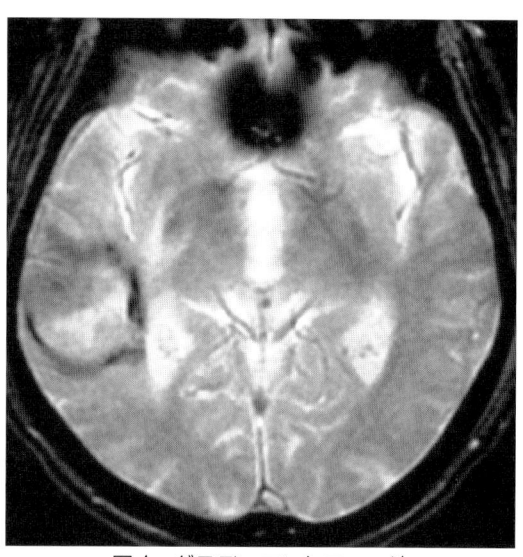

図4　グラディエントエコー法

解答　慢性脳内血腫：吸収過程にある血腫（2週間前後）

解説

画像所見：右側頭葉に低吸収域を認め，その周囲にリング状の造影効果を認める．周囲に浮腫はあるが，側脳室への mass effect が弱く，偏位がほとんどない．Ｔ１強調画像で病変は高信号領域を示し，血腫に矛盾しない．その他の病変（例えば転移など）を示す信号強度変化はない．グラディエントエコー法では周囲はヘモジデリン沈着を示す低信号領域があり，中心はメトヘモグロビンによる高信号領域を示す．リングはほぼ完全で，血腫以外の信号強度変化を認めない．以上より皮質下出血の吸収過程にあると考えた．経過観察をしたが，その後消失して吸収過程の血腫と診断した．出血の原因はおそらく高血圧性と考える．

臨床

脳内出血の中に進行性に徐々に神経症状が進行することがあり，慢性脳内血腫とよんでいる．血腫被膜内に多数の壁の薄い異常血管が新生し，その新生血管の破綻により，繰り返し出血が起こると考えられている．発症から診断までの期間は2週～5ヶ月程度である．頭痛，局所神経症状，けいれん，うっ血乳頭などを認め，血腫の部位は大脳皮質下が多い．本例のように保存的治療による血腫の消退も報告されている．血腫除去，被膜切除の手術的治療が原則とする意見もある．

血腫の原因には不明なことが多い．その他には海綿状血管腫などの血管奇形や脳腫瘍が報告がある．

左被殻出血による右上下肢麻痺で発症し，約2週間の経過で著明な脳浮腫を伴った慢性脳内血腫の1例（60歳男性）報告がある．組織学的所見からリンパ球，ヘモジデリンを貪食したマクロファージが認められ，発症の機転に何らかの炎症が関与すると考えられる．ステロイドの投与が著明に奏効した（文献4）．

画像所見

被膜化された血腫ではリング状の造影効果を示す．血腫が液化したときには造影されない．周囲に浮腫を認めることが多い．血腫自体の吸収値および信号強度は様々である．ときに多房性を示す．

Box 43　リング状の造影効果を示す疾患

1. 真菌および寄生虫感染症
2. 肉芽腫
3. 脳梗塞
4. 悪性リンパ腫
5. 転移性腫瘍
6. 多発性硬化症
7. 原発性腫瘍
8. 脳膿瘍
9. 放射線壊死
10. 亜急性期の血腫
11. 血栓を伴う動脈瘤
12. 結核腫

●参考文献

1. Del Bigio MR, et al. Experimental intracerebral hemorrhage in rats. Magnetic resonance imaging and histopathological correlates. Stroke. 27(12): 2312-9; discussion 2319-20, 1996.
2. Senaati S, et al. Resolving cerebral hematoma mimicking cerebral abscess. AJR Am J Roentgenol. 159(4): 903, 1992.
3. 松本圭吾，他：神経症候群．その他の神経疾患を含めて（I）　I．血管障害　その他 Chronic intracerebral hematoma，日本臨床別冊　神経症候群1，383-6，1999．
4. 南都昌孝，他：ステロイドが著効したと考えられる chronic intracerebral hematoma の1例．Neurol Surg J. 31(1)：49-54，2000．

症例 55

15歳，女子　学校からの帰宅途中に意識低下

　7月24日，学校からの帰宅途中に意識低下を認め，他院に入院．右不全麻痺，両腱反射の亢進を認めた．7月29日のMRIおよびMRA．

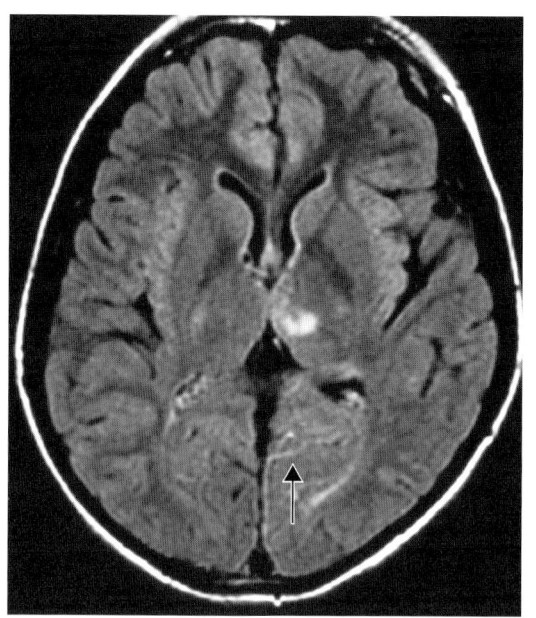

図1　FLAIR画像1

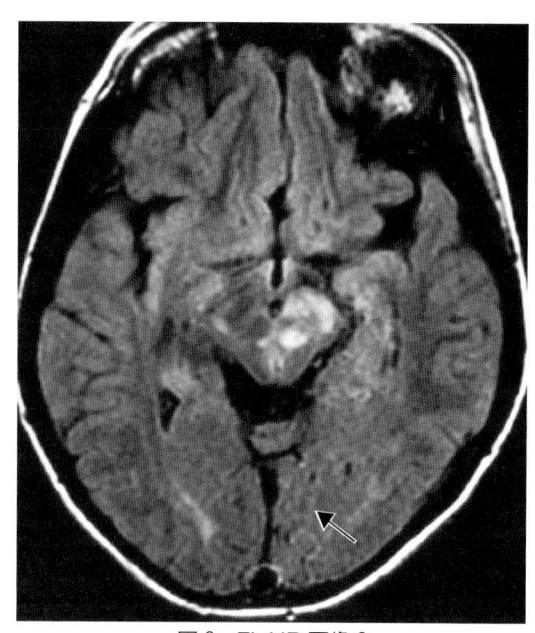

図2　FLAIR画像2

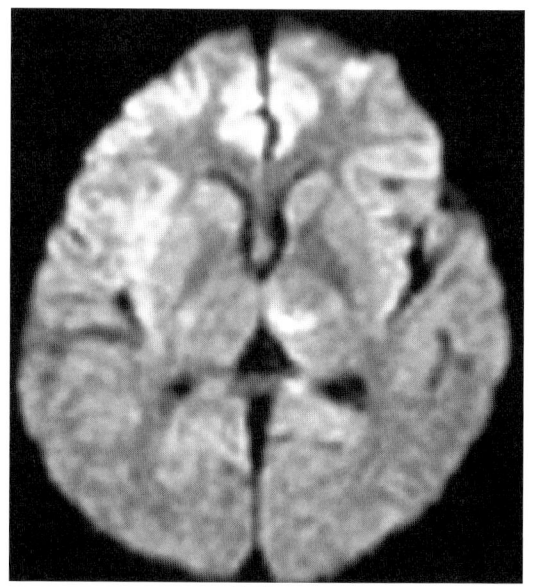

図3　拡散強調画像

解答 抗リン脂質抗体症候群：カルジオリピン抗体，ループス抗凝固因子ともに陽性による脳血栓症

解説

　画像所見：FLAIR 画像で，左視床，大脳脚から赤核にかけて梗塞を認める．左後頭葉には脳溝内に線状と点状の高信号領域があり(図 1，2 の矢印)，後大脳動脈流域に slow flow があることを示す．拡散強調画像では視床の梗塞のみが高信号を示し(図3)，新鮮な梗塞であることがわかる．他の梗塞はより古く再発性である．MRA(図 4)では左後大脳動脈を同定できない．血栓あるいは塞栓による閉塞ないしは狭窄と考えられる．本症では全身性エリテマトーデス(SLE)を伴い，しかも抗リン脂質抗体陽性であった．小児の梗塞の原因は多数あるが，血栓症では以下を考慮する(Box 44 参照)．

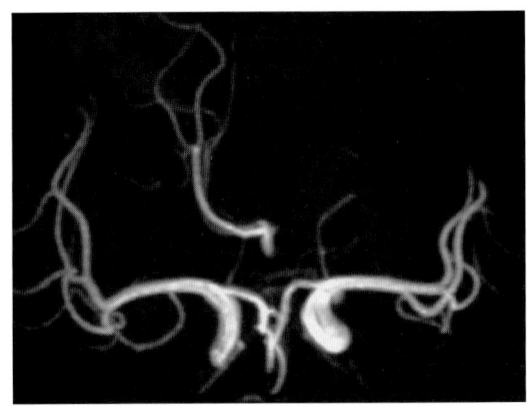

図 4　MRA

臨床

　原因の不明な若年から中年の虚血性脳疾患，硬膜静脈洞，脳静脈の閉塞，全身性の再発性の血栓症をみたときには抗リン脂質抗体陽性による脳血栓症を考慮する．特に繰り返す流産を伴う女性に多い．血小板減少症を伴う．

　抗リン脂質抗体陽性率の高い疾患は SLE，Sneddon 症候群などの結合織疾患である．

画像診断

　抗リン脂質抗体症候群では動脈も静脈にも血栓症が起こるが，動脈がより多い．若年で再発性のときには本症を考慮する．横断性脊髄炎や再発した脊髄梗塞の報告もある(文献 6)．SLE の有無と SLE の活動性による画像所見の差異はない．

Box 44　小児の血栓症

1. 血管性疾患(もやもや病，神経線維腫症，鎌状赤血球)
2. 感染(特に，インフルエンザ菌)
3. 凝固障害(抗リン脂質抗体症候群など)
4. 母親の薬物乱用(特に，コカイン)
5. 片頭痛

症例 56

68歳，女性 約3週間の経過で，それまで日常生活に支障のない"普通の"人が無言症，無反応になった

臨床経過からは撮像前はクロイツフェルト-ヤコブ病(CJD)が疑われた．

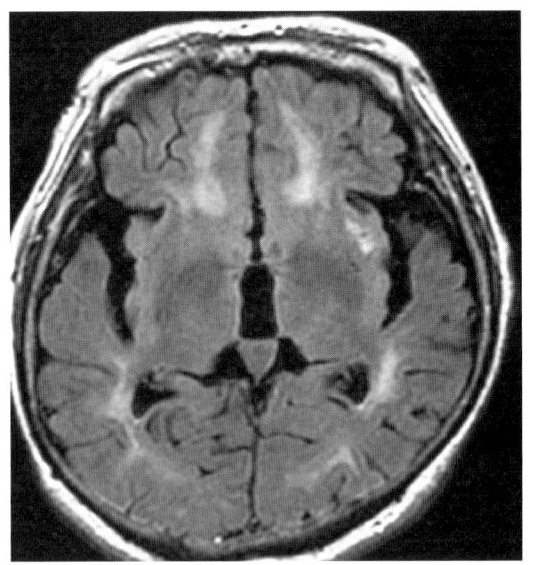

図1 FLAIR画像1

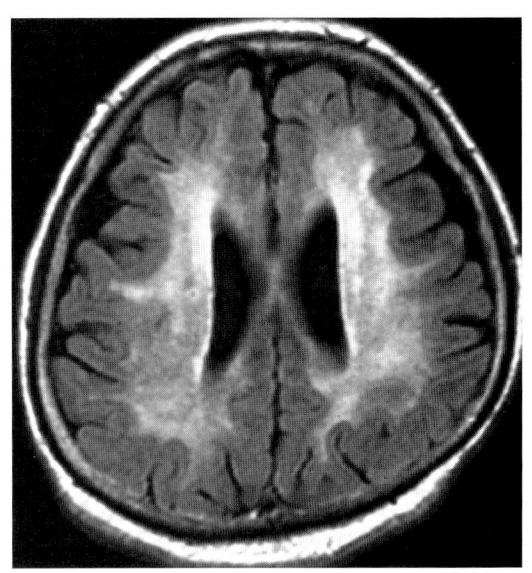

図2 FLAIR画像2

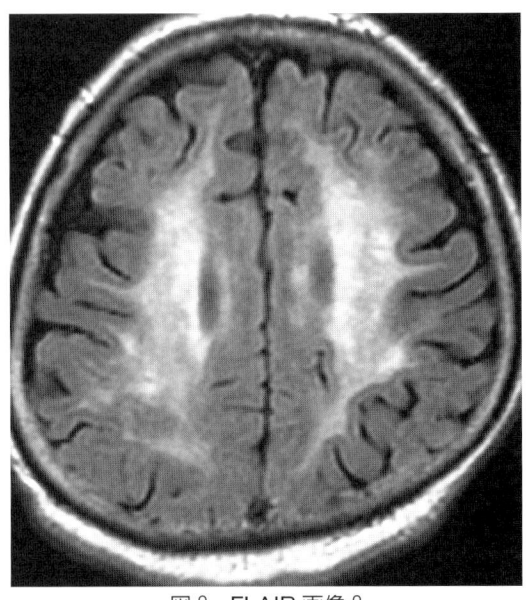

図3 FLAIR画像3

(東京大学医学部附属病院放射線科，森墾先生の厚意による)

解答　一酸化炭素中毒

解説
　画像所見：FLAIR画像で側脳室周囲，大脳深部白質にほぼ対称性に高信号領域が広がっている．前頭頭頂部の半卵円中心に異常所見を認める．島回の一部にもおよぶが皮質下白質は保たれている．後頭葉優位ではない．3週間の経過でそれまで普通であった人が，無言状態にまで進んだ認知症を示す．クロイツフェルト-ヤコブ病(CJD)を疑わせる経過であった．白質主体の変化であり，CJDをMRIでは否定できる．その臨床経過を踏まえて白質脳症の原因を考えれば，中毒が最も考えやすい．しかも若者ではなく高齢者である．一酸化炭素中毒を考慮すべき状態である．3週間前の練炭中毒による(遅発性)白質脳症であった．淡蒼球には異常を認めず，この画像のみでは一酸化炭素中毒とは言えないが，臨床経過，年齢を考慮すれば当然考えるべき疾患である．

臨床と病理
　一酸化炭素ガス吸引による急性中毒に，嘔吐，頭痛，昏迷，意識消失，昏睡が認められる．さらに急性期に意識障害が改善されるにつれて，精神神経症状が出現する非間欠型と意識清明期を経て，その2〜3週間後に急性に神経症状の悪化と昏睡を呈する遅発性の変化(間欠型)がみられる．間欠型は高齢者に多く，約10％程度と言われている．確定診断は一酸化炭素ヘモグロビンを血中内に認めることにある．

　病理所見では脱髄，浮腫，出血性壊死を認める．壊死は淡蒼球，他の大脳基底核，海馬，大脳皮質と小脳に認める．大脳白質は壊死あるいは脱髄である．

　淡蒼球に壊死を起こす中毒で，最も多いのは一酸化炭素中毒である．その他にはシアン化物とマンガンがある．

　両側淡蒼球の選択的壊死は無酸素と低酸素障害に特異的な所見である．

　淡蒼球が関与する運動障害には，初動作開始の遅延，無動症，ジストニア，強剛がある．

　意識障害を伴う熱傷患者においては，低酸素血症はもちろん，煙の吸引による一酸化炭素中毒の可能性も考慮する必要がある．

（CD-ROM参照）

症例 57

72歳，男性　5ヶ月前より発作性に両側交代性に不随意運動（舞踏アテトーゼ運動）を認める

3ヶ月前より口部ジスキネジーを認める．

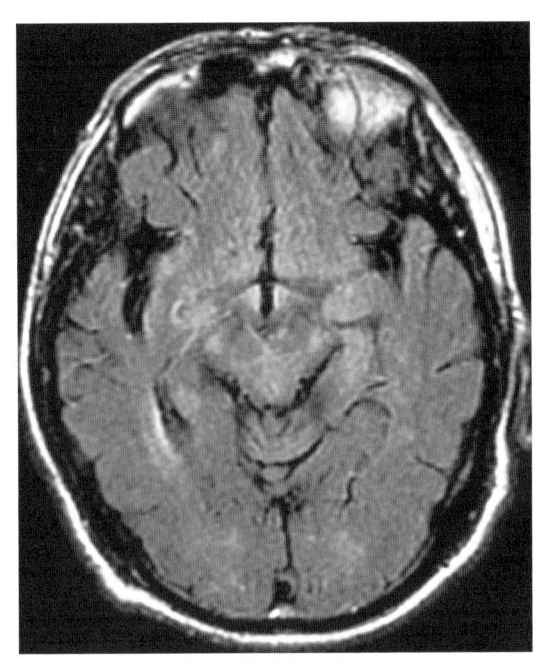

図1　FLAIR 画像 1

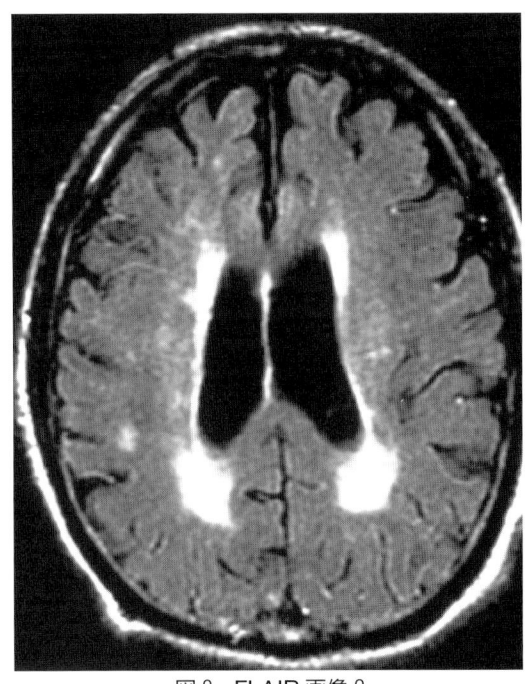

図2　FLAIR 画像 2

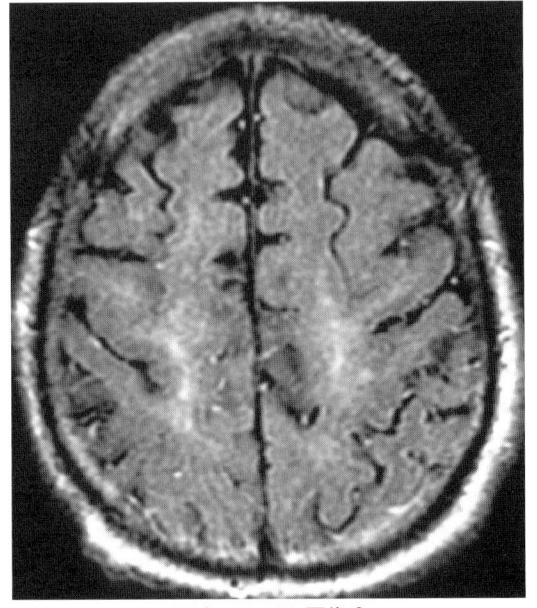

図3　FLAIR 画像 3

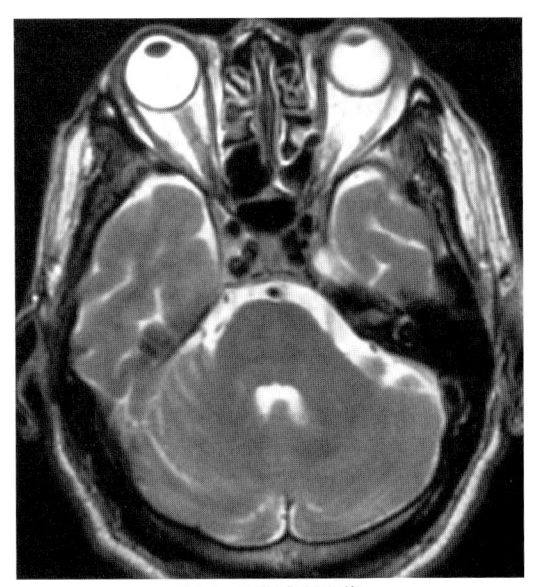

図4　T2強調画像

解答　両側頸部内頸動脈と右椎骨動脈の狭窄

解説

画像所見：FLAIR画像で中脳周囲脳槽に点状の高信号を認める．同様な所見を大脳の頭頂部により強く，線状あるいは点状の高信号を多数脳溝内に認める．前大脳動脈と中大脳動脈領域に認められる．同所見はT2強調画像とT1強調画像で認められない（非掲載）．動脈内のslow flowによりFLAIR画像でこのような所見を示す．FLAIR画像のくも膜下腔の異常な高信号領域は下記のBox 46のように多数認められたが，頭頂部により強い点状の高信号をFLAIR画像で認めたときには内頸動脈閉塞ないしは強い狭窄症を考える．海綿静脈洞内の両側内頸動脈はT2強調画像で正常に認められるので，頸部の両側内頸動脈に強い狭窄像があると考えた．血管造影で確認された（図5の矢印）．中脳周囲脳槽にも点状の高信号があるので，椎骨脳底動脈系にもslow flowがあると考えた．血管造影で右椎骨動脈に狭窄があり同定された（図6の矢印）．両側の頸部内頸動脈起始部付近の内膜剥離術後，発作の完全な消失を認めた．

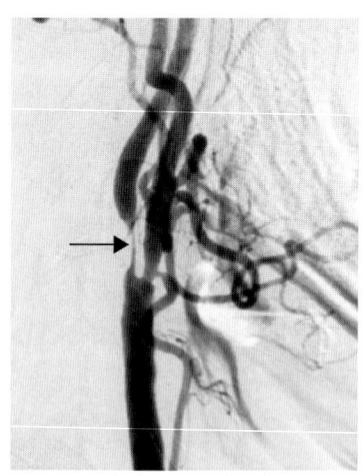

図5　右内頸動脈造影側面像 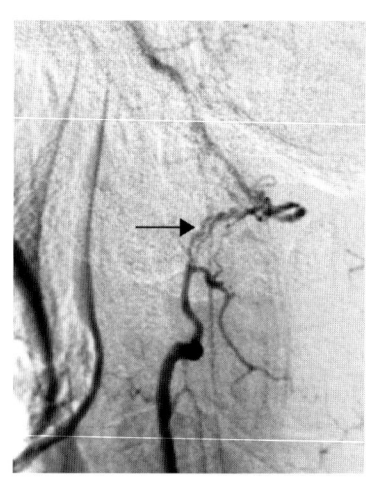　　図6　右椎骨動脈造影側面像

臨床

72歳の男性に発作性，両側交代性の一過性の不随意運動（片側性の四肢の反復性の震え）が認められた．この発作は脳波上は明かなepileptiform activityを認めず，立位や歩行時，頸部の過伸展したときに誘発され，起座位や臥位をとると軽快する特徴がある．この現象はlimb shakingあるいはrepetitive involuntary movement(RIM)とも呼ばれる．本症例では発作は交代性に突然，一側に発生し，他側に移り突然停止する．EMGでは片側バリスム・片側アテトーゼに合致する所見であった．周期的に血行力学的脳虚血発作が生じることで起こる（文献1, 4）．頸部エコーあるいはMRAによって頸動脈疾患の有無を検査すべきであり，診断が確定すれば速やかに血行再検を行うことにより症状は消失する．（CD-ROM参照）

症例 58

32歳，女性　15歳頃にてんかん発作あり，最近，手のしびれ，めまいを認める

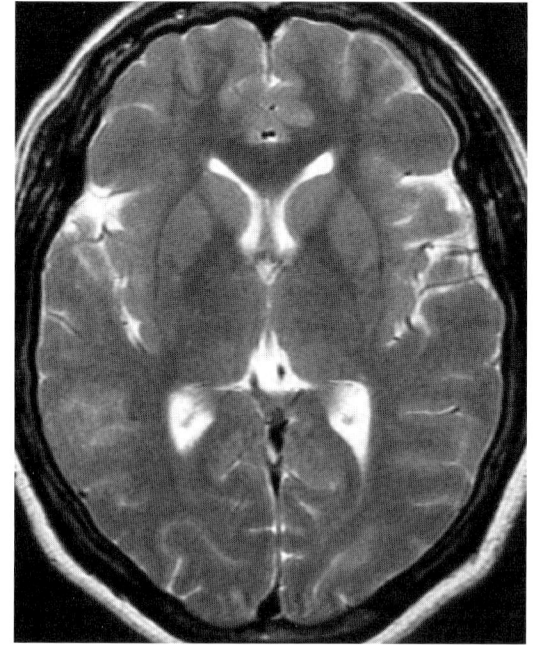

図1　T2強調画像

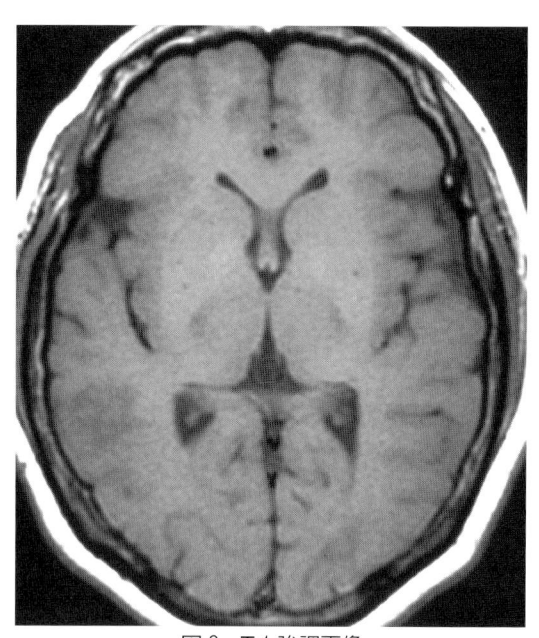

図2　T1強調画像

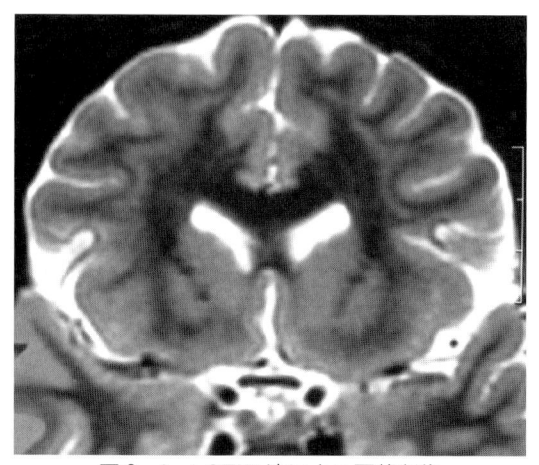

図3　fast STIR法による冠状断像

(帝京大学医学部附属病院放射線科，大場洋先生の厚意による)

解答　帯状異所性灰白質

解説
　T2強調画像で前頭葉白質内に板状の薄い灰白質が認められる．ほぼ前頭葉に限局した形の異常であり，板状異所性灰白質の画像である．T1強調画像で皮質白質境界がより不鮮明であり，病変は認められない．一方，冠状断像のfast STIR法ではより詳細な皮質白質境界の異常が判明し，帯状の薄い灰白質が白質(U線維)内に認められる．皮質それ自体には異常はない．なおFLAIR画像では異常を指摘できない．

臨床
　種々の程度の発達障害と，けいれんを症状とし，本症は女性に多い(>90％)．

　症例の多くはX染色体にリンクしている．原因遺伝子はdoublecortin(DCX)あるいはXLISとよばれる．XLISは女性患者には帯状異所性灰白質を，男性患者には滑脳症を起こす．男性患者では正常なDCX遺伝子を有する神経細胞がまったくないために，重症の表現型(滑脳症)を呈する．これに対して女性患者の大脳では個々の神経細胞でいずれのX染色体が不活性化されたかにより，遊走能が異なり，正常遺伝子を発現した細胞は皮質まで遊走し，疾患的遺伝子を発現した神経細胞は皮質下にとどまることにより帯状異所性灰白質を形成すると推測された．

　帯状異所性灰白質では，大脳皮質は正常の厚さを保っていることが多い．異所性灰白質が厚いと脳溝は浅くなり，神経学異常所見はより強くなる．

画像所見
　均一な皮質と同じ信号強度を示す帯状の構造は，側脳室と大脳皮質間に存在する．両者は正常にみえる白質によって境界されている．上部にある皮質は正常な厚さで脳溝がやや浅い．中心部白質全体を占める帯状異所性灰白質として存在することあり，前頭葉のみに存在する形もある．本例は後者である．帯状異所性灰白質の厚さによって症状の重症度が決まり，本例ではそれが薄いので症状も軽い．

　fast STIR法は本例で示したように皮質白質境界が非常に鮮明に認められるので，同部位に異常を来す皮質形成異常の検査には大変有用である．てんかん患者のMRI検査に関しルーチンに行った方がよいパルス系列である．特に方向を変える意味において，冠状断像が有用なことが多い．この方法は信号強度異常を示すのには向いていない．そのような目的ではFLAIR画像が最も適している．てんかん患者のMRIの際には両者を併用している．

　XLISにより男子に発生する滑脳症では大脳の前部により強い障害を認める．

(CD-ROM参照)

症例 59

32歳，女性　15年前，右上肢のぴくつきで発症，CTにて石灰化を認める

　15年前よりCTにて石灰化あり，海綿状血管腫として経過観察された．CTでは石灰化以外の異常を認めず低吸収域を認めていない．その後，けいれんの頻度が上昇し，手術をすることになり，CTおよびMRIを施行した．

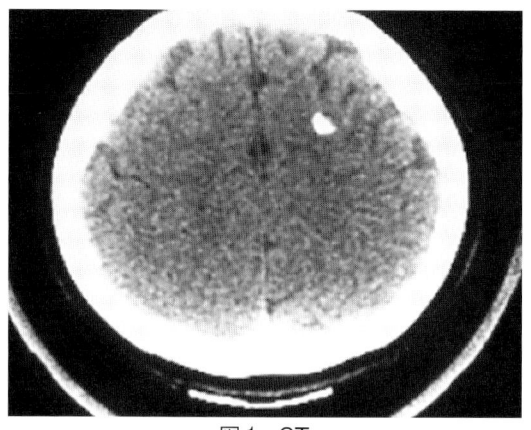

図1　CT

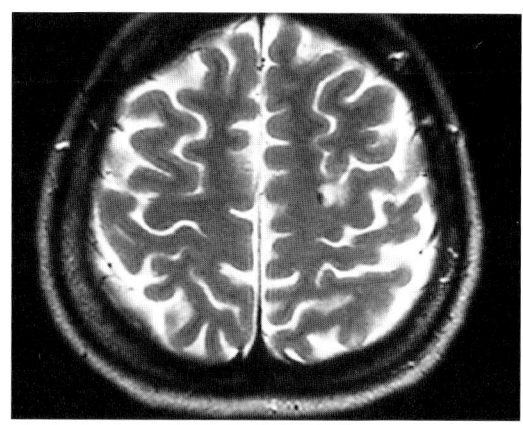

図2　T2強調画像

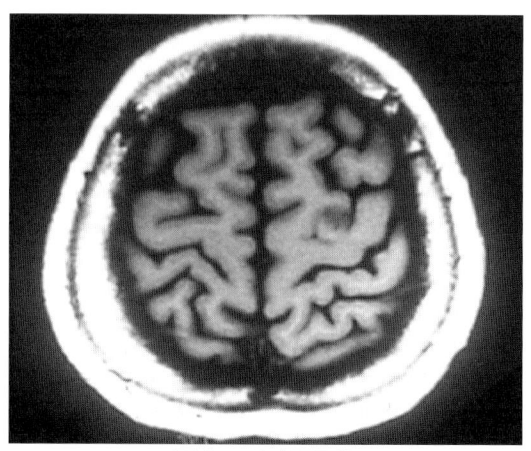

図3　T1強調画像

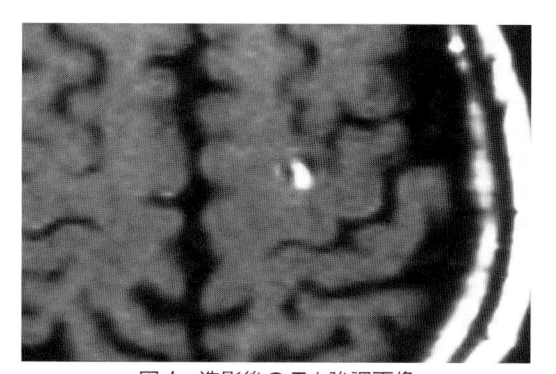

図4　造影後のT1強調画像

(三輪書店「脳神経外科の常識非常識」より許可を得て転載)

解答　毛様細胞性星細胞腫

解説

画像所見：CT(図1)で石灰化を左前頭葉に認める．その他の異常を認めない．T2強調画像(図2)で腫瘤は中心前回の前部に位置する．腫瘤の内側に石灰化による低信号領域がある．その外側には高信号領域があり，さらに浮腫を疑わせる高信号領域を最外側に認める．T1強調画像では腫瘤は低信号領域を示し，血腫の信号強度を疑わせる部位はない．海綿状血管腫を疑わせるヘモジデリン沈着はない．造影後のT1強調画像では石灰化の外側の高信号領域に一致する部位に造影効果を認めている．以上より，海綿状血管腫ではなく良性の神経膠腫を考えた．明瞭な造影効果と長い経過より毛様性星細胞腫が最も考えられ，手術により確認された．長い経過は必ずしも神経膠腫を否定する条件ではない．CTにて石灰化のみが認められる腫瘍もある．

臨床

境界明瞭な腫瘍で，しばしば囊胞を伴う．ゆっくりとした発育をする．

小脳，視神経・視交叉，第三脳室近傍，脳幹の順に多い．

5〜15歳に多い子供の腫瘍である．成人には少ない．

画像診断

囊胞を伴う脳実質内腫瘍であり，5〜15歳の子供のときには最も可能性が高い．

石灰化は20%，出血は稀である．

強い不均一な造影効果を充実部分に認める．囊胞壁にも，ときに造影効果．髄膜播種は稀である．

鑑別診断

Pilomyxoid astrocytoma：乳児(平均年齢18ヶ月，pilocytic astrocytomaは58ヶ月)の視交叉・視神経の腫瘍，造影効果があり，充実性，播種をより起こしやすく水頭症を伴うことが多い．深部白質および灰白質への進展を認める．

(CD-ROM参照)

●参考文献

1. Lee YY, et al. Juvenile pilocytic astrocytomas: CT and MR characteristics. AJR Am J Roentgenol. 152(6): 1263-70, 1989.
2. Strong JA, et al. Pilocytic astrocytoma: correlation between the initial imaging features and clinical aggressiveness. AJR Am J Roentgenol. 161(2): 369-72, 1993.
3. Komotar RJ, et al. Pilocytic and pilomyxoid hypothalamic/chiasmatic astrocytomas. Neurosurgery. 54(1): 72-9; discussion 79-80, 2004.
4. Arslanoglu A, et al. MR imaging characteristics of pilomyxoid astrocytomas. AJNR Am J Neuroradiol. 24(9): 1906-8, 2003.

症例 60

22歳，女性　8日前発症の髄膜炎

　7月22日，発熱で発症した髄膜炎により28日に入院する．29日より目のかすみ，30日より複視，瞳孔不同，8月1日より意識の変容を認める．7月30日の髄液検査で無色，透明，細胞数 1,006/3/μl（L 824，N 198），蛋白 136 mg/dl，糖 32 mg/dl（血糖値 110），クロール 98 mEq/l（基準値 120〜130）であった．

（7月30日と8月6日のMRIで違っている点は，診断は？）

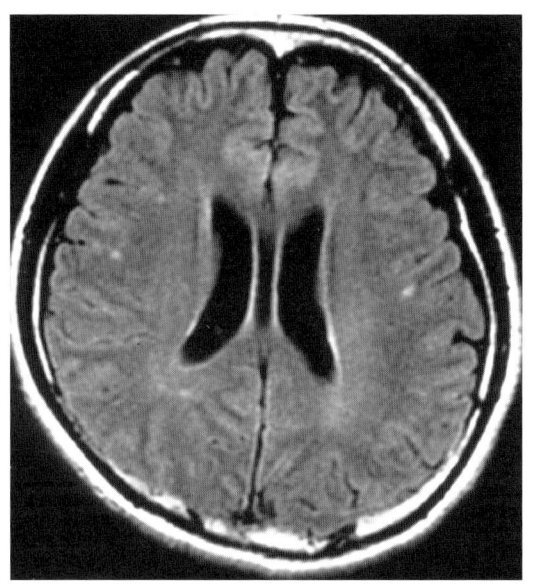

図1　7月30日のFLAIR画像

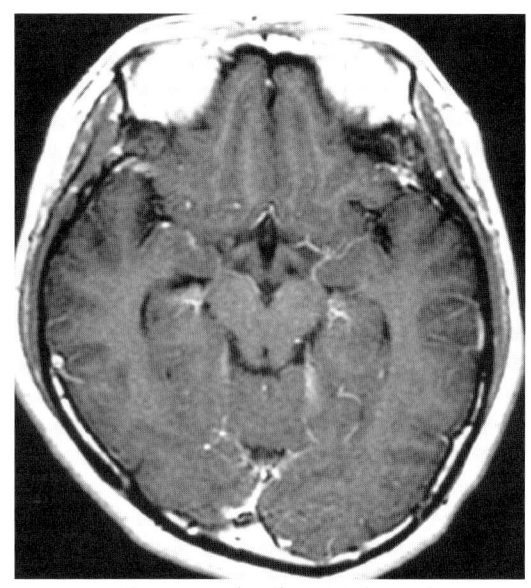

図2　同日の造影後のT1強調画像

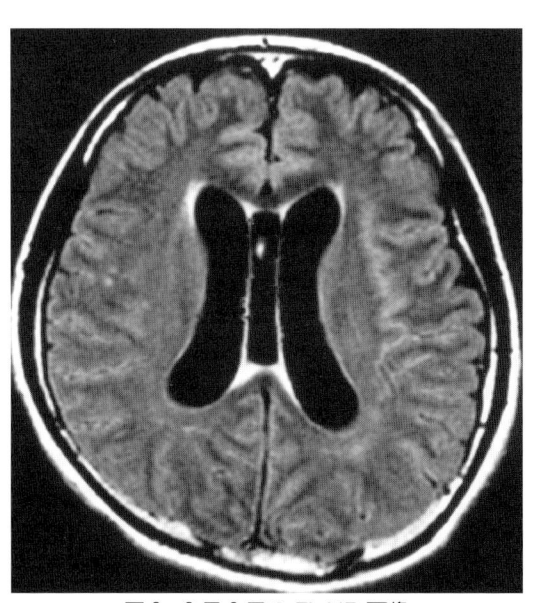

図3　8月6日のFLAIR画像

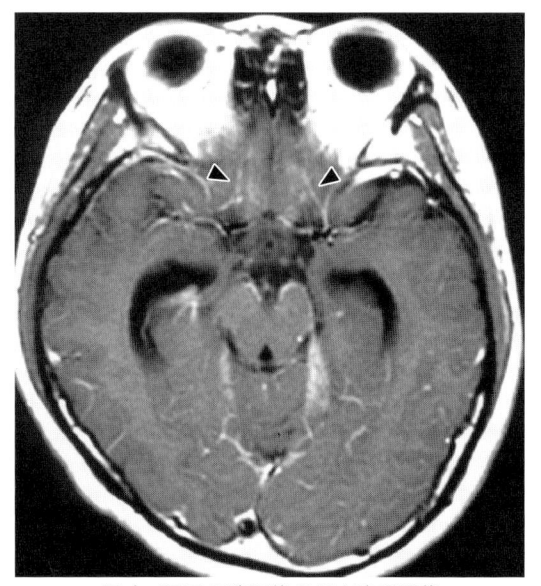

図4　同日の造影後のT1強調画像

解答　結核性髄膜炎

画像所見
　7月30日のMRIでは明らかな異常を指摘できない．8月6日のFLAIR画像では脳室拡大があり，水頭症の合併がみられる．造影後のT1強調画像では，大脳脚の内側，脚間槽に面し，脳表に造影効果を認め，異常である．前頭葉底部の脳溝(嗅溝など)に沿った造影効果も強い(図4の矢頭)．

　髄膜炎のある患者で，水頭症と脳底槽の異常な髄膜の造影効果をみたときに結核性髄膜炎と癌性髄膜炎を考慮する必要がある(その他に考慮すべき鑑別はBox 48参照)．髄液の所見も結核性髄膜炎に合致する．この患者では特に，複視，瞳孔不同など動眼神経に関係した病変が疑われ，脳底槽の病変を示している可能性がある．22歳という年齢，急速な水頭症の出現を考えると，癌性髄膜炎よりは結核性髄膜炎の方が可能性は高く，結核性髄膜炎を考慮して抗結核剤を開始する必要がある．後に結核菌を髄液から認めた．

臨床
　結核髄膜炎の早期診断は現在でも困難である．本症による死と重大な神経系の後遺症を避けるには早期の治療開始が最も重要であり，結核菌が同定される前に，疑診の段階で治療を開始する必要がある．数日の治療開始の遅れが致命的となることがある．髄液では単核球優位の細胞数増多をみる．蛋白は増加し，糖は40 mg/dl以下に低下し，クロールも低下する．

画像診断
　脳底槽を中心とする髄膜に造影効果を認める．強い厚い造影効果を認めることがあるが，初期には認められない．MRIでは約70～85％，CTでは62％と高率であり診断に役に立つ．

　血管炎を伴い，細菌性髄膜炎に比べ脳梗塞の合併がより高くCTでは約30％，MRIでは60％に認められる．大脳基底核・内包後脚領域が好発部位で，ときに大脳皮質，脳幹でも起こり，結核性髄膜炎の重要な臨床特徴とされる．

　脳底槽およびくも膜顆粒の障害により交通性水頭症を認めることがある(70％)．交通性水頭症は結核性髄膜炎の最も多い合併症である．

　FLAIR画像で脳溝内に高信号領域を認めることがあり髄膜の炎症を示す．その他に結核腫を伴うこともある．

Box 48　脳底槽の髄膜を侵す病変

1. 感染
   - 結核性髄膜炎，梅毒
   - 細菌感染，クリプトコッカス
2. 神経サルコイドーシス
3. 腫瘍による髄膜播種(癌性髄膜炎，原発性脳内腫瘍の播種)
4. 悪性リンパ腫
5. 化学性髄膜炎(薬剤，パントパーク®，破裂した上皮腫の脂肪)

(CD-ROM参照)

●参考文献
1　Jinkins JR, et al. MR imaging of central nervous system tuberculosis. Radiol Clin North Am. 33(4): 771-86, 1995.
2　堀内泉，他：結核性髄膜炎．神経内科 53[supple 2]：396-7, 2000.

症例 61

34 歳，男性　びまん性の白質病変がある．6 年ほど前より躁病，アルコール認知症と言われていた

　5人兄弟末子．同胞，叔父に神経疾患らしき人物がいるが詳細は不明である．18 歳から多量の飲酒，6 年前に躁病の診断を受ける．5 年前に躁病，アルコール依存症にて入院加療．1 年前にはコルサコフ症候群，アルコール性認知症の診断を受けるが 4 年前より飲酒はしていない．3 ヶ月前には認知症症状が主でしばしば失禁，多少の会話は可能であったが，発語がなくなり急に悪化し MRI を撮像する．

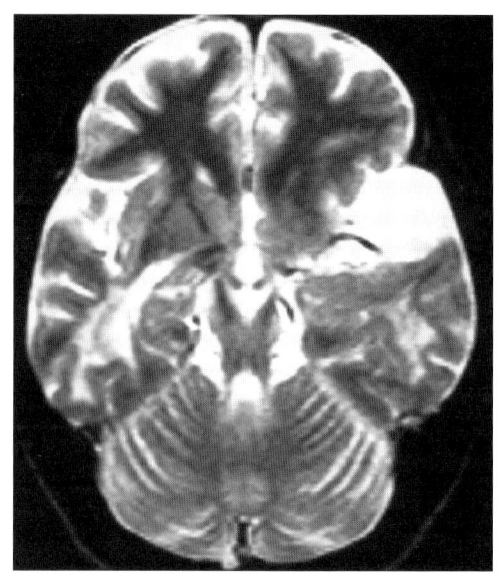

図 1　T2 強調画像 1

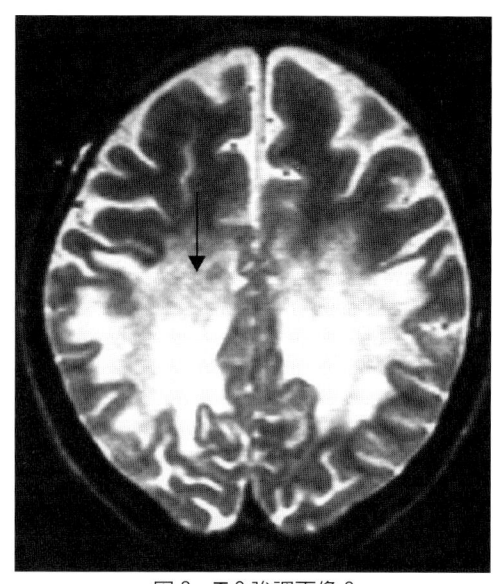

図 2　T2 強調画像 2

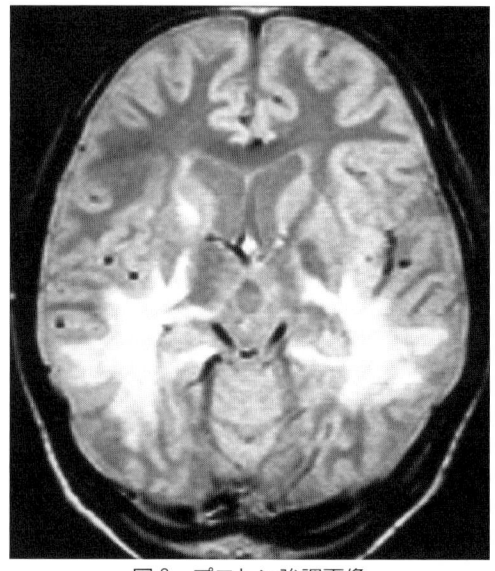

図 3　プロトン強調画像

(榛原総合病院放射線科，尾崎正時先生の厚意による．造影剤投与はしていない)

解答　副腎白質ジストロフィー(成人大脳型)

解説

画像所見：橋上部，小脳と大脳の萎縮があり，大脳脚の錐体路および頭頂・後頭橋路には高信号をT2強調画像で認める．くも膜嚢胞が左側頭葉前部にある．頭頂・後頭葉優位に左右対称性に，深部大脳白質にT2強調画像で高信号を認める．U線維は保たれている部位もある．前頭葉前部の白質は保たれ，病変部との境界の白質には病変部に比べて高信号の程度が弱くなっている(図2の矢印)．本例における炎症性脱髄巣の最も新しい病変を示唆している可能性が高い．本例では施行していないが，造影効果が期待される部位である．内包後脚から視放線にまで高信号をプロトン強調画像にて認める．以上の所見と精神症状を主とする臨床症状から副腎白質ジストロフィー(成人大脳型)が最も考えられ，後の検査で極長鎖脂肪酸の上昇があり確定診断された．

臨床

成人で発症する副腎白質ジストロフィー(ALD)は大きく2つに分かれ，1つは副腎脊髄ニューロパチーであり(ALD全体の約25%)，もう1つは成人大脳型のALDである．ALDの1～3%を占める．30歳代で性格変化，記憶力の障害あるいは他の精神症状で発症し，数年の経過で死亡することが多い．その他に脊髄小脳変性症様，小脳症状を主体とする少数の群がある．

画像所見

大脳白質に強い病変があり萎縮を伴う．脳梁は強く侵される．小児と異なり後頭葉優位に侵されることは少ない．他の論文によれば前頭葉優位，後頭葉優位と両方がある．小児型ALDと異なり大脳皮質，皮質下，脳幹に萎縮を認める．大脳深部白質のみではなく，内包後脚および視放線などの線維路の脱髄を認める．活動性部分には造影効果を認めることが多い．

鑑別診断

1. 他の成人型白質ジストロフィー

成人型クラッベ病：錐体路症状が主である．脳梁がしばしば侵される．大脳白質後部，中心前回，錐体路に沿った高信号を認めることが多い．視神経の腫大を認めることがある．

成人型異染性白質ジストロフィー：多発性硬化症様(痙性，小脳失調，不均衡)，統合失調症様症状(異常行動，性格変化，集中力不足，不適切な笑い，進行すると失禁)を示す．大脳白質に高信号をT2強調画像にて認める．T2強調画像での信号強度変化は一様である．但し活動性部分のADC値は低下していると報告がある．

2. 脳腱黄色腫症

小脳歯状核に石灰化とヘモジデリン沈着を伴う(低信号)を伴う高信号をT2強調画像にて認める．
(CD-ROM参照)

●参考文献
1　Kumar AJ, et al. MR findings in adult-onset adrenoleukodystrophy. AJNR Am J Neuroradiol. 16(6): 1227-37, 1995.
2　Uyama E, et al. Presenile-onset cerebral adrenoleukodystrophy presenting as Balint's syndrome and dementia. Neurology. 43(6): 1249-51, 1993.
3　Szpak GM, et al. Adult schizophrenic-like variant of adrenoleukodystrophy. Folia Neuropathol. 34(4): 184-92, 1996.

症例 62

4歳，女子　複雑部分発作と全身発作

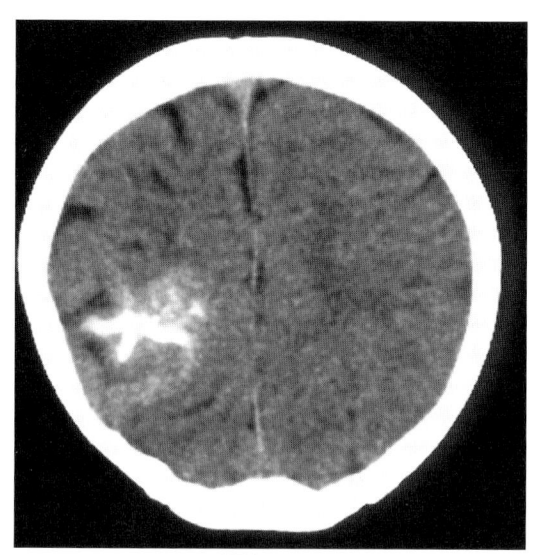

図1　CT

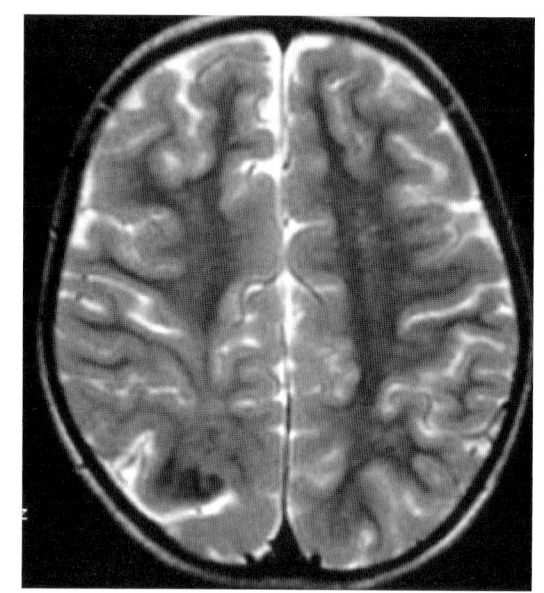

図2　T2強調画像

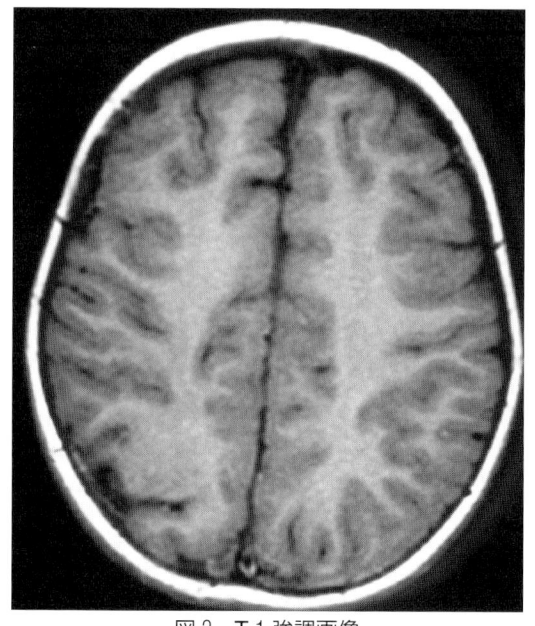

図3　T1強調画像

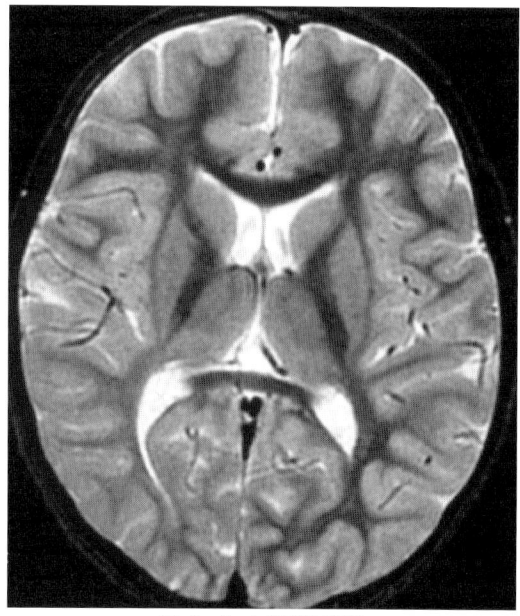

図4　fast STIR画像

解答　孤発性皮質結節

解説

　画像所見：CT で右頭頂部に粗大な石灰化を認める．T2 強調画像で右頭頂葉後部に異常な脳回があり，その外側をふちどるように異常に拡大した脳溝を認める．その脳回の中心部には石灰化による低信号領域を認め，その内側の病変は皮質と等信号領域を示す．周囲の右頭頂葉の皮質白質境界は不鮮明である．T1 強調画像では異常な脳回は皮質と等信号で，皮質がやや厚くみえる．腫瘤様でもある．fast STIR 法では右側頭葉，後頭葉に広汎な皮質白質境界の不鮮明を認める．他の部位に結節性硬化症を示す所見はない．石灰化を有する腫瘤の要素を持ちながら，脳溝拡大や皮質白質境界の不鮮明など，皮質形成障害の性質も持っていることから孤発性皮質結節と診断した．手術と病理組織により確認された．

臨床

　孤発性皮質結節は単独の皮質結節のみを有し，結節性硬化症(TS)の他の所見を伴わない病変である．すべての症例はてんかん発作により発症する．その病変がてんかん発作を起こすことが判明すれば，手術の適応になる．自験例では1歳から23歳までの症例があり，前頭葉および側頭葉に多い．男女差はない．

　病理学的に確認された皮質結節が1つあれば，以前の診断基準では TS と診断できたが，限局性皮質異形成(focal cortical dysplasia：FCD)と区別するために新しい診断基準では他の徴候を必要とするようになった．

　Greenfield's Neuropathology 第7版(文献1，2)に明解に述べられているように，FCD と本症とは別の疾患である．皮質結節には軟膜下に強いグリオーシスを認める．細胞の形態異常が FCD と比べてより強い．異常な神経細胞の数は FCD と比べ少ない．大脳皮質の神経細胞数もより少ない．石灰化は皮質結節にしばしばみられるが FCD には認めない．米国の神経病理医とその影響を受けた神経放射線科医の間で，本症と FCD とは同一疾患と考える傾向が強いが，遺伝子検査でも2つは異なった疾患と考えられている(文献4)．

画像診断

　腫瘤あるいは結節状を示し，通常の皮質下結節と同様に皮質下に強い信号強度異常を認める．T2 強調画像で高信号，T1 強調像で低信号を示す．石灰化を多くの症例で認める．石灰化の強いときには，皮質下の信号強度は高信号ではなく，本例のように低信号を示す．周囲の皮質白質境界の不鮮明，白質の信号強度の異常を認める．周囲に異常な走行，拡大した脳溝を認めることがある．以上の所見は腫瘤状ではあるが，皮質形成障害の性質を有し腫瘍とは異なる．FCD とは石灰化を認めること，腫瘤あるいは結節状を示す点が異なる．

　結節性硬化症による皮質結節で造影効果のある例があり，孤発性皮質結節でもその可能性があるので，造影効果のみでは腫瘍との鑑別にはならない．

　皮質結節から側脳室に向かって線状の構造を認め，白質内に神経細胞の集団が認められる．radially oriented white matter band と呼ばれ，皮質結節に特徴的な所見とみなされていたが，FCD でも同様な所見が報告されている．

(CD-ROM 参照)

症例 63

54歳，男性　5日前より食欲低下と意識障害

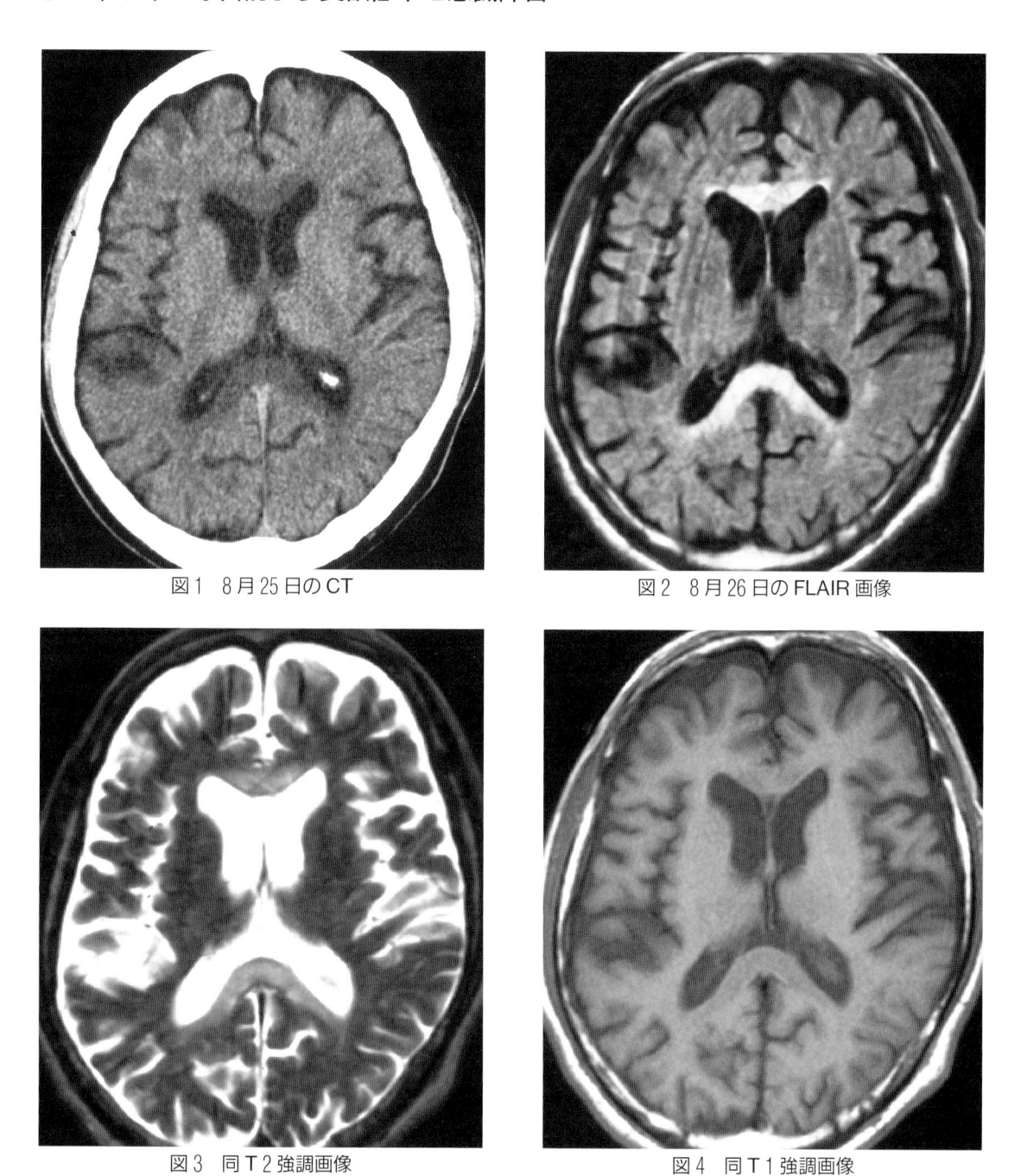

図1　8月25日のCT

図2　8月26日のFLAIR画像

図3　同T2強調画像

図4　同T1強調画像

(聖マリアンナ医科大学横浜市西部病院，小山眞道先生の厚意による)

解答 マルキアファーヴァ・ビニャミ病（急性型・原発性脳梁変性症）

解説

　画像所見：CTで淡い低吸収域が脳梁膝部と膨大部に広がっている．同部位に高信号領域をFLAIR画像で認める．T2強調画像でも髄液よりは低いが高信号領域を同部位に認める．他の部位には異常高信号を認めない．T1強調画像では脳梁の信号強度変化は弱く，ごく淡い低信号領域が一部に認められる．患者はウイスキー1本を1日で飲むような大酒家であった．

臨床

　脱髄性の病変であり，初めはイタリアにて大量の安いぶどう酒を摂取する男性（同時に低栄養状態）にみつかったが，今は世界中でみられ，他の酒類や酒を飲まない低栄養者でも発症する．

　急性に発症し，けいれんをしばしば伴い，重篤な意識障害で発症する急性型と慢性の経過をとり，数年の経過で進行する認知症と半球間離断症状でみつかる慢性型がある．

　病理所見は脳梁を中心とする脱髄であるが，深部と側脳室周囲白質，他の交連線維にも脱髄がおよぶことがある．中心部には壊死を認め，出血とヘモジデリン沈着も報告がある．剖検例ではペラグラ様の状態，ウェルニッケ脳症，橋中心性髄鞘崩壊症，アルコール性小脳萎縮症と合併してみつかることも多い．現在では浸透圧性橋外髄鞘崩壊症の1現象として考えられている．

　アルコール多飲患者にて急性の脳症が認められたら本症を考える．

画像診断

　脳梁膝部は急性型，体部は慢性型で侵されることが多い．T1強調画像で低信号を示し（浮腫および嚢胞変化），T2強調画像では高信号を示す．急性型では拡散強調画像にて高信号を示し，腫脹と造影効果も示す．慢性型では脳梁の萎縮を示す．

鑑別診断

1. **脳梁膨大部に高信号を示すけいれん後脳症**：膨大部のみに認められる，比較的早期に消失する．
2. **脳梁離断術後**：病歴
3. **新生児低酸素性虚血性脳症**：病歴，嚢胞化

（CD-ROM参照）

●参考文献

1　Arbelaez A, et al. Acute Marchiafava-Bignami disease: MR findings in two patients. AJNR Am J Neuroradiol. 24(10): 1955-7, 2003.
2　築山裕見子，他：Marchiafava-Bignami病におけるMR画像所見．病理所見との対比，臨床放射線：43(13)：1845-8, 1998.

症例 64

13歳，女子　側頭葉てんかん

10歳頃より人の声に似た音声を聞くことがあった．9ヶ月前より発作が頻繁になった．現在の発作は40秒程度の音声を自覚し，その後，意識減損，眼瞼をパチパチさせたり，唇が左の方に引っ張られるような感じとなり四肢や体幹を小刻みにふるわせる．記憶障害はない．
(図3の矢頭は他院での生検部位)

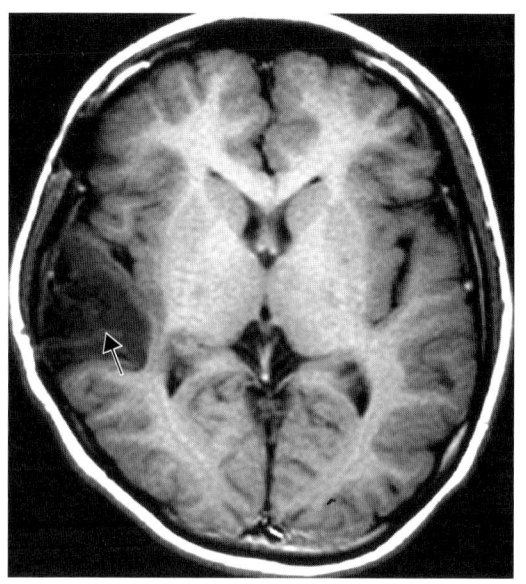

図1　T1強調画像

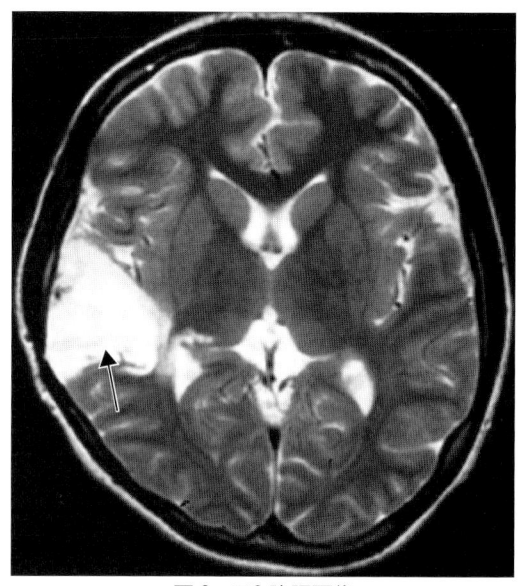

図2　T2強調画像

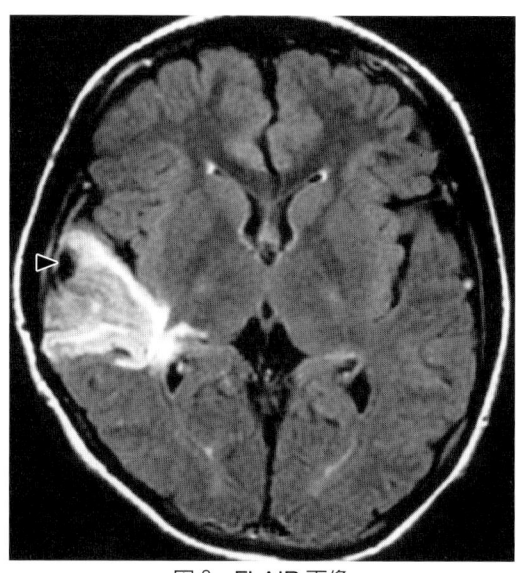

図3　FLAIR画像

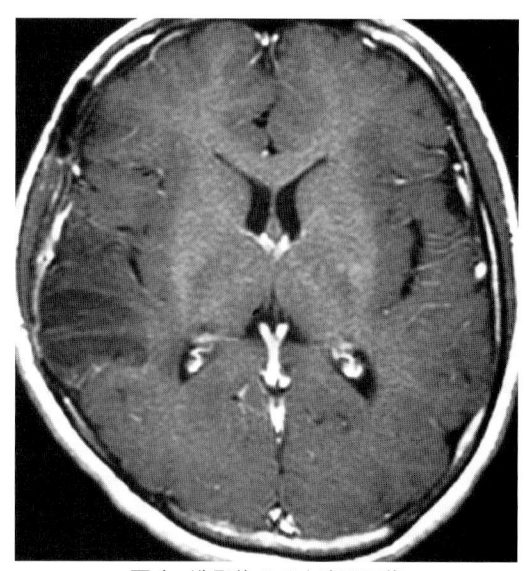

図4　造影後のT1強調画像

解答　胚芽異形成神経上皮腫瘍（DNT）

解説

画像所見：右側頭葉皮質から白質にかけて病変があり，皮質を頂点とする三角形の形態を取っている．病変は嚢胞状にみえ，Ｔ１強調像で低信号，Ｔ２強調画像で強い高信号を示すが，FLAIR画像では明らかな高信号領域を示し嚢胞性ではない．さらに，その内部に明らかな中隔構造を認め，Ｔ１強調画像（図1の矢印）およびＴ２強調画像（図2の矢印）ともに，皮質に近い信号強度を示す．FLAIR画像では腫瘍内部の信号強度は一様ではなく，およそ２つの成分がある．造影効果を認めない．この症例には石灰化を認めない．なお拡散強調画像では低信号領域を示した（非掲載）．

臨床

側頭葉に発生することが多く，比較的長い経過の複雑部分発作を小児と若年成人に起こす．大きくなることはほとんどない，あるいはあっても僅かであると考えられ，再発は稀である．悪性化は現在まで１例のみが報告された．

新皮質の病変であり厚い脳回様にみえる．周囲には皮質形成障害を伴うことが多い．最も重要な顕微鏡所見は"specific glioneuronal element：SGNE"と呼ばれ，以下の所見を示す．

1. 皮質に直角に，不均一な細胞の柵状の集合
2. 毛細血管周囲の乏突起細胞に似た細胞の存在
3. 他の細胞は，星細胞と神経細胞への分化

神経細胞が，淡い好酸性の粘液状の構造に浮かんでいるようにみえ，それが嚢胞状にみえるので決して嚢胞があるのではない．病理では石灰化あるいは軟膜浸潤がある．

画像診断

最も好発する部位は側頭葉であり，以下，頭頂葉，尾状核，透明中隔にも認められる．

皮質から白質に向かって進む腫瘍であり嚢胞性である．境界明瞭で，周囲へのmass effectはないか，あっても軽度である．浮腫はない．成長がゆっくりであり周囲の骨を変形させる．

CTで低吸収域を示し，梗塞に似た所見を示す．石灰化は20〜36%と言われている．

Ｔ２強調画像では高信号，Ｔ１強調像では低信号を示し，いずれも多房性の嚢胞状であり中隔を有することが多い．中隔はＴ２強調画像およびＴ１強調画像で正常皮質に近い信号強度であり腫瘍内で同定できる．FLAIR画像では高信号を示し，嚢胞ではないことが明瞭であり，しかもFLAIR画像では信号強度が均一ではなく，２つの成分を有するようにみえる．皮質が白質に比べてより多く侵され，皮質を頂点とする三角形の形を取ることが多い．冠状断像が有用である．造影効果はないことが多い．なお周囲に皮質形成障害が病理でしばしば認められるが，画像にて同定できた症例はない．

Fernandezらは，小児のDNT（dysembryoplastic neuroepithelial tumor）14例の検討で，①中隔の存在，②三角形の分布，③造影効果がない，の3徴候を特徴的な所見としている．自験例とよく合致している．全例がこの3徴候を示すのではない．

文献2によれば，DNTではメチオニンPETの取り込みが不良であると報告がある．MRSによる研究（文献3）によればfocal cortical developmental malformationと良性の神経膠腫の鑑別に有効であり，後者では高度のコリンの上昇があり，NAAの低下を認める．一方，前者では軽度のコリンの上昇と，軽度のNAAの低下に留まるとしている．

（CD-ROM参照）

症例 65

56歳，男性　20歳初発の振戦があり，進行性である

　小脳症状が47歳で認められた．54歳で認知障害を認め，55歳で異常運動，強剛を認める．錐体路徴候を58歳で認めた．56歳の時にMRIを撮像する．

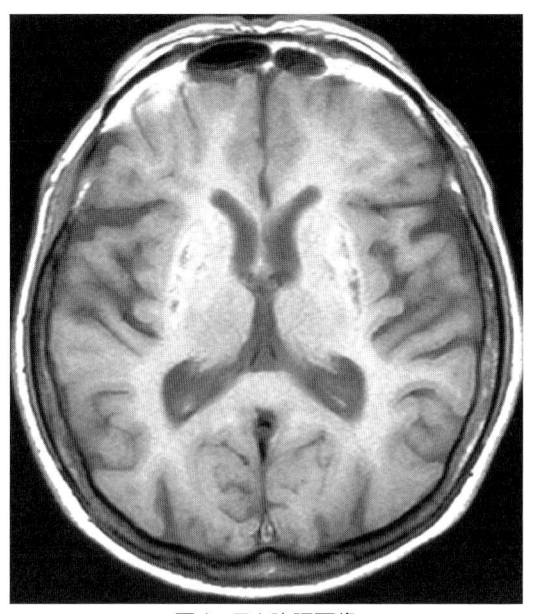

図1　T1強調画像

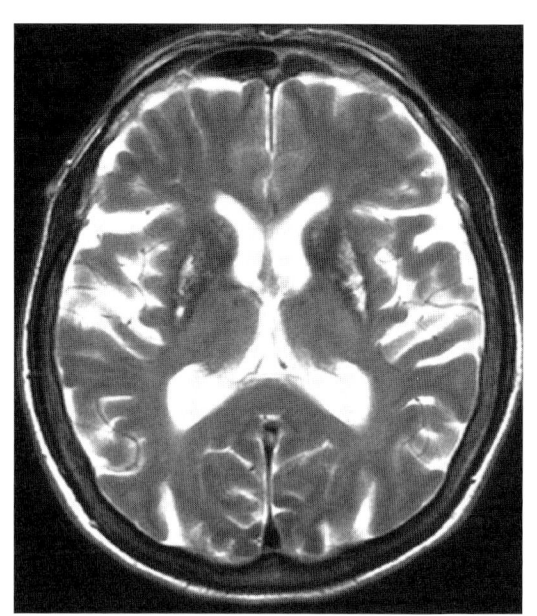

図2　T2強調画像

(慶應義塾大学病院神経内科，高尾昌樹先生の厚意による)
(Lippincott Williams & Wilkins社 J Neuropathol Exp Neurol. 2004; 63(4): 363-80 より許可を得て転載)

解答　神経フェリチン症

解説
画像所見：T2強調画像で被殻に低信号を認め，その中心部に高信号が存在する．被殻自体の萎縮はほとんど認められない．T1強調画像では被殻の中心に低信号を認める．大脳の軽度の萎縮があり，小脳虫部に萎縮を認める(画像非掲載)．

臨床
最近みつけられた常染色体優性遺伝を示す成人発症の神経変性疾患であり，鉄の沈着を大脳基底核に示す疾患である．フェリチンL鎖遺伝子のエクソン4の変異を認める．血清のフェリチン値は低下である．血清鉄，ヘモグロビンとトランフェリンには異常がない．臨床症状は錐体外路系の症状が主であり，舞踏病様運動，ジストニア，強剛であり，その後に認知障害などを認める．

血清フェリチンは主としてL鎖により構成され，体内鉄貯蔵量を表し，細胞内のフェリチン製造組織により分泌される．フェリチンの体内での役割は2つあり鉄の細胞内貯蔵と非毒素化である．

病理所見(CD-ROM参照)では被殻が灰白調に変色し，微小な空洞を認める．前頭葉を中心とする軽度から中等度の萎縮がある．尾状核と小脳に軽度の萎縮がある．黒質の色調が低下している．顕微鏡所見では被殻と淡蒼球にパール染色にて鉄を含む球体が認められている．主としてグリアに核内および細胞体に封入体を認める．

画像診断
大脳基底核と運動皮質にT2*強調画像に，鉄の沈着による低信号領域を認める．低信号領域はその年齢に比べてより強い．被殻あるいは淡蒼球にT2強調画像にて高信号領域を認める．組織の粗鬆化あるいは空洞化によると考えられる．無症状のキャリアーにも，基底核に低信号領域を認める．

鑑別診断
1. **MSA-P**：被殻の萎縮を示し高信号領域の範囲がスリット状で幅が狭い．
2. **ウィルソン病**：被殻のみではなく，淡蒼球，視床，橋，中脳被蓋にも病変がおよぶ．低信号と同時に高信号を被殻，淡蒼球は示し，その他の部位は高信号が主体．
3. **パントテン酸キナーゼ関連神経変性症**：低信号は淡蒼球と黒質に認められる．淡蒼球ではその一部に円型の高信号を認める．eye of the tiger sign．
4. **無セルロプラスミン血症**：画像はよく似ているが低信号領域は大脳基底核のみでなく，視床，歯状核にも認められる．低信号領域の中の高信号がより少ない，あるいはない．

(CD-ROM参照)

●参考文献
1. Vidal R, et al. Intracellular ferritin accumulation in neural and extraneural tissue characterizes a neurodegenerative disease associated with a mutation in the ferritin light polypeptide gene. J Neuropathol Exp Neurol. 63(4): 363-80, 2004. (本例を含む，大家系の詳細な本症に関する報告)
2. Chinnery PF, et al. Clinical features and natural history of neuroferritinopathy caused by the FTL1 460InsA mutation. Brain. 130(1): 110-9, 2007.
3. Maciel P, et al. Neuroferritinopathy: missense mutation in FTL causing early-onset bilateral pallidal involvement. Neurology. 65(4): 603-5, 2005.

症例 66

35歳，男性　3年ほど前より記憶障害があり，現在，認知症を認める

　2年前，全身けいれんを起こす．今回発熱，手足の関節の痛みを訴え入院．認知症，情動反応異常，両側バビンスキー反射陽性，関節拘縮を認める．

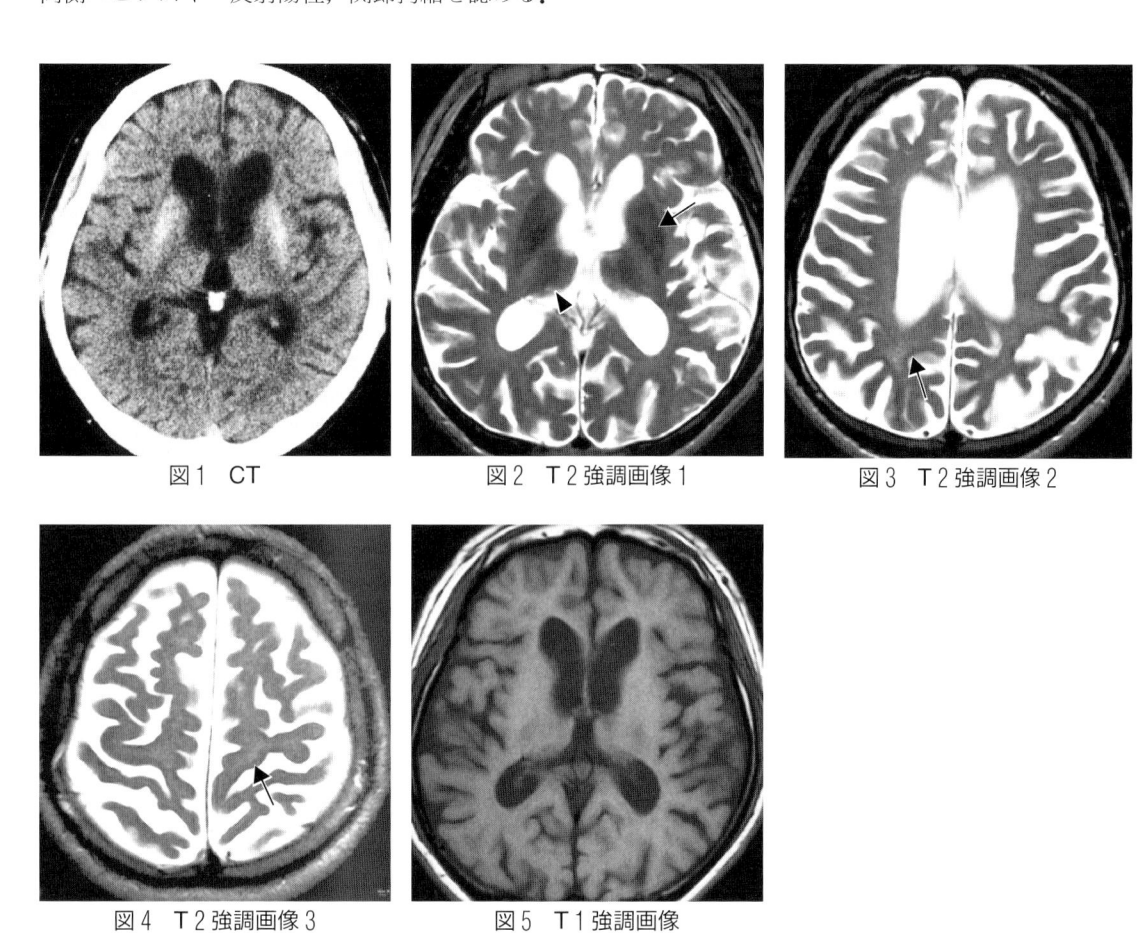

図1　CT

図2　T2強調画像1

図3　T2強調画像2

図4　T2強調画像3

図5　T1強調画像

（東京慈恵会医科大学放射線科，豊田圭子先生の厚意による）

解答　那須ハコーラ病

解説

画像所見：CTで被殻を中心とする石灰化を認める．全般的な大脳萎縮がある．T2強調画像で被殻および淡蒼球に年齢に比べ強い低信号領域を認める(図2の矢印)．視床にも低信号領域がある(図2の矢頭)．大脳白質には淡い高信号領域を認める(図3，4の矢印)．T1強調画像では大脳萎縮がある．脛骨，腓骨の遠位端に透瞭像があり(図6矢印)，嚢胞性病変が疑われる．距骨からの生検にて脂肪組織の周囲に膜状で乳頭状(唐草様)の脂質沈着を認め，本症と診断された．

臨床

那須ハコーラ病(membranous lipodystrophy：膜性脂肪ジストロフィー)は脂肪組織と脳を侵す疾患であり，常染色体劣性遺伝と考えられている．20歳頃より下肢の痛みを訴え，ゆっくりと進行し，病的骨折を起こす．30歳頃には精神・神経症状が出現し，急速に認知症に至る．脳症状が主体の例と骨症状が主となる例がある．

病理では骨嚢胞性病変内にゼラチン様の構造を認める．

脳の神経病理所見は硬化性白質ジストロフィーあるいはズダン親和性白質ジストロフィーと呼ばれる(CD-ROM参照)．白質を中心とする大脳萎縮があり，脱髄，白質の線維性グリオーシス，軸索の脱落があるが炎症性細胞を認めない．皮質下線維は保たれる傾向にある．大脳基底核と視床には石灰化を認める．

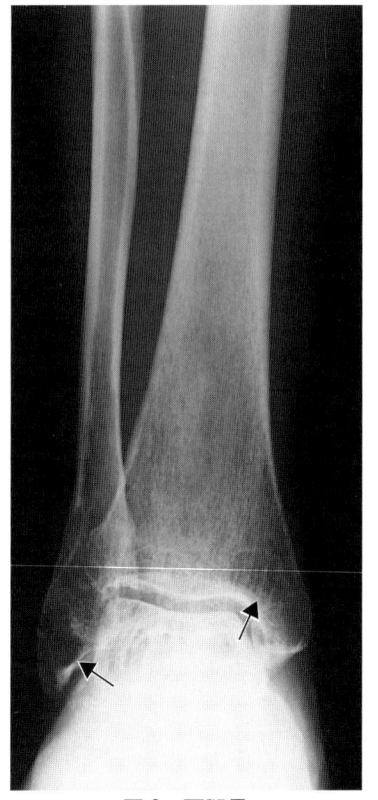

図6　下腿骨

画像診断

CTでは全例に脳室拡大・脳溝開大があり，大脳萎縮がある．大脳基底核には多くの症例に石灰化を認める．石灰化は淡蒼球に最も多いと言われているが，本例では被殻であった．大脳白質にはT2強調画像では高信号を認めることが多い．病理にて白質ジストロフィーがあると言われているほど，所見は強くない．大脳白質に信号強度異常を認めない例もある(CD-ROM参照)．大脳皮質，視床，被殻，尾状核に低信号領域をT2強調画像で認める．

骨所見は特徴的であり，骨端および骨端幹の骨梁の消失に始まり嚢胞形性に進行する．嚢胞は境界不明瞭で周囲に硬化像を認めない．手根骨と足根骨に著明であり対称性である．病的骨折をよく起こす．

チュニジアからの2症例の報告では視力障害で発症し，大脳白質に石灰化が多数認められている．大脳白質にT2強調画像にて高信号があるが，側脳室周囲に限局し，錐体路に高信号領域を認めた例が報告されている(文献3，CD-ROM参照)．

参照　Box 49　若年成人で，認知症と精神症状で発症する疾患(CD-ROM症例61)

症例 67

38歳，女性　肺と脳内の多発性病変

　1ヶ月前より発熱，2週間前よりおかしなことを言う．他院の胸部CTで多発性結節性病変を指摘された．10日前より意識障害および左不全麻痺を認め当院に入院．肺内には多数の結節があり，脳内の病変はT2強調画像では高信号，T1強調画像では淡い低信号を示す．

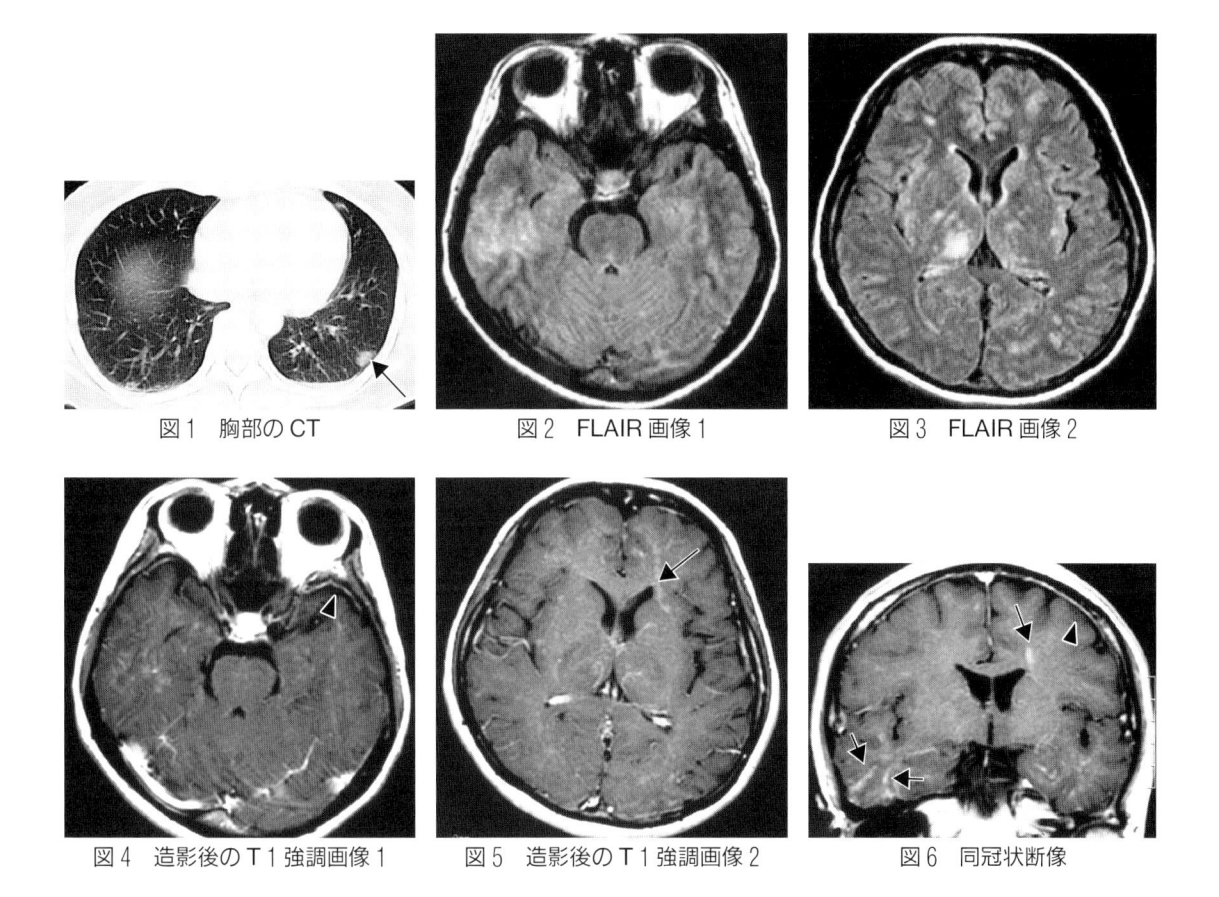

図1　胸部のCT

図2　FLAIR画像1

図3　FLAIR画像2

図4　造影後のT1強調画像1

図5　造影後のT1強調画像2

図6　同冠状断像

解答 リンパ腫様肉芽腫症

画像所見

　左肺野に結節があり(図1)，同様な小結節を多数肺内に認める．右側頭葉，視床には大きな結節状の高信号領域をFLAIR画像にて認める(図2〜3)．T2強調画像でも同様である．その他に点状の高信号領域が多数，大脳白質と大脳基底核，視床に認める．大きなmass effectはない．造影後には点状，線状の造影効果が多数脳内に認められる(図4〜6)．軟膜表面に沿ったような造影効果もあり(図6矢印)，硬膜にも造影効果を認める(図4，6矢頭)．側脳室上衣下静脈に沿う形の造影効果も認められる(図5，6の大きな矢印)．

　多発性の肺野病変と脳内病変がある．脳内病変はT2強調画像では高信号を示し，点状，線状の造影効果を持つ．小さな結節状の造影効果も示す例もある．硬膜にも造影効果がある．右前頭葉の生検を行いリンパ腫性肉芽腫症(lymphomatoid granulomatosis)と診断された．ステロイドおよび放射線治療にて治癒した．

臨床

　リンパ腫様肉芽腫症は稀なエプスタイン・バール・ウイルスに関係したB細胞リンパ球の増加を来す疾患である．病理学的には血管中心性あるいは血管破壊性の多形性のリンパ球様の浸出物を特徴とする．リンパ球，プラズマ細胞，免疫芽細胞，組織球によって構成される．明らかな肉芽腫は形成されない．男女比は2：1であり全年齢におよぶが30歳代から50歳代に多い．ごく軽度の免疫不全を伴うことが多い．最終的に悪性リンパ腫を引き起こす率は10〜60％と言われている．

　肺はほとんどの例で病変を伴い，90％以上において初期症状である．多発性の結節を示し，その大きさは数mmから数cmにおよび，ときに空洞を認める．皮膚症状はその次に多い．

　中枢神経系は1/3の症例に侵される．

画像診断

　Patsalidesらによれば(文献1)，25例中13例に異常があり，多発性の局所的脳内病変が最も多く，T2延長所見，点状あるいは線状の造影効果を認める．7例に認められている．2番目に多いのは軟膜と脳神経の障害であり，同部位に造影効果を6例に認める．硬膜の造影効果を1例に認める．腫瘤を認めたのが4例ある．2例に脈絡叢の腫大と強い造影効果を認めている．多くの病変は治療によって消失したが，ラクナ梗塞に陥った例もある．5例において髄液から異常なB細胞がみつかっている．

　Tateishiらによると(文献2)，多発性あるいは線状の血管腔に沿うような多発性の造影効果を有する病変が本症に特徴的としている．

(CD-ROM参照)

●参考文献
1　Patsalides AD, et al. Lymphomatoid Granulomatosis: Abnormalities of the Brain at MR Imaging. Radiology. 237(1): 256-73, 2005.
2　Tateishi U, et al. MR imaging of the brain in lymphomatoid granulomatosis. AJNR Am J Neuroradiol. 22(7): 1283-90, 2001.

症例 68

46歳，男性　突然のけいれん，翌日，不審な行動があり，当院入院

抗生物質を投与するが発熱はなく，7日には中止，10日の髄液細胞数は60/3，同12日MRI施行．

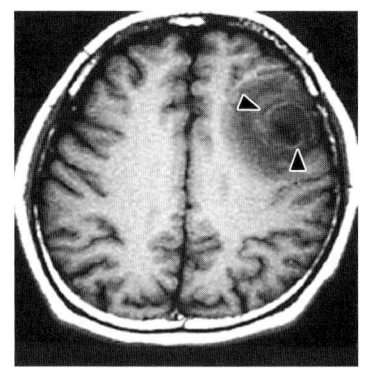

図1　T1強調画像

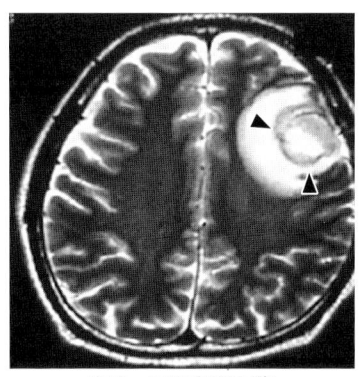

図2　T2強調画像

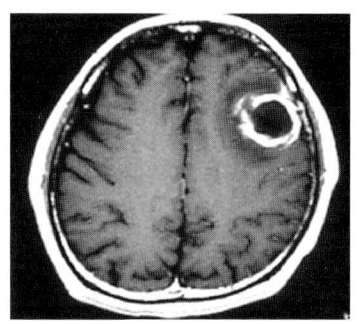

図3　造影後のT1強調画像

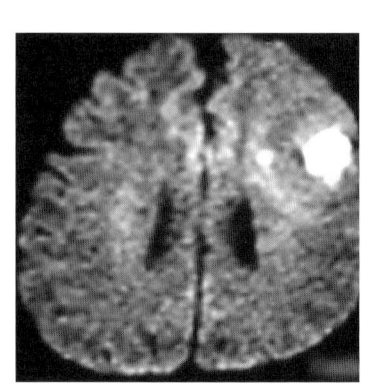

図4　拡散強調画像

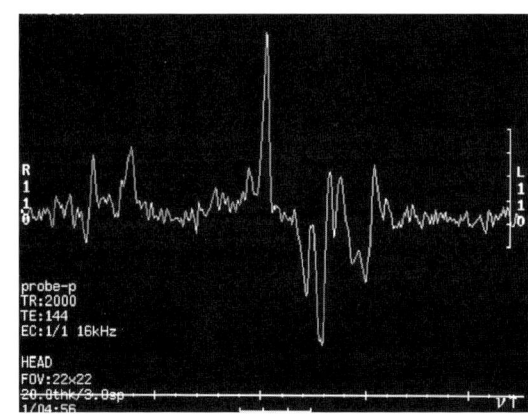

図5　MRS（同13日施行）

解答　脳膿瘍

解説

画像所見：左前頭葉に浮腫を伴う腫瘤がある．T1強調画像で中心部は低信号，T2強調画像で高信号を示し，周辺にはT1強調画像ではやや高信号，T2強調画像で低信号を示し(図1, 2の矢頭)，その部位に比較的厚い造影効果がある．拡散強調画像では内部に高信号を認める(ADC値は低下)．リング状の造影効果を示す腫瘤の中で，内部に拡散強調画像で高信号を示すのは膿瘍が最も可能性が高い．

さらに13日施行されたMRS(図6)では通常では認められないアミノ酸(矢頭：0.9 ppm)，アラニン(矢印：1.5 ppm)，アセテート(A：1.9 ppm)，サクシネート(＊印：2.4 ppm)および乳酸(L：1.3 ppm)を認めた．膿瘍に特異的な所見であった．手術にて確認されている．

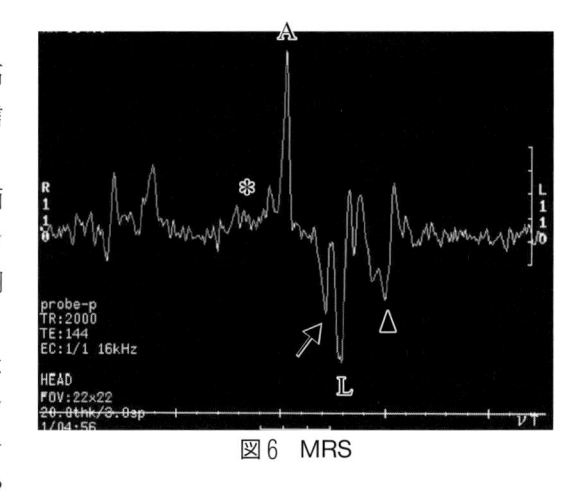

図6　MRS

画像診断(MR所見)

T1強調画像：早期cerebritisの時期には限局しない低および等信号の混在，晩期cerebritisの時期には中心部が低信号，周囲は等信号からやや高信号．早期の被膜は白質に比べ等信号から高信号，中心は髄液に比べ高信号，晩期の被膜は空洞は縮み，被膜は厚くなる．

T2強調画像：早期cerebritisの時期には限局しない高信号を示す腫瘤．晩期cerbritisの時期には中心部が高信号，周囲は低信号があり，その周りに高信号を示す浮腫．早期の被膜は低信号を示し，膠原線維，出血，常磁性遊離基による．晩期の被膜は浮腫，mass effectともに小さくなる．

拡散強調画像：cerebritisと膿瘍で高信号を示し，ADCmapは低信号を膿瘍は示す．

MRSでは中心部の壊死部はアセテート，乳酸，アラニン，サクシネート，アミノ酸のスペクトラを認める．

Box 50　リング状の造影効果を示す主な腫瘍の鑑別

1. **原発性，転移性腫瘍**：厚い，結節性の被膜，拡散強調画像で低信号が多い(時に高信号を示す例がある)．MRSでアミノ酸，アラニンなどが認められない．
2. **吸収過程にある血腫**：外傷あるいは血管障害の病歴，血液産物の信号強度の存在．
3. **脱髄性疾患**：不完全なリング状の造影効果，脳の他の部位に病変の存在，病変の大きさの割に小さなmass effect．
4. **亜急性期の梗塞**：脳卒中の病歴，血管の支配領域，脳回様の造影効果．
5. **結核腫**：アミノ酸，アラニンをMRSにて認めない．乾酪化肉芽腫は中心部がT2強調画像で低信号を示す．
6. **その他**：真菌および寄生虫感染症，肉芽腫，脳梗塞，悪性リンパ腫，脳膿瘍，放射線壊死，血栓を伴う動脈瘤．

(CD-ROM参照)

症例 69

49歳, 男性　43歳頃より無気力, 無頓着になる. その後緩徐進行性の歩行障害, 認知症を認める

　顔貌異常(ガーゴイル様)があり, 皮疹があり, 左室肥大, 尿蛋白陽性で慢性糸球体腎炎の疑いがある. 神経学的異常所見は認知症, 前頭様症状, 尿便失禁, 肥満, 発汗低下がある.

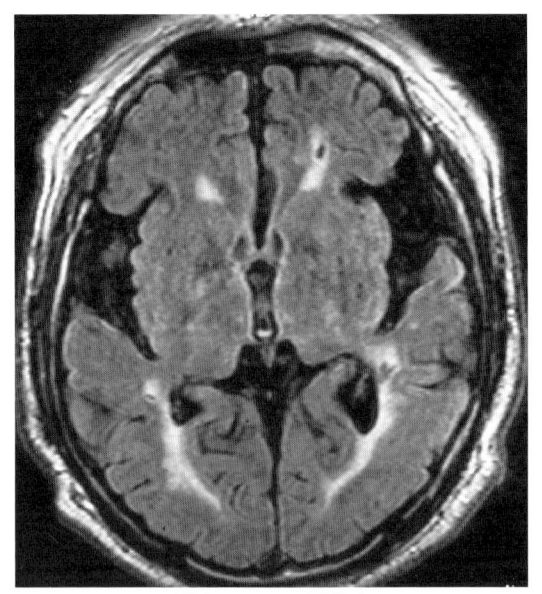

図1　FLAIR画像1

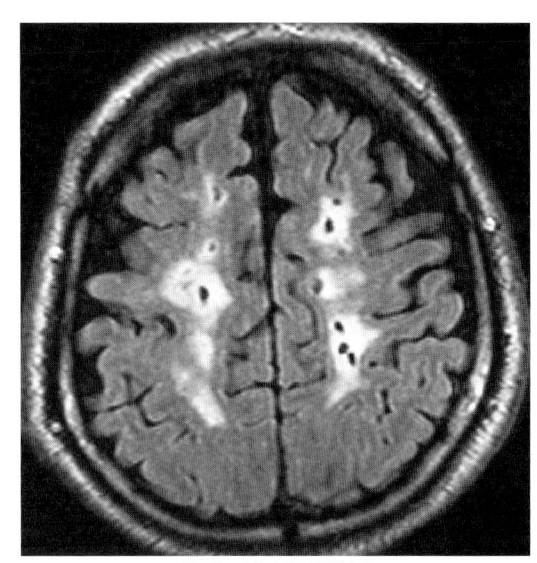

図2　FLAIR画像2

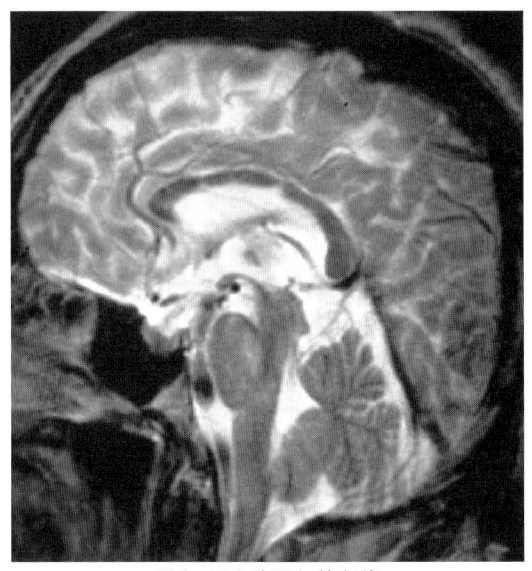

図3　T2強調矢状断像

(東京大学医学部附属病院放射線科, 森墾先生の厚意による)

解答　ファブリ病

解説

画像所見：前頭・側頭葉に萎縮．側脳室周囲，深部白質，橋，脳梁にFLAIR画像とT2強調画像で高信号を認め，T1強調像では低信号を示す．小血管病変による虚血性変化と考えられる．本例に特異的なことは拡大したperivascular spaceと考えられる空胞が多数大脳白質に認められる．GLA遺伝子の点突然変異によるα-ガラクトシダーゼA欠損症で，非典型的であるが，ファブリ病（Anderson-Fabry disease）と診断した．

臨床

ファブリ病は別名を"angiokeratoma corporis diffusum"とも呼ばれる性染色体劣性遺伝性疾患である．その発症頻度は40,000人に1人とされ，男性ではhemizygoteの完全型，女性の保因者はheterozygoteの不全型が認められる．α-ガラクトシダーゼA欠損により，globotrianosylceramideが血管壁の内皮，ペリサイト，平滑筋細胞や種々の臓器および神経系に沈着する．

典型例は，幼年・青春期に皮下のangiokeratomaで発症し，同時に四肢の間欠的な灼熱痛，電撃痛を認めるようになる．温度変化や運動によって疼痛は増悪する．広汎な血管障害に高血圧，腎障害，心肥大，心筋虚血を生じ，若年発症の血栓性脳梗塞を生じる．加齢とともに心・腎不全症状が生じ，死に至る．一般的に虚血性脳血管障害は男性は34歳，女性は40歳で発症し，26歳以下ではMRI上異常を認めない．54歳以上ではすべての患者に血管障害を認める．認知症も，ときに認められる．

画像診断

50人の経時的なMRI検査によれば，32％は脳内に所見はない．16％が灰白質病変のみ，26％が白質病変のみ，26％に白質および皮質病変を有するとしている．MRI上の病変は小血管病に合致する所見であり，T2強調画像およびFLAIR画像で点状の高信号領域として認められる．37.5％の患者が神経学的所見を有する．

Mitsiasらは椎骨脳底動脈系の障害が高度であり，脳血管造影の特徴として，延長・拡張した椎骨脳底動脈を挙げている．

最近になり，両側視床枕にT1強調画像で高信号を認めた報告がある．10例中7例にこの所見をTakanashiらは認め，7例に大脳白質の小さな高信号領域を認める．一方，Mooreらは94回のMRIによって，22人（23％）に視床枕にT1強調画像で高信号を認める．加齢とともに増加し，50歳以上では30％に増加する．石灰化の存在を反映すると彼らは考えている．本例にはこの所見は認めていない．

本例に認められた拡大したperivascular spaceは遺伝性の小血管病であるhereditary infantile hemiparesis, retinal arteriolar tortuosity, and luekoencephalopathyとして報告された症例にも認められる．
（CD-ROM参照）

症例 70

60歳，男性　13年前より歩行障害
歩行障害，手の震えで発症．その他に構音障害，小脳失調，著明な認知症がある．

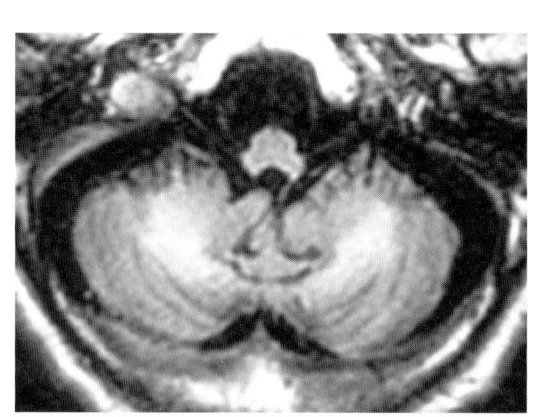

図1　FLAIR画像

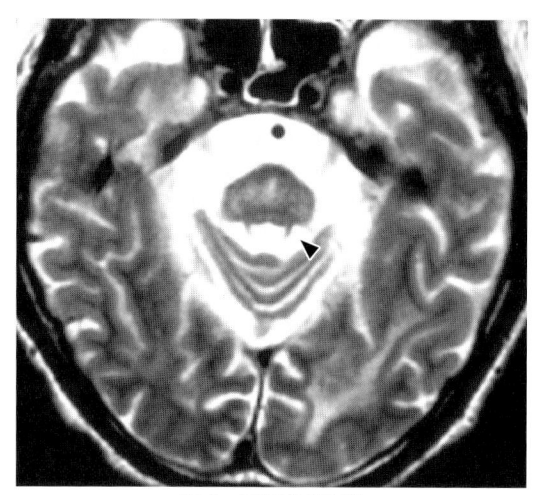

図2　T2強調画像

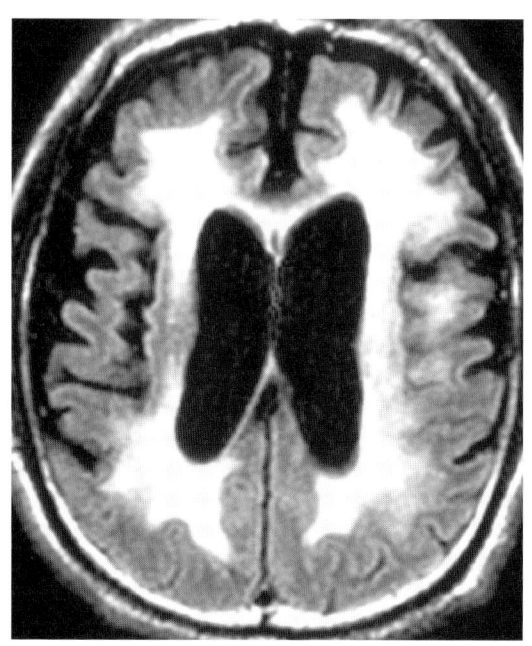

図3　FLAIR画像

解答　歯状核赤核淡蒼球ルイ体萎縮症（DRPLA）：遅発性成人型

解説

画像所見：小脳の萎縮と小脳白質の高信号領域を FLAIR 強調画像で認める．橋被蓋および上小脳脚（図2の矢頭）に強い萎縮を認める．橋底部にも萎縮がある．橋底部と左後頭葉白質に異常高信号領域をT2強調画像で認める．側脳室の拡大があり，FLAIR 画像で側脳室周囲白質にも高信号領域を認める．軽度の大脳萎縮がある．以上をまとめると40歳以降に小脳失調で発症し，不随意運動があり，MRI で小脳，脳幹の萎縮，大脳萎縮があり，高信号をT2強調画像あるいは FLAIR にて脳幹，小脳，大脳白質に認めるときには DRPLA（dentatorubral-pallidoluysian atrophy）の遅発性成人型が最も考えられる．脳幹の高信号は神経線維には無関係である．それぞれの症例による異なるが，左右対称性の高信号を認める．橋では底部および被蓋，中脳にも萎縮を認めることが特徴である．

臨床

DRPLA の発病年齢は小児から中年まで幅広く，発病年齢によって臨床症状が異なる．20歳以下の発病の若年型では進行性ミオクローヌスてんかん（てんかん発作，ミオクローヌス，認知症）を認める．40歳以上の発病の遅発成人型では脊髄小脳変性症を示す．進行性ミオクローヌスてんかんを認めず，小脳失調と舞踏病アテトーゼが主症状である．認知症を認めることが多い．20～40歳発症の早期成人型は上記の移行型を示す．てんかん発作を示す脊髄小脳変性症の場合は，この病型をまず疑う．第12染色体短腕に座を持つ遺伝子の CAG リピートに異常伸長があることを証明すれば診断は確定する．この症例では長男が10歳でてんかん発作を発症している．

画像診断

遅発成人型では小脳，橋底部・被蓋，上小脳脚，中脳被蓋および大脳の萎縮があり，T2強調画像および FLAIR 画像で，左右対称性に小脳白質，橋底部・被蓋，淡蒼球，視床，大脳白質，ルイ体に高信号領域を認める．症例により高信号領域を認める領域が少し異なるが，橋底部および大脳深部白質に全例認められる．

若年型では脳幹，特に橋と中脳被蓋，上小脳脚，小脳および大脳に萎縮がある．成人型における特徴的なT2強調画像での高信号領域を認める例は少ない．僅かに橋底部，下オリーブ核，淡蒼球に認める例が時にある．成人型に比べて程度は軽いが，側脳室周囲白質の高信号領域は比較的多い例に認められる．

早期成人型では MRI の所見は軽く若年型に近い．小脳，橋の軽い萎縮を認める例が多い．進行するに従い側脳室周囲や脳幹高信号領域をT2強調画像にて認める．

（CD-ROM 参照）

●参考文献
1　柳下章：脊髄小脳変性症の MRI．臨床放射線 44：1295-1303, 1999．
2　内藤明彦：DRPLA の臨床像と病型分類．辻省次，内藤明彦，小柳新策編：DRPLA―臨床神経学から分子医学まで―, 13-31, 医学書院・東京, 1997．

症例 71

22歳，男性　3歳頃より始まる全身けいれん

右前頭葉，側頭葉，後頭葉に脳波の異常を認める．精神発達遅滞がある．

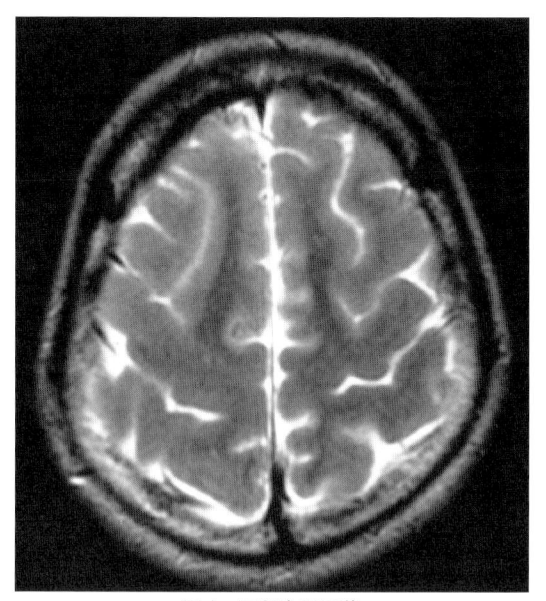

図1　T2強調画像

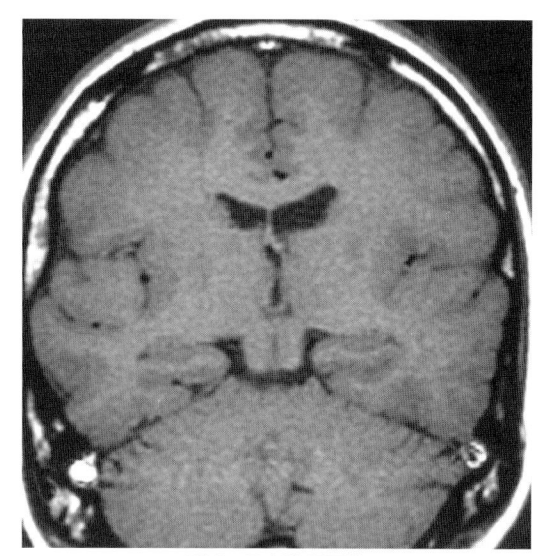

図2　T1強調画像

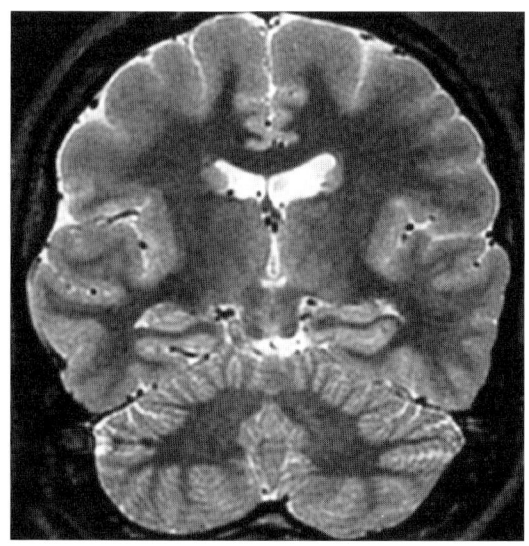

図3　fast STIR法冠状断像

解答　厚脳回症

解説

画像所見：T2強調画像で前頭葉の皮質が厚く，白質髄枝の入り込みが少なく，白質の外側のラインが直線化し，白質のvolumeが減少している．信号強度異常はない．T1強調画像でも皮質がやや厚いのがわかる．信号強度異常はない．fast STIR法では皮質が厚く，白質が薄く，脳溝が少なめである．前頭葉を中心とする厚脳回症の所見である．

臨床

無脳回症，滑脳症，厚脳回症は同じスペクトラムの上に載っている疾患群である．無脳回症は脳溝をほとんど認めず，厚い皮質，薄い白質がある．滑脳症は無脳回症とほとんど同じ意味に用いられているが，agyria-pachygria complexとも呼ばれ，無脳回の部位と脳溝が形成される部位とがある．それに比べ厚脳回症では脳溝が認められるが，正常に比べ皮質が明らかに厚いときに用いられる．

滑脳症1型は通常のagyria-pachygria complexであるが，滑脳症2型は福山型先天性筋ジストロフィー症に伴う特殊な小多脳回症である．通常，"滑脳症"とは1型を示す．

滑脳症は古典的滑脳症(頭頂・後頭葉に無脳回を認める)と，X性染色体に連鎖した滑脳症(前頭葉により変化が強い)とに分けられる．

画像診断（滑脳症を含む）

CTでは灰白質と等吸収域の厚い皮質を認める．ときに小さな石灰化を透明中隔部に認める．

MRIでは正常灰白質と等信号の厚い皮質がある．白質は薄い．大脳皮質の薄い浅層と厚い深層の間に，T2強調像で高信号，T1強調像で低信号を示す帯状構造があり，皮質第三層と考えられる．同部位は神経細胞が少なく，部分的に有髄化した神経線維があり，それらを現していると考えられる．この構造は脳回形成のより不良な大脳後半部に存在することが多い．シルヴィウス裂の形成が不良で砂時計様の形態を取る．

胎生26週までは無脳回は正常の発達である．

厚脳回様に認められる部位に板状ヘテロトピアが隠れていることがあるので，要注意である．

滑脳症に加え，前額突出，小鼻，頬・側頭部の陥凹などの顔貌異常が認められる症候群はMiller-Dieker syndrome(MDS)と呼ぶ．17p13.3に存在するLIS1遺伝子の微小欠失による．無脳回は頭頂・後頭葉に存在し，前頭・側頭葉は厚脳回となる．脳梁吻部の形成が不良である．MDS以外の脳奇形のみの古典的滑脳症をisolated lissencephaly sequenceと称する．

X連鎖性滑脳症と帯状異所性灰白質：Xq22.3のdoublecortin(DCX)遺伝子の短縮や単一アミノ酸置換により，同一家系内で，男性患者ではX連鎖性滑脳症，女性患者では帯状異所性灰白質が認められる．この滑脳症では，無脳回は前頭葉優位に認められ，小脳虫部の低形成を伴うことが多い．男性患者では正常な，DCX遺伝子を有する神経細胞がまったくないため重度の表現型(滑脳症)を呈する．これに対して女性患者の大脳では，個々の神経細胞でいずれのX染色体が不活性化されたかにより，遊走能が異なり，正常遺伝子を発現した細胞は皮質まで遊走し，病的遺伝子を発現した神経細胞は皮質下にとどまることにより，帯状異所性灰白質を形成すると推測される．

(CD-ROM参照)

症例 72

32歳，女性　主訴：意識障害

2000年1月26日，朝，母親が訪ねてきて意識を失って寝ているところを発見され，救急車で入院となった．右片麻痺を認める．なお数日前より頭痛があった．

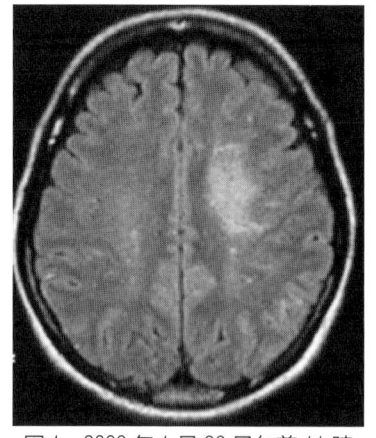

図1　2000年1月26日午前11時のFLAIR画像

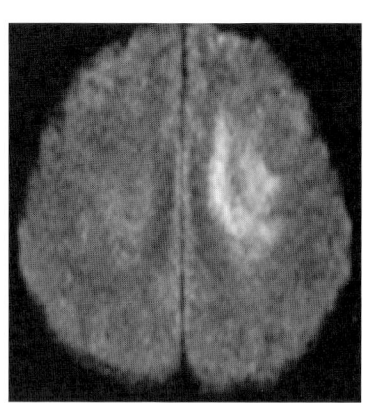

図2　同拡散強調画像

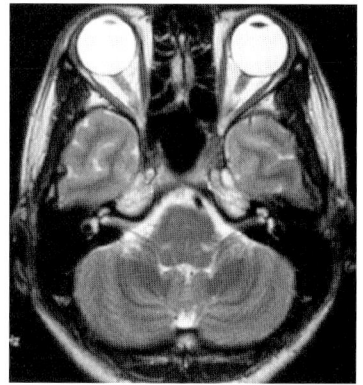

図3　同T2強調画像

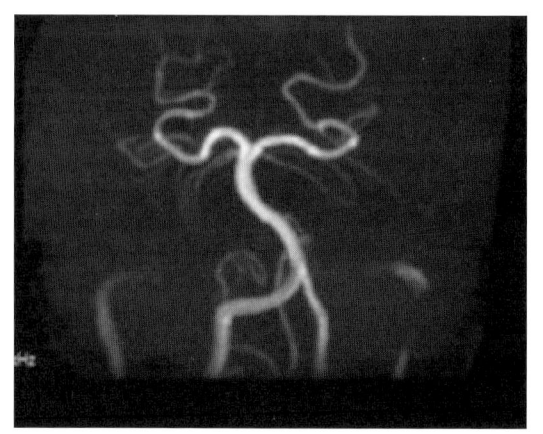

図4　同MRA

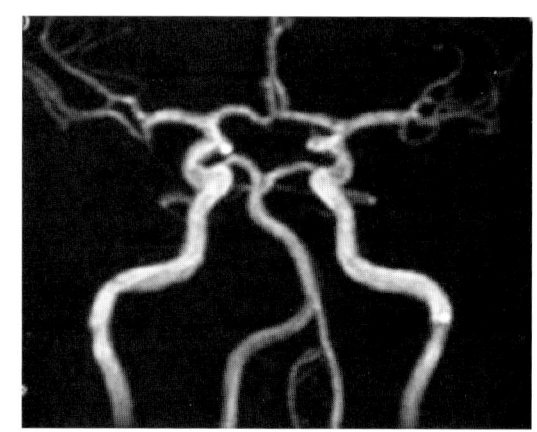

図5　2000年2月2日のMRA

（帝京大学医学部附属病院放射線科，大場洋先生の厚意による）

解答　片頭痛による脳梗塞

解説

　画像所見：左半卵円中心に，境界領域にFLAIR画像で高信号を認め，拡散強調画像でも同部位には高信号があり，脳梗塞と考えられる．FLAIR画像ではその他にも多数の点状の高信号が前頭・頭頂葉のMCA領域内の脳溝内に認められる．slow flowを示し，境界領域の梗塞と合わせると，内頸動脈の狭窄と閉塞が考えられる．程度は少ないが，小さな点状の高信号を右半球にも認める．海綿静脈洞部の内頸動脈のflow voidは狭小化し，内頸動脈に狭窄があることを示す(図3)．MRAでは椎骨脳底動脈系に著変を認めないが，内頸動脈の頭蓋内部はほとんど描出されていない．頸部MRAでは内頸動脈が起始部より狭小化している(非掲載)．約1週間後の再検したMRAでは内頸動脈が認められる．僅かに鞍上部に狭小化が残存する．以上，短期間の経過により回復した内頸動脈の狭小化であり，血管攣縮によると考えられる．患者は以前より前兆を有する片頭痛の持ち主であった．また，家族に片頭痛患者がいる．片頭痛による脳梗塞と考えられる．

臨床

　片頭痛は暗い静かなところで横になりたくなるような頭痛である．

　片頭痛と虚血性脳血管障害の合併状況には3つのカテゴリーがある．

1. 片頭痛による脳梗塞(migrainous infarct)：A～Cを満たすもの．
    A：過去の頭痛発作が「前兆を伴う片頭痛」の診断基準を満たしている．
    B：今回の発作は前兆後7日以内に完全回復がみられない，あるいは画像診断上，症状に対応する責任病巣に虚血性梗塞が認められる．
    C：適切な検査により脳梗塞の他の原因が除外される．45歳以下の虚血性脳血管障害の1.2～14%を占めるとされている．
2. 片頭痛の既往の上に時間的経過を経て，脳血管障害が発生するもの
3. 脳梗塞が症候として片頭痛と分別不能な頭痛を呈するもの
    (それらの中で本例では片頭痛による脳梗塞と考えられる)

　Schwaagらによると前兆を伴う片頭痛は若年者の脳卒中の有力な原因である．35歳以下では特に高く女性に多い．症状は比較的ゆっくりと発症する．吐き気と嘔吐を伴うことが多いとする報告もある．経過が良好な例が多い．

画像診断

　片頭痛による脳梗塞では，血管造影にて血管攣縮を確認し得た症例は非常に少ない．

　松川らは20歳男性のbasilar migraineの1例を報告している．10歳頃より片頭痛があり，片頭痛のあった翌日，構音障害，右不全麻痺を呈し，血管造影にて左椎骨動脈末梢に狭窄像を示し，MRIでは橋に梗塞を認める．翌日の血管造影にて狭窄像が消失する．その他の症例としては，Masらの1例がある．

　脳梗塞の部位としては後大脳動脈領域と視床に多い．その次が中大脳動脈領域であり前大脳動脈領域は少ない．

　片頭痛のある症例では血管周囲腔の拡大が目立つ．特に小児において顕著であるとの報告がある．
(CD-ROM参照)

症例 73

72歳，男性　3ヶ月前より歩行時ふらつき，認知症

本年8月頃より認知症に家人が気がつく．9月になって歩行時のふらつき．9月下旬より頻回の転倒，11月になり入院．

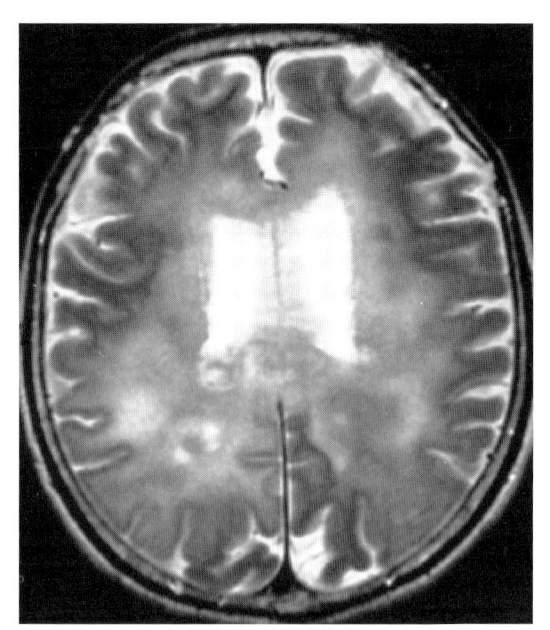

図1　T2強調画像

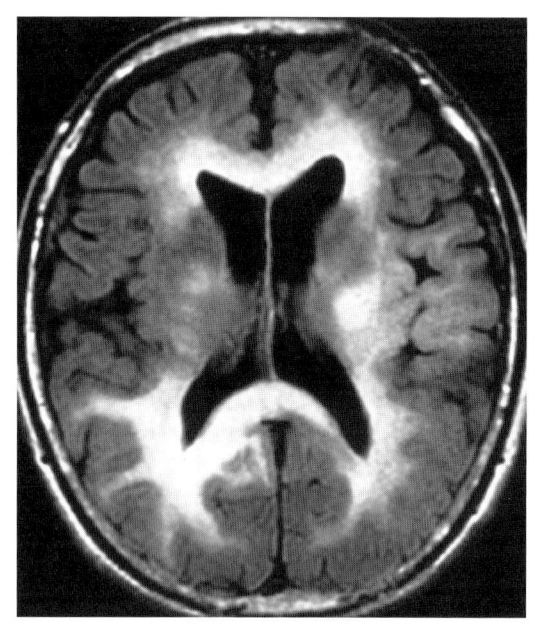

図2　FLAIR画像

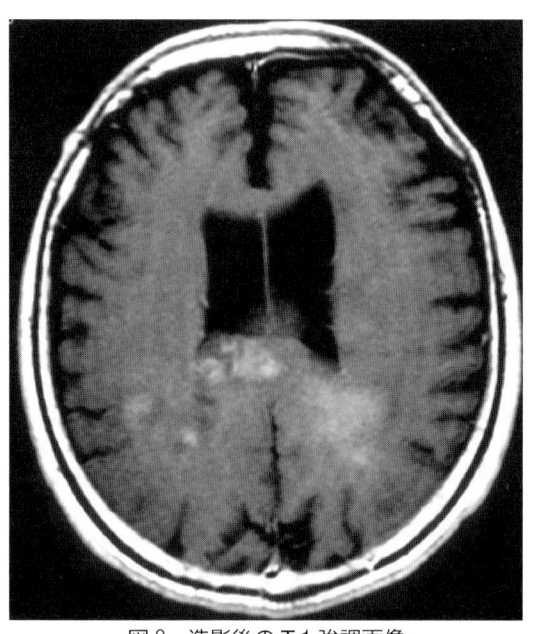

図3　造影後のT1強調画像

解答　大脳膠腫症（gliomatosis cerebri）

解説

画像所見：両側大脳半球の白質を中心に病変が広がっている．脳梁と大脳皮質も侵されている．橋，中小脳脚にも病変がおよぶ（未掲載）．病変の広がりに比べて側脳室，脳溝への mass effect はほとんどない．側脳室体部には後方からの軽い圧排・変形を認める．脳梁膨大部から大脳白質にかけて円形状の造影効果を認めるが，ほとんどの領域で造影効果を認めない．右側頭葉からの生検にて星細胞腫III度の結果であった．

臨床

大脳膠腫症は浸潤性が強く，既存脳構造を保ちながら腫瘍が大きくなる疾患である．2つ以上の脳葉を侵し，びまん性に白質を中心に進展する．さらに大脳基底核，視床には75％，脳梁には50％，脳幹，脊髄には10〜15％，小脳には10％に進展する．神経線維腫症I型を伴うことがある．

新生児から83歳まで報告があるが，ピークは40〜50歳である．大脳半球が侵されるときには半卵円中心には必ず病変がある．大脳皮質は19％，脳軟膜への浸潤は17％である．

病理組織学的には2つの種類がある．I型は腫瘍性の肥大，既存脳構造の膨張を示し，境界明瞭な腫瘤を形成していない．II型はびまん性の病変に加えて局所的な腫瘤を形成する．

予後は不良でありWHO分類ではgrade IIIに入る．

画像診断

脳溝，側脳室への圧排所見が軽いが存在し，びまん性に2つ以上の脳葉を侵しているときには gliomatosis cerebri を考慮する必要がある．僅かな正常構造の偏位と小さな造影効果を見逃さないことがこの症例の診断には重要である．鑑別診断は aging brain と小血管病であるが，ともに mass effect をまったく認めない．膠芽腫は造影効果がより多い．感染症とはより急性の発症，髄膜の造影効果などで鑑別できる．悪性リンパ腫では造影効果のある部位がより著明である．

生検が必要なこともある．

（CD-ROM 参照）

●参考文献

1. Lantos PL, et al. Tumors of the nervous system. eds. Lantos, PL et al. Greemfield's Neuropathology. 7th ed., 2: 841-2, 2002.
2. Saraf-Lavi E, et al. Proton MR spectroscopy of gliomatosis cerebri: case report of elevated myoinositol with normal choline levels. AJNR Am J Neuroradiol. 24(5): 946-51, 2003.
3. Rust P, et al. Gliomatosis cerebri: pitfalls in diagnosis. J Clin Neurosci. 8(4): 361-3, 2001.

症例 74

65歳，女性　2年前より再発性，難治性のぶどう膜炎，7月9日に複視（右外転神経麻痺），めまいを訴える

7月16日右顔面神経麻痺，同19日にMRIを撮像する．

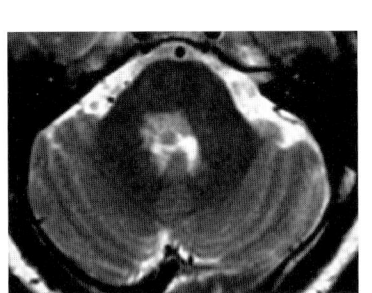

図1　T2強調画像

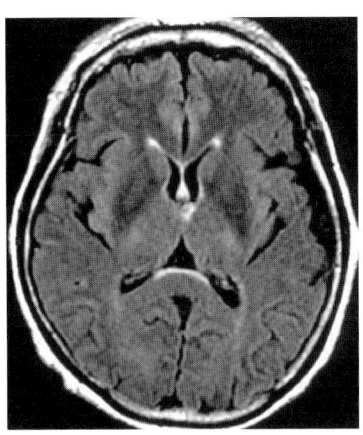

図2　FLAIR画像

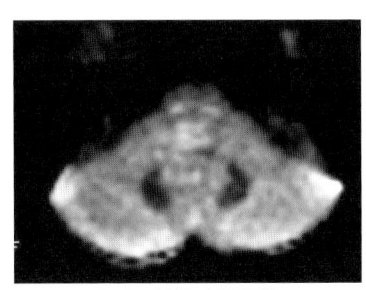

図3　拡散強調画像

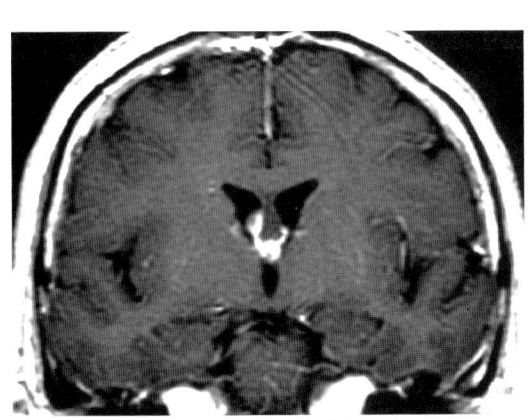

図4　造影後のT1強調画像

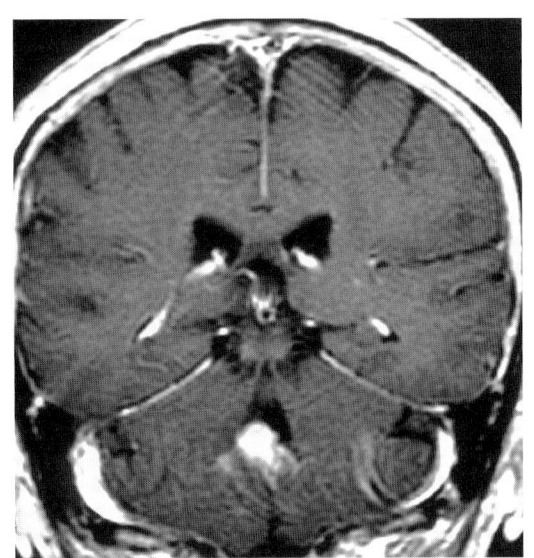

図5　造影後のT1強調画像

解答　悪性リンパ腫：みせかけ症候群

解説
　画像所見：T2強調画像では橋被蓋に高信号領域を認める．髄液よりはやや低信号であり，第四脳室は変形している．左視床前部にも病変をFLAIR画像で認める．造影後のT1強調画像では橋被蓋から第四脳室内に強く造影される病変がある．さらに第三脳室上部，右側脳室前角内，右上衣下に造影効果のある病巣を認める．拡散強調画像ではやや高信号領域を示す．以上の脳室に接した多発性の病変，難治性ぶどう膜炎（みせかけ症候群）の既往があり，悪性リンパ腫と診断した．髄液細胞診から悪性リンパ球を同定し，確定診断ができた．放射線治療により軽快したが，1年後に再発した．脳室内に浸潤したことにより，髄液細胞診が陽性となったと考えられる．

臨床
　眼内に悪性リンパ腫が発生すると，難治性のぶどう膜炎症状を主徴とし，みせかけ症候群（仮面症候群）と呼ばれる．その他には白血病が本症を示す．眼内に続き脳内にも悪性リンパ腫が出現するので，眼内病変の診断が重要である．本例の難治性ぶどう膜炎は悪性リンパ腫によると考えられた．

　脳内の悪性リンパ腫は免疫不全患者に多発し，AIDS患者，移植後，Wiskott-Aldrich症候群，シェーグレン症候群，免疫抑制療法を受けている患者に多い．免疫不全のない患者にも発生する．

画像診断（脳内の悪性リンパ腫）
　免疫不全を伴わない症例について述べる．
1. CTで高吸収域を示し，T2強調画像で白質に比べると高信号であり，周囲の浮腫に比べると低信号を示す．
2. 均一な強い造影効果．
3. 上衣下あるいはくも膜軟膜に広い範囲に接するもしくは浸潤している．
4. 拡散強調画像にて灰白質より高信号領域を示すことが多い．
5. 脈絡叢への浸潤が比較的多く認められる（Box 53参照）．
6. 腫瘍からの出血は少なく，石灰化は認められない．

　免疫不全患者では悪性リンパ腫はしばしば不均一な造影効果あるいはリング状の造影効果を認める．

鑑別診断
1. **神経サルコイドーシス**：硬膜，くも膜軟膜に沿った造影効果，実質内の病変は少ない．脈絡叢と上衣下に沿った病変も少ない．
2. **トキソプラズマ**：側脳室上衣下への進展は少ない．
3. **白質病変**：時に鑑別不能．造影効果は少ない．
4. **胚芽腫**：上衣下に沿って播種が認められることがある．原発巣の存在．年齢が若い．

Box 53　脈絡叢の腫瘍

1. 脈絡叢乳頭腫	4. 血管腫	7. 転移巣
2. 脈絡叢乳頭癌	5. 悪性リンパ腫	8. リンパ腫様肉芽腫症
3. 上衣腫	6. 髄膜腫	

（CD-ROM 参照）

症例75

38歳，男性　18歳頃より始まる歩行障害

　中学生頃から成績の低下．18歳頃より歩行障害，24歳より車いすを使用．深部腱反射の亢進，遠位筋優位の筋萎縮と対麻痺，嚥下障害，構音障害，小脳失調．

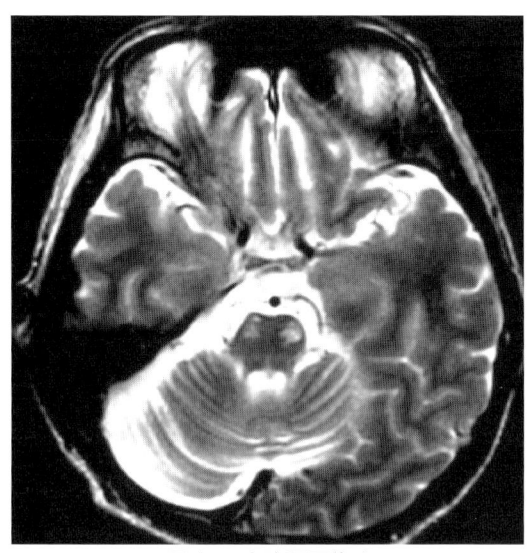

図1　T2強調画像1

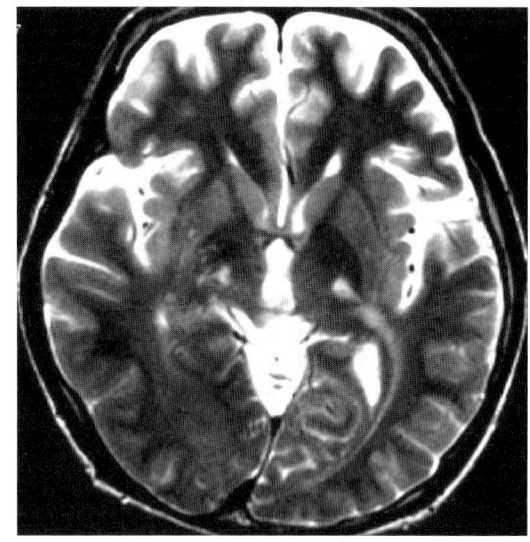

図2　T2強調画像2

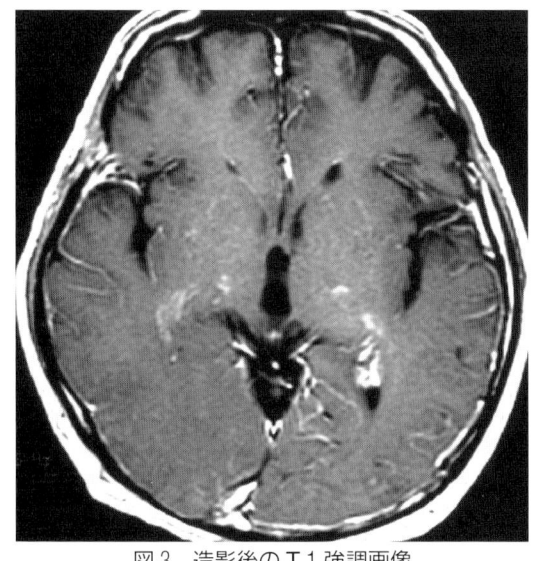

図3　造影後のT1強調画像

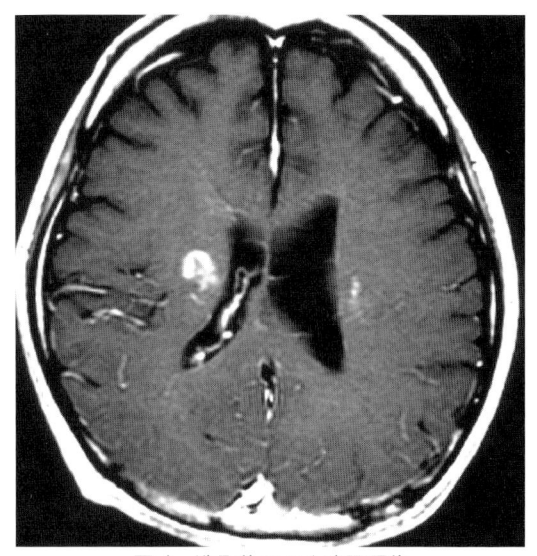

図4　造影後のT1強調画像

解答　副腎脊髄ニューロパチー（AMN）：大脳変性を伴う

解説

画像所見：橋，小脳，前頭葉の萎縮があり，橋，内包後脚の錐体路にT2強調画像で高信号領域を認める．また左視放線に沿って高信号領域がある．造影後には内包後脚，放線冠の錐体路に沿って造影効果を認める．以上から，痙性対麻痺，小脳失調のある本例では副腎脊髄ニューロパチーと考えられる．

大脳では錐体路以外にも視放線に変性所見を認めるので，大脳変性を伴う型で，以後さらに進行する予後不良な病態である．副腎機能の低下，極長鎖脂肪酸の上昇を認め診断が確定した．

臨床

副腎白質ジストロフィー（ALD）は極長鎖脂肪酸の先天性代謝障害を伴う伴性劣性遺伝性疾患である．その中で成人発症の感覚障害を伴う痙性対麻痺にて発症するタイプがあり，副腎脊髄ニューロパチー（AMN）とよばれる．

MoserらはAMNのALD/AMNの新しい分類を提唱した．

1. **純粋型AMN**：脊髄MRIで萎縮を認めるが頭部MRI上は異常がない（約40%）．
2. **脊髄路変性を伴うAMN（ALMN 1）**：頭部MRIで皮質脊髄路，脊髄視床路を初めとした脊髄路変性を認める（約9%）．
3. **大脳変性を伴うAMN（ALMN 2）**：頭部MRIでは脊髄路に限らず両側後頭・頭頂葉白質にも異常を認める．神経症候は純粋型AMNと同様に痙性対麻痺で発症するが疾患の進行とともに高頻度に皮質機能障害を伴う（約19%）．
4. **成人大脳型**：AMNの症候を伴わず21歳以上で広範な大脳半球症状が重篤かつ急速に出現する（約5%）．病変は小児ALDと異なり，典型的な後頭葉型や前頭葉型分布パターンを呈さず白質病変はびまん性でかつ高度である．脳萎縮も皮質，皮質下，脳幹に認められ脳梁も侵される．ときに脊髄小脳変性症様の萎縮を示す．
5. **女性ヘテロ接合体型**：非常にゆっくり進行する痙性対麻痺を呈する．慢性型の脱髄性脊髄症である．MRIでは胸髄の萎縮を認めるが脳内に異常があるのは大変稀である（約27%）．

本例は3．に相当する．

画像診断

1. 純粋型AMNのMRIでは脊髄の萎縮が認められる．髄内の異常高信号領域の存在は大変稀である．
2. 脊髄路変性を伴うAMNでは上記分類1．の所見に加えて，脳内の皮質脊髄路（脳幹，内包後脚，放線冠）に高信号領域をT2強調画像にて認め，それらに造影効果を認め，脳幹，小脳に萎縮がある．小脳内に異常高信号領域を認めることがある．
3. 大脳変性を伴うAMNでは上記分類2．に加えて，皮質脊髄路以外の大脳白質に異常高信号領域をT2強調画像で認め，それらに異常な造影効果を認め，前頭葉に萎縮を認める．

両側皮質脊髄路に異常高信号領域をT2強調画像で示す疾患は症例28中のBox 18を参照．

それらの中で，脳幹，小脳の萎縮を伴うこと，内包後脚内の高信号領域が皮質脊髄路に限局せず，より広い範囲に病巣を認めることがAMNでは多い．それらに多くは造影効果を認めることも重要である．小脳白質内に高信号領域を認めることもある．大脳変性を伴うAMNでは，大脳白質にも高信号領域を認める．以上より多くの症例は鑑別が可能である．

（CD-ROM参照）

症例 76

92歳，男性　右上下肢の不随意運動

右下肢にバリスムやヒョレア様の不随意運動を認める．

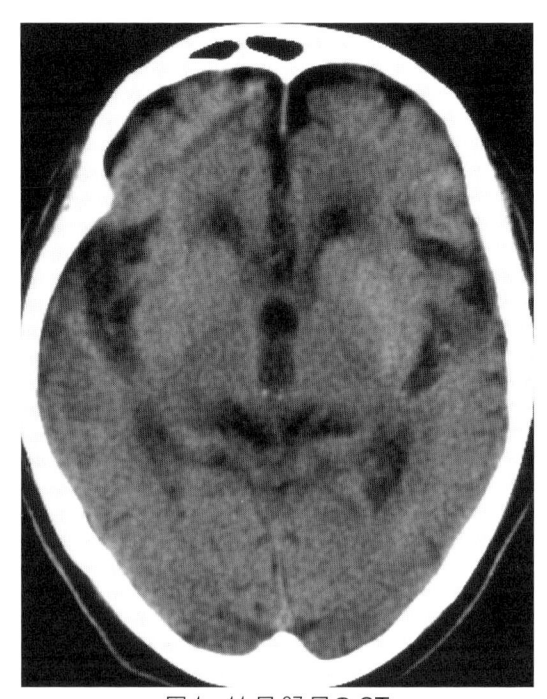

図1　11月27日のCT

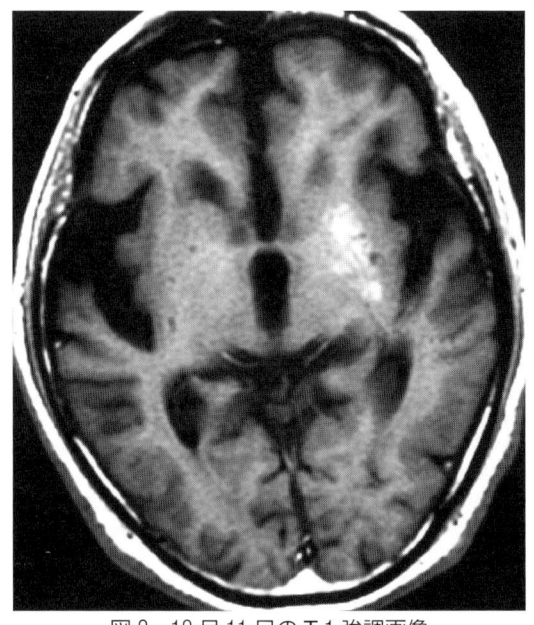

図2　12月11日のT1強調画像

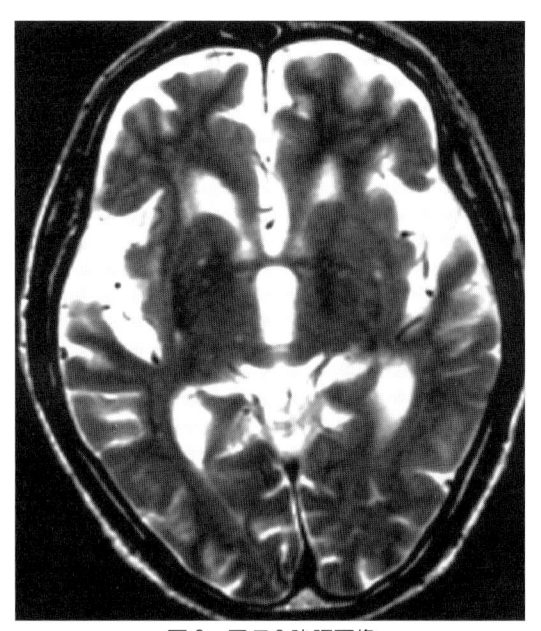

図3　同T2強調画像

解答　高血糖に伴うバリスムやヒョレア

解説
　画像所見：CTで左の被殻の吸収値が反対側に比べやや高い．T1強調画像では被殻に高信号を認めmass effectがない．T2強調画像では明らかな信号強度異常がない．血糖値 163 mg/dl，HbA1c 10.4の糖尿病があり，高血糖に伴うバリスムやヒョレアと考えた．

臨床
　高血糖を伴う患者にときに認められる急性発症の舞踏運動やバリスムである．その病態機序は依然不明である．60歳以上の高齢者に多い．糖尿病のコントロール不良例に不随意運動で発症する例が多いが高血糖への治療開始後早期に発症する例もある．

　大半の例が高血圧を合併する．剖検や生検では出血を示す所見が認められない．

　病変は血管支配には無関係であり，出血ではなく動脈硬化を背景として，血糖の急激な上昇をおよび正常化によって起こる代謝異常と考えられるとする報告がある（文献4）．

画像診断
　病変部位は片側不随意運動の場合は反対側の，両側性のときに両側の被殻，尾状核に認められる．間にある内包前脚は病変を認めないことが多い．

　CTでは発症早期に7割の例で高吸収域を示す．

　T1強調画像で被殻もしくは尾状核（あるいは両方）にほぼ全例に高信号領域を認めた．T2強調画像では明らかな信号強度異常は通常はなくmass effectもなく造影効果もない．ときにT2強調画像で被殻が低信号を示す例もあるが，その後の追跡MRIではヘモジデリン沈着を示さない．拡散強調画像では高信号を示す例がある．多くの症例は急性発症で何らかの血管障害の関与が疑われる．

　病理は急性障害に伴って出現する，膨張した反応性の星状細胞である肥胖細胞（gemistocyte）が多数認められる．

鑑別診断
　大脳基底核のT1強調画像での高信号領域参照（CD-ROM 症例6のBox 4）．

●参考文献
1　Shan DE, et al. Hemichorea-hemiballism: an explanation for MR signal changes. AJNR Am J Neuroradiol. 19(5): 863-70, 1998.
2　Wintermark M, et al. Unilateral putaminal CT, MR, and diffusion abnormalities secondary to nonketotic hyperglycemia in the setting of acute neurologic symptoms mimicking stroke. AJNR Am J Neuroradiol. 25(6): 975-6, 2004.
3　Lai PH, et al. Chorea-ballismus with nonketotic hyperglycemia in primary diabetes mellitusl AJNR Am J Neuroradiol. 17(6): 1057-64, 1996.
4　福武敏夫：高血糖ないしその補正によって片側の舞踏運動がみられることがある．谷諭編：脳神経外科の常識非常識．三輪書店，305-6，2004．

症例 77

19歳,男性 5年前よりラ行の発音ができない
　呂律不良が進行し,発語不良,振戦,歩行時のふらつきが進行する.

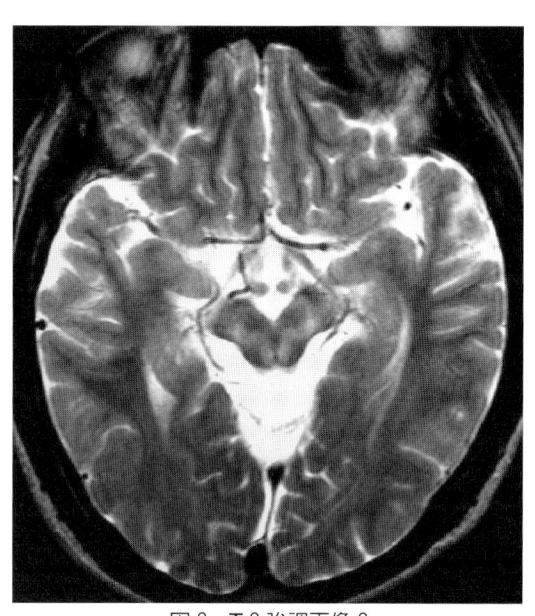

図1　T2強調画像1

図2　T2強調画像2

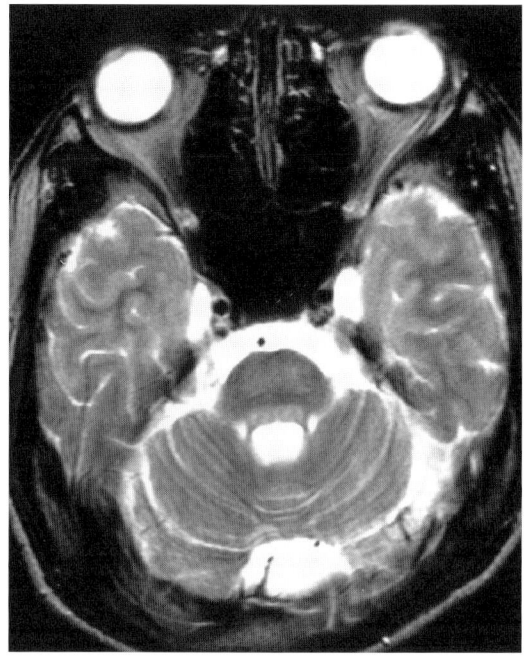

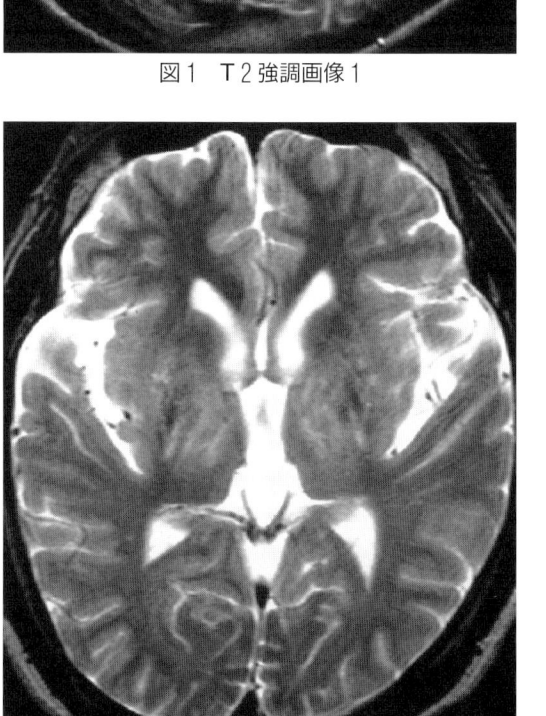

図3　T2強調画像3

解答　ウィルソン病

解説
画像所見：脳幹，小脳，大脳の軽度の萎縮がみられ，被殻，淡蒼球，視床にかけて両側対称性に高信号および低信号を被殻外側と視床外側に認める．高信号と低信号の混在した画像が特徴的である．被殻には軽度の萎縮の疑いがある．中脳では赤核周囲，中脳水道周囲に高信号領域をT2強調画像にて認める．この画像はジャイアントパンダの顔として知られている．橋被蓋にも高信号を認める．

臨床
運び屋蛋白である血清セルロプラスミンの低下により銅代謝の異常が起こり，肝および脳に銅が過剰な沈着を起こし発症する．尿中の銅の上昇と血清のセルロプラスミンの低下を認めれば診断は確定する．神経症状は銅の脳実質への沈着により起こるが，その他に肝障害による脳症も加わる．

画像診断
最もよく認める所見は大脳萎縮である．大脳基底核，視床，大脳白質に両側対称性に信号強度異常が認められる．この病理は壊死，浮腫，海綿状変性である．

被殻と尾状核に変化が最も強い．尾状核の萎縮を伴う．

神経症状が出現したすぐ後に施行された拡散強調画像で被殻と尾状核に高信号と腫大を認める．ADC値の低下がある．銅沈着により細胞の死と炎症が起こると解釈されている．一方，1年半後に実施された拡散強調画像で同領域は低信号を示し，ADC値の上昇がある．壊死，脱髄，海綿状変化が起こったと考えられる．

低信号をT2強調画像で大脳基底核，視床に認めることがあり，銅の沈着あるいは付随する鉄の沈着による．

淡蒼球にT1強調像で高信号を伴うことがあり，肝障害による脳症による．

橋被蓋と底部，小脳にも高信号をT2強調画像にて認めることがある．

ときにT2強調画像で大脳と小脳白質に高信号を認める．皮質脊髄路，歯状核赤核路などにも高信号を認めることがある．

鑑別診断
1. **リー脳症**：発症が乳児期から早期小児期
2. **一酸化炭素中毒**：淡蒼球の対称性の病巣
3. **CJD**：大脳基底核前部に萎縮を初期には伴わない．大脳皮質にも拡散強調画像にて高信号
4. **日本脳炎**：視床，黒質の病変
5. **MSA-P型**：被殻の萎縮を伴い，外側に線状の高信号領域，必ずしも左右対称ではない．
6. **グルタール酸血症**：淡蒼球と大脳白質に高信号，側頭葉に囊胞，シルヴィウス裂の拡大

(CD-ROM 参照)

●参考文献
1　Sener RN. Diffusion MR imaging changes associated with Wilson's disease. AJNR Am J Neuroradiol. 24(5): 965-7, 2003.
2　King AD, et al. Cranial MR imaging in Wilson's disease. AJR Am J Roentgenol. 167(6): 1579-84, 1996.
3　van Wassenaer-van Hall HN, et al. Cranial MR in Wilson's disease: abnormal white matter in extrapyramidal and pyramidal tracts. AJNR Am J Neuroradiol. 16(10): 2021-7, 1995.

症例 78

64歳，男性　他院でMRIを撮り，脳転移があると言われた
昨年よりなんとはなく仕事ができない．車の運転が左による．

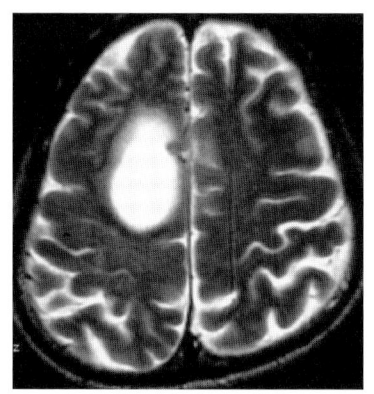

図1　T2強調画像1

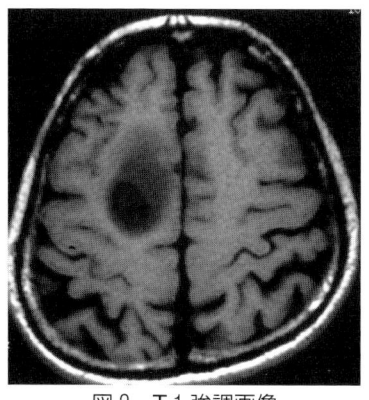

図2　T1強調画像

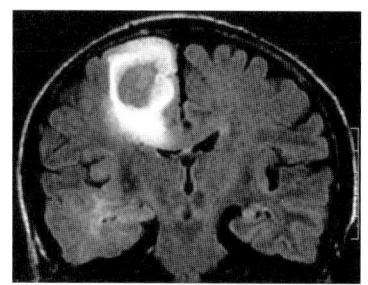

図3　FLAIR画像

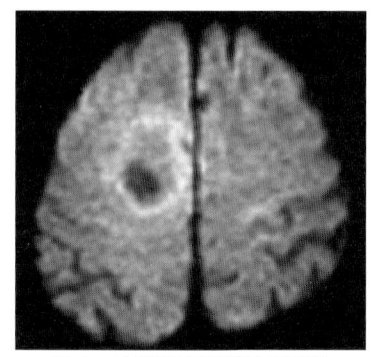

図4　拡散強調画像強調画像

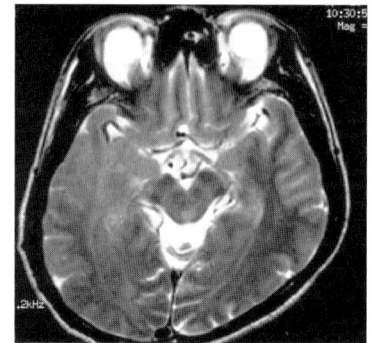

図5　T2強調画像2

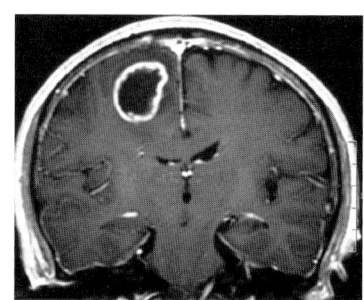

図6　造影後のT1強調画像

解答　多巣性の神経膠腫

解説

　画像所見：右前頭葉に腫瘍がある．比較的境界明瞭である．その後部は囊胞状変化を認める．造影効果は周囲に起こりリング状である．リング状の造影効果を示す腫瘍が鑑別に挙がる．もう1つ重要な所見が本例にあり，右側頭葉白質の信号強度が上昇し，島回を介して前頭葉の病変とつながりがある可能性がある．多巣性で同じ病変と考えると，多発性硬化症，脳梗塞は考えにくい．また，前頭葉の病変には明らかな造影効果があるのに，側頭葉のそれにはない点は転移あるいは悪性リンパ腫では合いにくい．これらの疾患では同じような造影効果のある病変が期待されるからである．膠芽腫では多巣性のときに，場所により造影効果がない部位とある部位とが混在することがよくある．そのような鑑別から膠芽腫が最も考えられる画像である．前頭部の手術所見は囊胞を伴った正常組織と境界が不明な病変であり，その病理所見は星細胞腫Ⅲ度であった．側頭葉の手術はしていない．約2年後，右大脳半球から脳梁にかけて広範な浸潤をきたし死亡した．膠芽腫であったと推測している．

臨床

　多巣性の神経膠腫は真に多巣性の独立した病変のこともあるが，より多くは画像では不明であるが，連続した病変であることが剖検例では判明する．通常，病理所見は膠芽腫が多い．多巣性の独立した膠芽腫は膠芽腫全体の2.3％に認められる．NF-1は多巣性の星細胞腫を合併することがある．

鑑別診断

　リング状の造影効果を示す主な腫瘍の鑑別(症例68のBox 50参照)で示すように，腫瘍としては脳膿瘍，転移，多発性硬化症，原発性腫瘍(悪性度の高い星細胞腫，悪性リンパ腫)，放射線壊死，および血腫が考えられる．腫瘍ではないが脳梗塞でも稀にリング状の造影効果を示す．病歴および拡散強調画像で高信号を示さない点より脳膿瘍，悪性リンパ腫，放射線壊死は否定的である．T1強調像の所見より特に血腫を疑わせる所見ではない．

●参考文献
1　Lafitte F, et al. Multiple glioblastomas: CT and MR features. Eur Radiol. 11(1): 131-6, 2001.
2　Ozawa Y, et al. MRI findings of multiple malignant gliomas: differentiation from multiple metastatic brain tumors. Radiat Med. 16(2): 69-74, 1998.

症例 79

55歳，男性　8月7日夜，失禁し，意識がもうろう状態で家族に発見される

　糖尿病とアルコール依存症の患者である．当日のMRIで12日と同様な異常所見を認めている．血管造影を他院で施行されるが異常を認めない．当院入院時，軽度の意識障害がある．明らかな麻痺は認めない．記銘力の低下を認める．

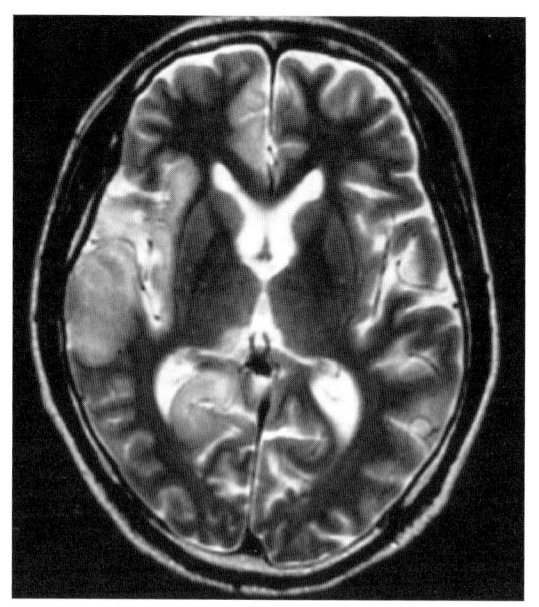

図1　8月12日のT2強調画像

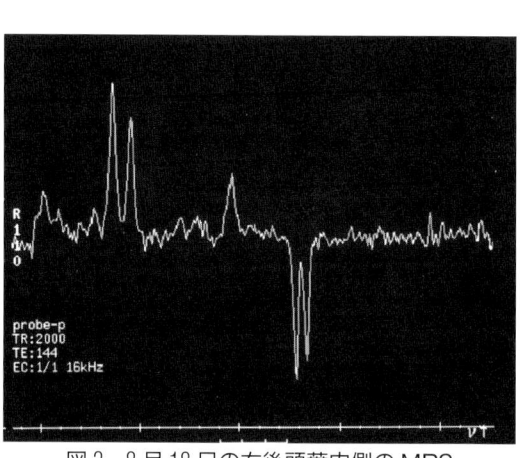

図2　同拡散強調画像

図3　8月18日の右後頭葉内側のMRS

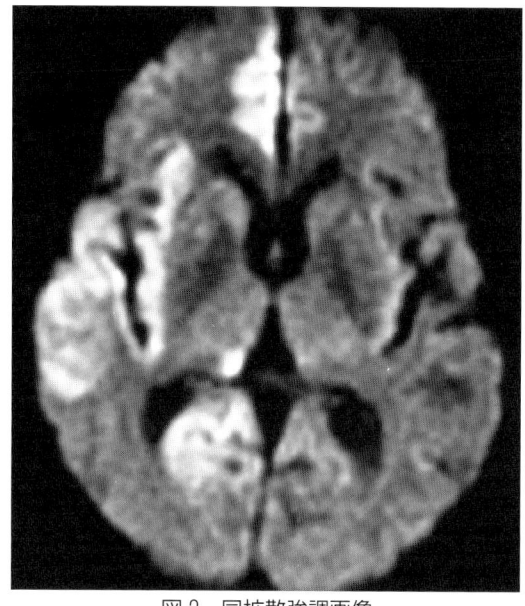

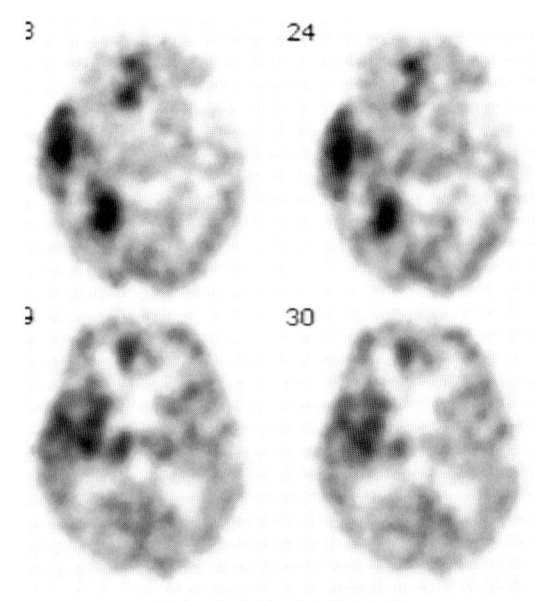

図4　8月14日のSPECT

解答　低血糖による大脳の壊死

解説

画像所見：T2強調画像で右前頭葉内側，右島回から側頭葉外側，海馬を含む側頭葉内側から後頭葉内側，視床内側にかけて高信号を示し，拡散強調画像でも高信号を示した(但し，ADC値は上昇し，T2 shine through効果の可能性が高い)．造影効果は認めない(非掲載)．右後頭葉内側でのMRSでは乳酸が上昇し，NAAは低下し，コリンの上昇を認める．大脳皮質に壊死が起こっている所見に合致する．SPECTではMRIでの異常部位に血流増加を認める．T2強調像の高信号領域は血管の支配には一致せず，ACA，PCA，MCA領域におよぶ．さらに正常と考えられる部位が間に存在する．他院来院時の血糖値は12 mg/dlであり，グルコース投与により意識状態の改善をみたので低血糖による脳損傷(大脳皮質壊死)と考えた．海馬を含む大脳皮質に壊死を認め，血管の支配領域に無関係で，決して潅流境界領域ではない．低血糖による脳損傷が最も考えられる像である．

臨床

低血糖による脳損傷の内，局所的な所見として片麻痺が最も多い．その他には進行性の脳幹症状，ヒョレア・アテトーゼの報告がある．

低血糖による片麻痺は小児から成人まで起こり，82％の患者が糖尿病を持ち，多くはインスリンを使用している．その他にはインスリノーマの例がある．80％は再発をしている．片麻痺を起こした際の血糖値は平均で29 mg/dlである．診断は片麻痺を示し，低血糖があり，グルコースの投与で改善していることによる．片麻痺の持続時間は低血糖の時間に依存するが，1時間以内が多い．局所的な脳損傷の原因は不明である．血管攣縮，低血糖に対する神経細胞の選択的脆弱性，既存に存在する血管障害によるとする説がある．

病理：低血糖による脳損傷は海馬および大脳皮質に選択的神経細胞壊死を起こす．選択壊死の部位は大脳皮質，海馬と尾状核に限られ，脊髄には稀で，小脳には認めない．大脳皮質の中でも表層が侵されるのが低血糖による脳損傷の特徴であり，虚血のように動脈の境界領域に強いのではなく一様である．

急性発症の片麻痺をみると脳卒中をまず考えるが低血糖もよくある原因である．糖の補給のみで改善することが多いので血糖値をチェックする必要がある．

代謝性脳症の特長：
1. 全般的な脳機能の低下(意識障害など)
2. 部分的興奮(けいれんなど)
3. 障害のされやすい部位による違い vulnerability(片麻痺など)
4. 症状の変動性

(CD-ROM参照)

症例 80

74歳，男性　10年前より難聴，他院で脊髄小脳変性症と診断される

　現在ではほとんど耳は聞こえない．自転車での転倒が多くなり，話しにくい．座位から起きあがるのが困難．小脳失調，構音障害を認める．

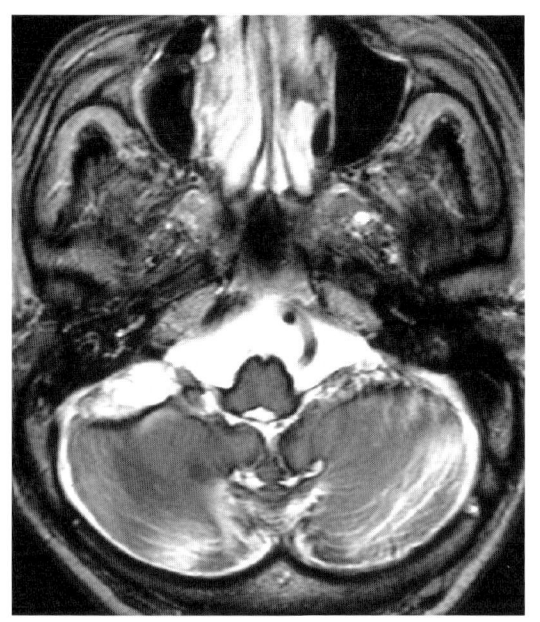

図1　T2強調画像1

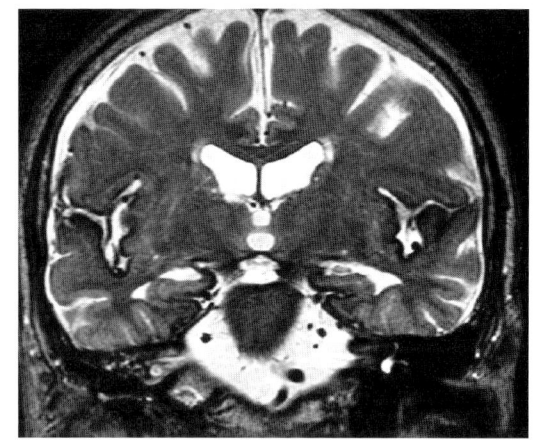

図2　T2強調画像2

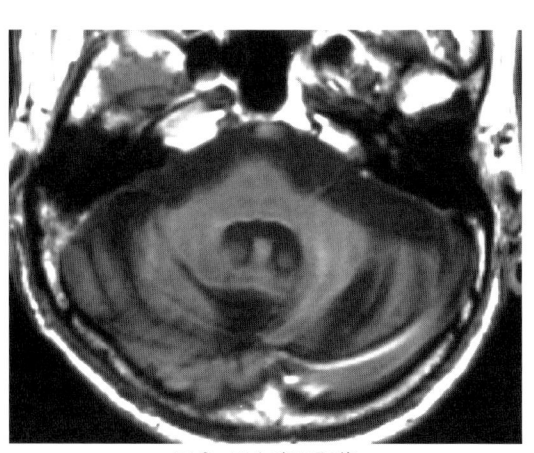

図3　T1強調画像

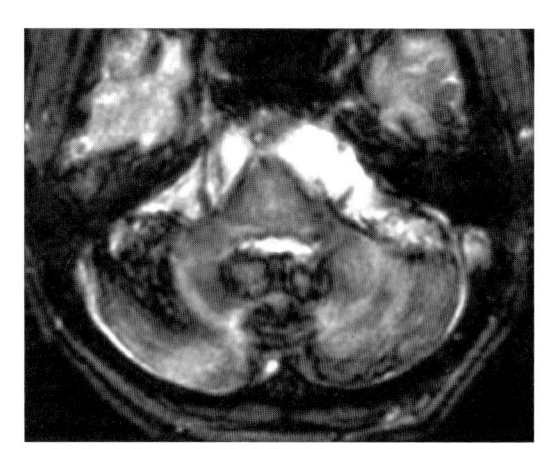

図4　T2*強調画像（グラディエントエコー法）

| **解答** | 脳表ヘモジデローシス |

解説

画像所見：T2強調画像で脳幹，小脳，側頭葉底部，シルヴィウス裂に沿った軟膜，くも膜に沿って低信号領域を認める．この低信号はグラディエントエコー法にてより明瞭になり，脳表へのヘモジデリン沈着を示す．脳底槽内の下部脳神経も低信号を示す．小脳特に虫部に萎縮を認める．T1強調画像では橋被蓋には淡い高信号領域を認め，フェリチンの沈着による．以上の所見は脳表ヘモジデローシスを現す．本例では原因病巣はみつからなかった．脊髄も仙髄まで脳表にはヘモジデローシスが認められた．

臨床

慢性的なあるいは再発性のくも膜下出血で起こり，ヘモジデリンを貪食したマクロファージが髄膜と軟膜下に認められる．その病因としては原発性脳腫瘍(側脳室内の上衣腫，海綿状血管腫，血管芽腫など)，硬膜動静脈瘻，脊髄円錐の上衣腫が有名である．しかし原因のわかるのは55%であり，その他は不明である．ヘモジデリン沈着は神経細胞消失，脱髄およびグリオーシスを起こす．数ヶ月あるいは数年は無症状であるが次第に症状を現す．小脳失調(約80%)，脳神経症状(約90%，最も多いのは難聴)，錐体路徴候，嗅覚脱失，進行性の高次機能障害，膀胱障害などである．男性が多く3：1である．

画像診断

T2強調画像およびグラディエントエコー法で脳，脳神経，脊髄の表面に低信号を認める．小脳が最も好発部位であり萎縮を伴う．

新生児の脳室内出血の後遺症として，側脳室上衣にヘモジデリン沈着をみることがある．

参照 Box 40 小さなフリップ角と長いエコー時間を使用したグラディエントエコー法による低信号を示す状態(CD-ROM 症例48)

(CD-ROM 参照)

●参考文献
1 Gomori JM, et al. High-field MR imaging of superficial siderosis of the central nervous system. J Comput Assist Tomogr. 9(5): 972-5, 1985.
2 Gomori JM, et al. High-field spin-echo MR imaging of superficial and subependymal siderosis secondary to neonatal intraventricular hemorrhage. Neuroradiology. 29(4): 339-42, 1987.
3 Fearnley JM, et al. Superficial siderosis of the central nervous system. Brain. 118 (4): 1051-66, 1995.

症例 81

43歳，女性　両側眼球突出，左動眼神経麻痺，両側外転神経麻痺，眼振，右顔面神経麻痺，下垂体機能不全

　3ヶ月前より左顔面のピリピリ感，二重視，左眼瞼下垂に気がつく．2ヶ月前より他院でプレドニン服用で軽度の改善，1ヶ月前より右顔面神経麻痺が出現する．3月7日に左目の痛みにより緊急入院する．神経学的異常所見として両側眼球突出，左動眼神経麻痺，両側外転神経麻痺，眼振，右顔面神経麻痺，下垂体機能不全を認める．3月11日にCT，MRIを撮像する．

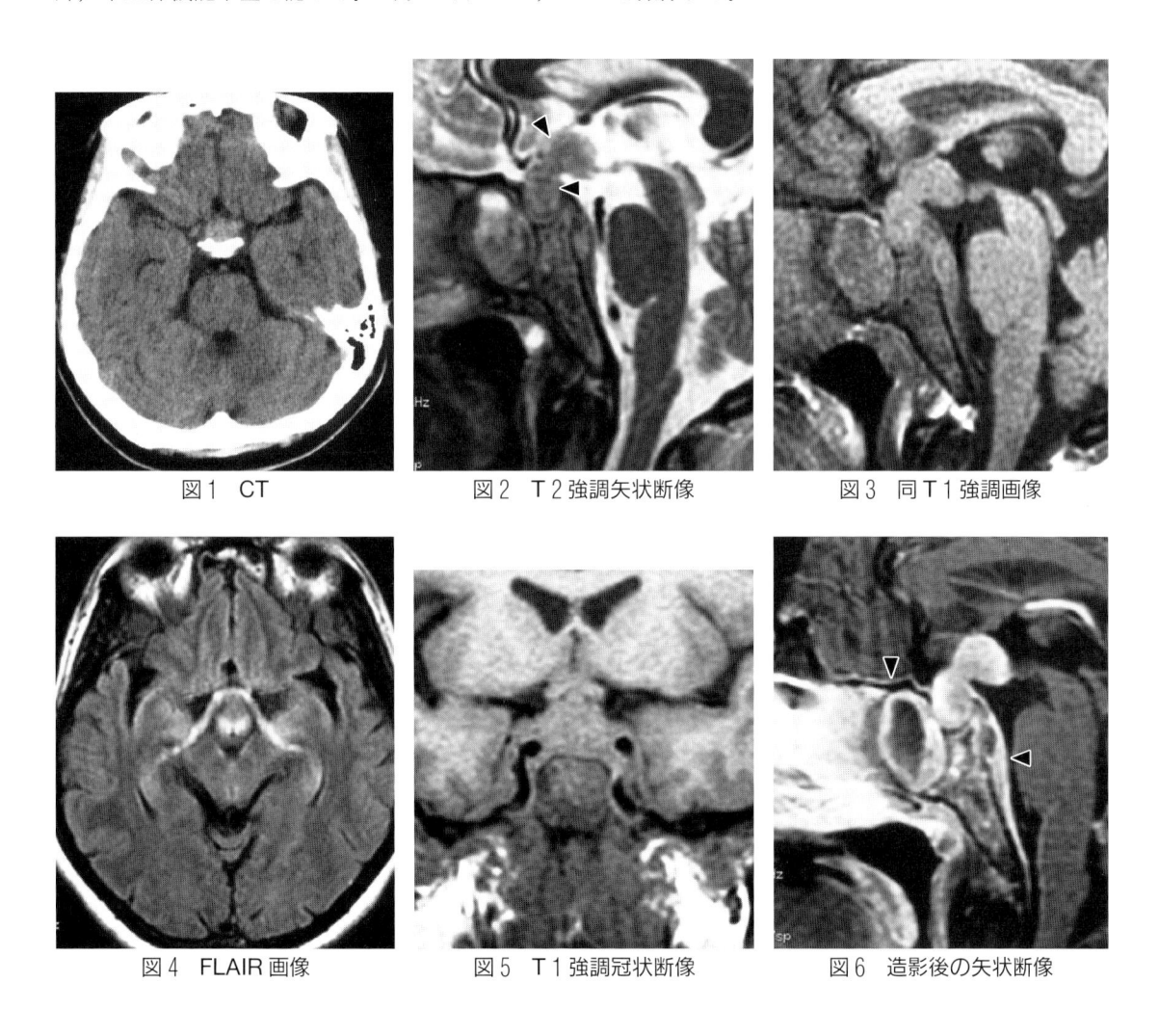

図1　CT

図2　T2強調矢状断像

図3　同T1強調画像

図4　FLAIR画像

図5　T1強調冠状断像

図6　造影後の矢状断像

解答　下垂体悪性リンパ腫

解説

　画像所見：トルコ鞍の大きな拡大はなく，骨破壊を認めない．CTでは鞍内に高吸収域を示す腫瘤がある．鞍上部の腫瘤も同様に高吸収域であった(非掲載)．T2強調画像では鞍内から鞍上部にかけて，ダンベル状に腫瘤があり，灰白質に近い信号強度を示し(図2矢頭)，高信号にはなっていない．T1強調画像でも白質に近い信号強度を示し均一である．FLAIR画像では視交叉，視索，視床下部に高信号を認める．冠状断像のT1強調画像では内頸動脈の外側には腫瘤はない．しかし臨床的には外転神経麻痺と動眼神経麻痺があり，海綿静脈洞への浸潤があると考えられる．画像からは明らかではないが浸潤性の腫瘍を疑わせる臨床所見である．造影後には強い造影効果が腫瘤に起こっている．さらに斜台および前頭蓋底に沿って硬膜に長い距離にわたり造影効果が認められる(図6の矢頭)．小脳天幕にも同様の造影効果を認めた(非掲載)．

　CTでの高吸収域の存在，病変全体の造影効果，T2強調画像での比較的低信号，硬膜に長い範囲にわたる造影効果，トルコ鞍の拡大がない．画像からは不明であるが臨床症状にて明らかな海綿静脈洞への浸潤により悪性リンパ腫と考えた．

　本例は頸部リンパ節の腫大があり，そこからの生検にて悪性リンパ腫(diffuse large cell lymphoma)がみつかっている．

類似症例

　文献上，最もよく似ているのはLeeらの報告したmucosa-associated lymphoid tissue lymphoma of the pituitary gland(文献1)である．下垂体や海綿静脈洞からの悪性リンパ腫は粘膜関連リンパ組織からでる悪性リンパ腫と同様の組織と考えられる．脳神経に沿った進展，長いdural tail signが特徴的で本症によく似ている．中年の婦人に発生する点も同じである．

鑑別診断

　転移巣：長い距離の硬膜の造影効果が合いにくい．拡大のないトルコ鞍は一致する．

　リンパ球性下垂体炎(CD-ROM参照)：T2強調像での高信号領域を示すことがあり，その場合にはリンパ腫とは異なる．しかし等信号から低信号を示す例もあり硬膜に造影効果もあり困難なこともある．

　鞍内の腫瘤で最も多い**下垂体腺腫，頭蓋咽頭腫，髄膜腫**：硬膜への進展，T2強調画像での低信号，海綿静脈洞への浸潤などが合いにくい．

　脊索腫，下垂体膿瘍，ラトケ囊胞：上記と同様な理由で合わない．

(CD-ROM参照)

症例 82

76歳, 男性　1〜2年の経過により認知症が次第に進行

　数十年前に頭部外傷の既往がある. 造影後の軸位像及び冠状断像の異常所見は何か, 診断は, 次にすべき検査は？

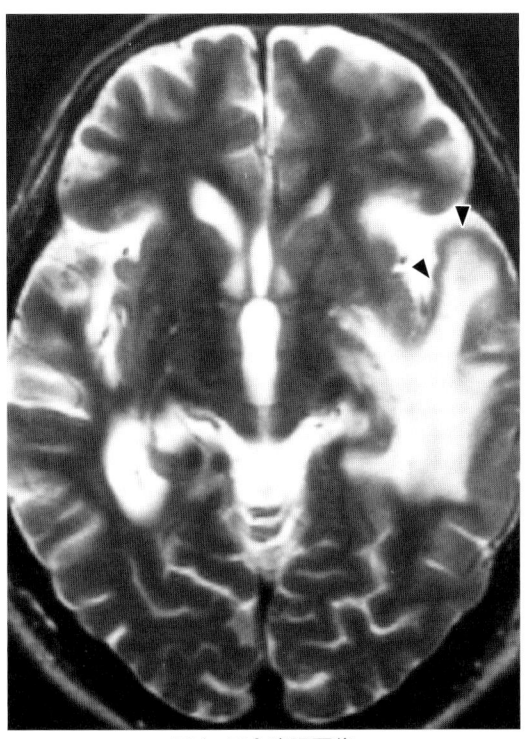

図1　T2強調画像

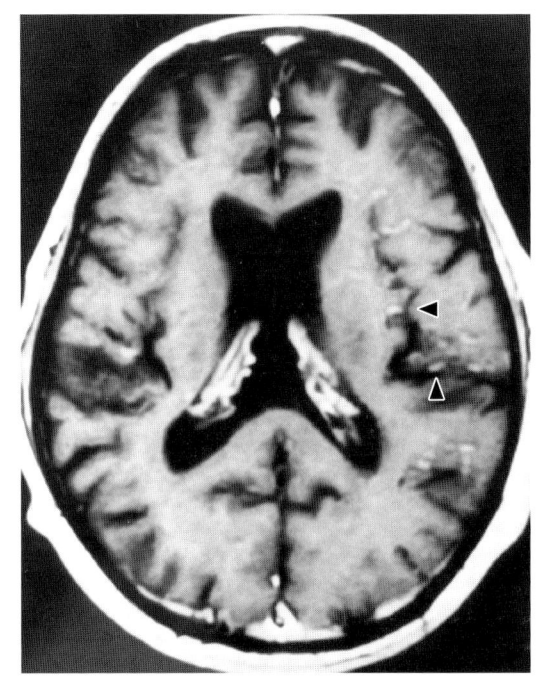

図2　造影後のT1強調画像軸位像

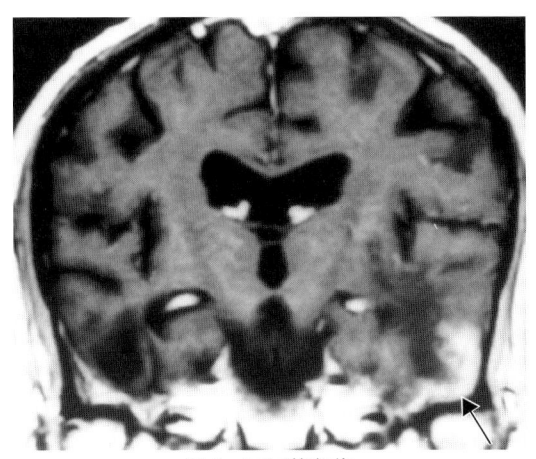

図3　同冠状断像

(熊本大学医学部附属病院放射線科, 興梠征典先生の厚意による)

解答　硬膜動静脈瘻による静脈うっ滞性脳症

解説

画像所見：T2強調画像で左側頭葉白質を中心に高信号領域を認める．内包後脚にまでおよんでいる．皮質下白質も侵されている．左側頭葉前部皮質には低信号領域がある（静脈性うっ滞の可能性がある）（図1の矢頭）．造影後のT1強調画像では左シルヴィウス裂を中心に脳溝内の血管に造影効果を認め（図2の矢頭），拡張した静脈の存在を示す．静脈うっ滞の所見であり，静脈洞の閉塞ないしは硬膜動静脈瘻の存在が疑われる．造影後の冠状断像でT2強調像の高信号領域の末梢に当たる左の側頭葉底部と外側の皮質に造影効果を認める（図3の矢印）．塞栓術術後には，この造影効果は消失したことから脳梗塞ではなく，静脈性うっ滞による造影効果の可能性が高い．

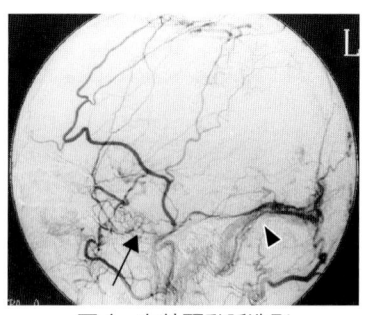

図4　左外頸動脈造影

左外頸動脈造影（図4）にて中頭蓋窩前部（矢印）と横静脈洞（矢頭）を中心とする硬膜動静脈瘻が認められる．

臨床

臨床症状その他については症例71を参照．

ここでは比較的少ない症状ではあるが，静脈性高血圧による虚血あるいは塞栓症で起こる静脈うっ滞性脳症について述べる．

硬膜動静脈瘻により静脈うっ滞性脳症が起こり，進行する認知症とパーキンソン症状を呈することがある．Hurstらの報告によれば全例55歳以上であり，頭痛は必発である．病歴は9ヶ月以上にわたることが多い（文献1）．乳突突起付近で多くの症例でbruitを聞くことができる．認知症を有する患者にbruitを聞いたときには常に本症を考慮する．

病理所見：左外頸動脈が栄養血管となり，横静脈洞およびS静脈洞へのシャントがあったHurstらの54歳の症例では点状の高信号がT2強調画像で放線冠にあり，造影効果を認めている．その病理所見は脳表と脳実質内の静脈が肥大し壁が厚くなっている．半卵円中心には軽度のグリオーシスを認める．上矢状洞は新旧の血栓を認める．急性変化として浮腫を認め，鉤ヘルニアがあり白質および皮質に点状出血があった．脊髄硬膜動静脈瘻の所見に近似する．

画像診断

深部白質と小脳白質にT2強調画像で高信号を認め，その末梢に造影効果がある．脳表の軟膜血管が豊富になり点状の造影効果が認められる．静脈洞からの皮質静脈への逆流による脳表静脈の拡大を示している．血管造影にて脳循環の明らかな遅延があり，30秒以上の例もあった．

自験例

認知症およびパーキンソン症状を呈する硬膜動静脈瘻を1例経験した．頭痛は認めていない．T2強調画像にて脳内に多数の点状，曲線を示すflow voidを認め，MRAにて両側の横静脈洞に硬膜動静脈瘻を認めている．

ごく稀ではあるが，認知症およびパーキンソン症状を呈する疾患に，治療可能な硬膜動静脈瘻があることを知っておくことは重要である．

（CD-ROM参照）

症例 83

31歳，女性　3週間前からの頭痛，発熱

　10月初旬より頭痛，同20日発熱，他院で髄膜炎と診断され24日に入院．髄液細胞数 452/3/μl，蛋白 78 mg/dl，糖 35 mg/dl，クロール 123 mEq/l．

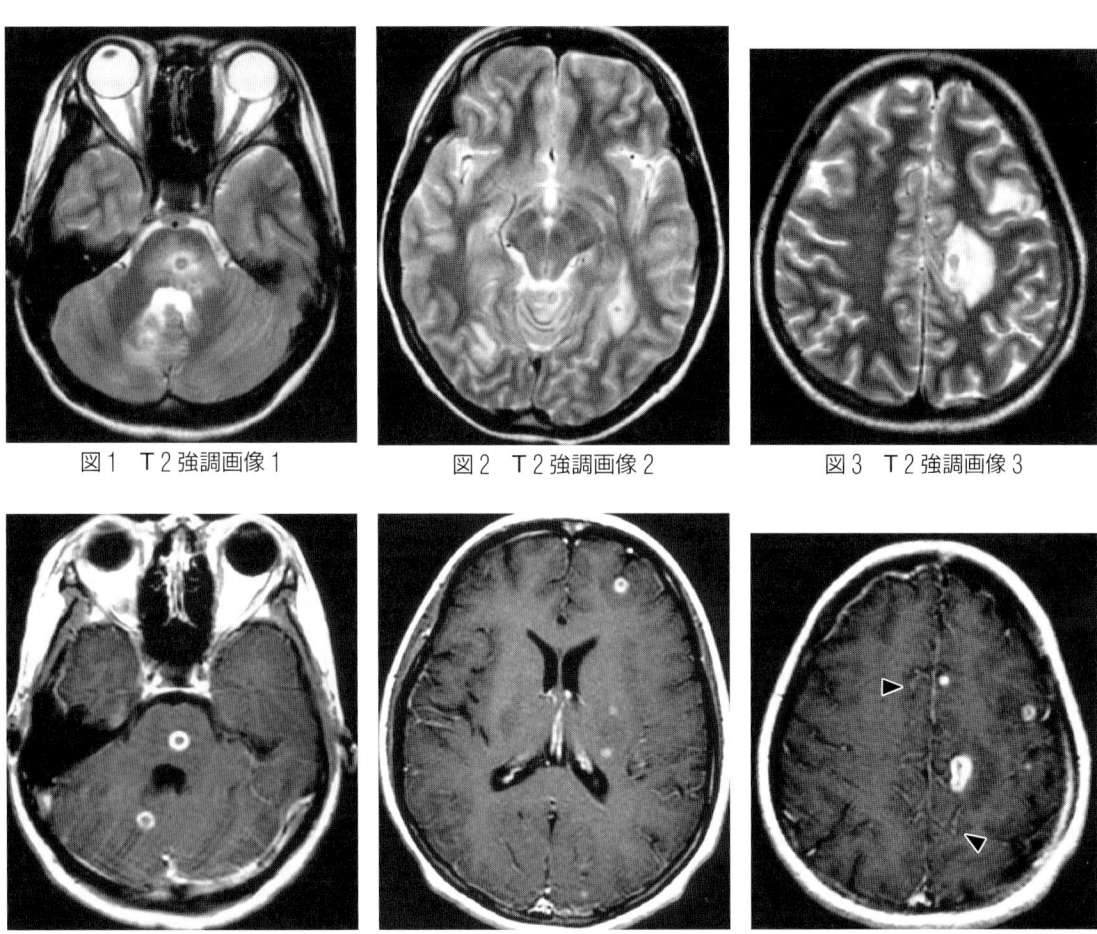

| 図1　T2強調画像1 | 図2　T2強調画像2 | 図3　T2強調画像3 |
| 図4　造影後のT1強調画像1 | 図5　造影後のT1強調画像2 | 図6　造影後のT1強調画像3 |

解答　結核腫

解説
画像所見：大脳，小脳，脳幹に多発性の小さな腫瘤性病変を認める．その多くは中心部がT2強調画像ではやや低信号を示すが高信号のみの部位もある．造影後のT1強調画像では腫瘤の中心が低信号を示す例ではリング状の造影効果を示し，T2強調画像で高信号のみの病変は小さな結節状の造影効果を認める．くも膜軟膜に造影効果を認める（図6の矢頭）．脳全体に比較的小さな腫瘤があり，リング状および結節状の造影効果がみられる際には肉芽腫を最も考える．日本人ならば結核腫である．

臨床
脳実質内の結核性病変は結核腫であり，髄膜炎を伴うときと，そうでないときがある．その内の1/3が多発性，2/3は単発性である．TBによるcerebritisの領域に小さな肉芽の集まりとして始まり，成長した非乾酪性結核腫になる．さらに，その多くは中心部が乾酪壊死に陥る．しかし，その中心部が充実性のままであったり，液化したりすることもある．結核腫は①中心部が充実している，②乾酪化し中心部が壊死している，③非乾酪化，の3種に分かれる．

画像診断
非乾酪化の肉芽腫は周囲に浮腫を伴い，T1強調像で低信号，T2強調画像で高信号を示し，均一な造影効果を認める．

中心部に乾酪化を伴い，充実している肉芽腫は周囲に浮腫を伴い，T1強調画像で低信号から等信号，T2強調画像で等信号から低信号を示す．低信号の程度は充実した乾酪物質の存在，線維化あるいはグリオーシス，貪食細胞の浸潤，貪食細胞の産生物（遊離基など）と細胞浸潤の程度によって決まる．乾酪化した肉芽腫の壁はときにT2強調画像で強い低信号を示す．造影後にはリング状の造影効果を認める．リング状に濃染される被膜を有する腫瘤として描出される．

中心部に液化を伴う肉芽腫はT1強調画像では中心は低信号，T2強調画像では高信号，周囲はT2強調画像で低信号を示す．周辺部にリング状の造影効果を認める．

脳膿瘍との鑑別にはMRSが有効と報告されている．膿瘍では1.3 ppmに脂肪と乳酸のスペクトラがあり，0.9 ppmにはアミノ酸のスペクトラがある．それに対して結核腫では脂肪と乳酸のスペクトラしか認めない．拡散強調画像にて膿瘍は高信号を示す．

硬膜に広く接する結核腫があり，ときに髄膜腫と間違える症例がある．

CTにて中心部に石灰化があり，その周囲にリング状の造影効果があるときにはtarget signと呼ばれる．しかし結核腫に特異的ではない．

（CD-ROM参照）

●参考文献
1　Poonnoose SI, et al. Giant cerebellar tuberculoma mimicking a malignant tumor. Neuroradiology. 46(2): 136-9, 2004.
2　Gupta RK, Differentiation of tuberculous from pyogenic brain abscesses with in vivo proton MR spectroscopy and magnetization transfer MR imaging. AJNR Am J Neuroradiol. 22(8): 1503-9, 2001.
3　Jinkins JR, et al. MR imaging of central nervous system tuberculosis. Radiol Clin North Am. 33(4): 771-86, 1995.

症例 84

41歳，男性　発熱後の筋力低下，頭痛，意識障害

3月2日に発熱，5日は強い頭痛，10日に筋肉痛，11日朝，意識障害で家人に発見され入院．四肢の筋力低下，意識障害を認める．白血球(末梢血)の増加(18,900)を認める．髄液の細胞数は 12/3/μl である．超音波検査で心臓，頸部血管系に異常を認めない．

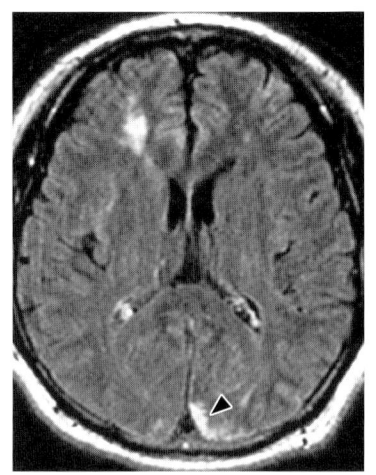

図1　3月16日のFLAIR画像1 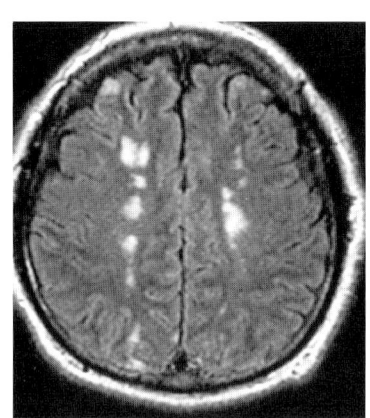　　図2　同FLAIR画像2 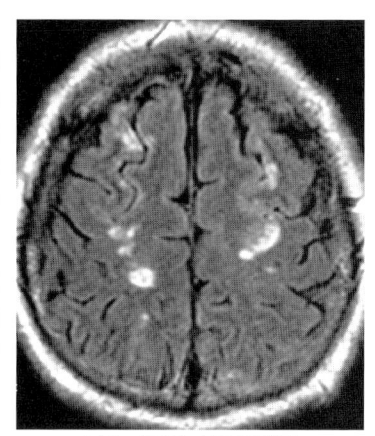　　図3　同FLAIR画像3

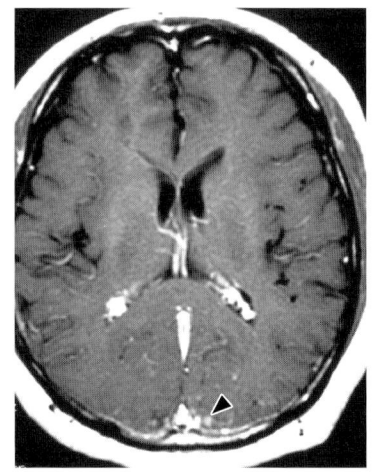

図4　造影後のT1強調画像1 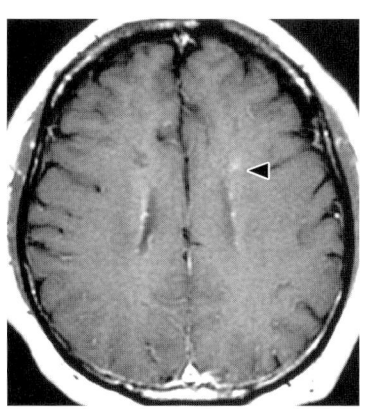　　図5　造影後のT1強調画像2 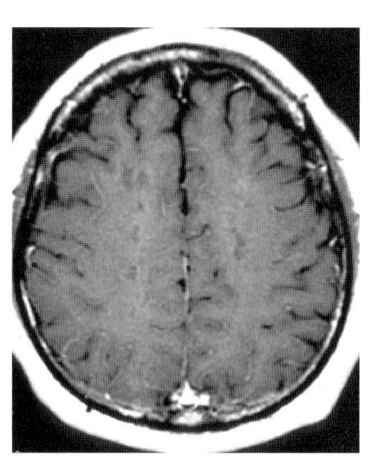　　図6　造影後のT1強調画像3

解答 特発性好酸球増多症

解説

　画像所見：大脳深部白質，中大脳動脈，前大脳動脈，後大脳動脈の分水嶺領域に点状，楕円形のFLAIR画像で高信号領域を認める．腫瘤効果はない．T2強調画像でも病変は高信号領域を示し，T1強調画像では目立たない低信号領域を示した（非掲載）．造影後には一部の領域に造影効果を認める．左後頭葉，右前頭葉にも同様の病変がある（図1の矢頭）．前者には僅かな造影効果を認める（図4と5の矢頭）．約2週間後の再検像ではT2強調画像およびFLAIRでの高信号領域はやや減少しT1強調画像で一部が高信号領域を示し，出血性の可能性がある．また造影効果はより明瞭になり，多くの病変が造影された．多発性のシャワー塞栓症に似た画像所見である．病初期の発熱，筋肉痛，その後の意識障害を考えると特発性好酸球増多症が鑑別の1つとなる．本例では白血球内(18,900)の好酸球が増加し38％にもなっており，それが原因と考えられる．拡散強調画像は本例は未施行であるが高信号と等信号の混在を示した症例もある．

臨床

　末梢好酸球が長期にわたり著増を示すと，その原因の如何にかかわらず，心血管型，神経系，肺など全身臓器に障害を生じることがある．その中で原因不明の長期間持続する好酸球増多と好酸球浸潤による症候や徴候を有するものは特発性好酸球増多症と呼ばれる．神経系の障害としては末梢神経障害および脳血管障害などの中枢神経系障害が知られている．

　本例はアレルギー，気管支喘息，トリプトファン製剤の既往歴はなく，寄生虫，膠原病，悪性腫瘍，感染症もみつかっていない．それ故に特発性好酸球増多症と考えられる．

　ときに心臓にendomyocardial fibrosisがみつかる例もあり，CTが必要である．また日本住血吸虫症であった1例が報告されている．

（CD-ROM参照）

症例 85

58歳，男性　4年前から徐々に話がしにくくなった

1年前から小脳症状があり MRI で異常を指摘された．
糖尿病とそれによる腎症，網膜色素変性症および貧血を認める．

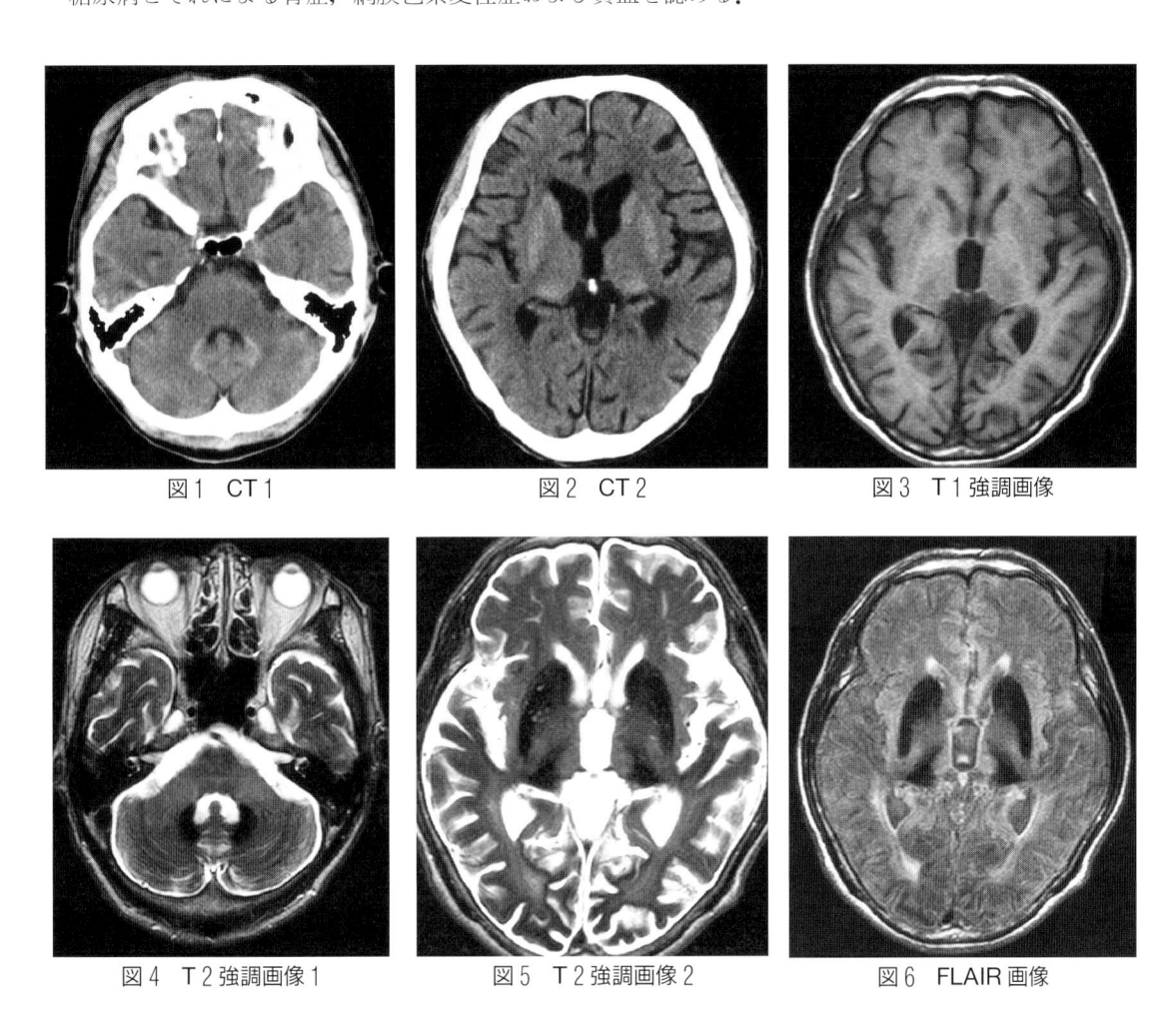

図1　CT 1

図2　CT 2

図3　T1強調画像

図4　T2強調画像1

図5　T2強調画像2

図6　FLAIR 画像

(自治医科大学神経内科，瀧山嘉久先生・永田美保子先生の厚意による)
(科学評論社「神経内科」より許可を得て転載)

解答　無セルロプラスミン血症

解説
画像所見：CT で，歯状核，尾状核，被殻，視床後部に高吸収域を認める．T1強調画像では異常を指摘できない．T2強調画像で歯状核，被殻，淡蒼球，視床後部に年齢に比べて強い低信号領域を認め鉄の沈着が疑われる．FLAIR画像でも同様に被殻から尾状核，淡蒼球，視床後部にかけて低信号を認める．その内部に異常な高信号領域を認めない．以上より無セルロプラスミン血症と考えられる．

臨床
無セルロプラスミン血症はフェロオキシダーゼ活性を持つセルロプラスミンの遺伝子変異により，脳・肝臓・膵臓等に鉄の過剰蓄積を来す常染色体劣性遺伝性疾患である．成人になり発症する．血液検査所見は，血清セルロプラスミンの欠損，血清銅の著減，血清鉄の減少，血清フェリチンの著増，鉄不応性の小球性低色素性貧血，インスリン依存性糖尿病にまとめられる．本症は稀な疾患ではあるが，中年以降に小脳失調や不随意運動などを呈する糖尿病患者では本症を疑う必要がある．

神経学症状としては進行性の不随意運動，小脳失調，および認知症があり，鉄の沈着による．基底核には神経細胞の消失が起こる．前頭葉皮質のそれは少ない．小脳皮質ではプルキンエ細胞の消失を認める．セルロプラスミンの欠損は星細胞に主として損傷を与える．

画像診断
画像所見は早期診断の手がかりになる．CTでは歯状核，被殻，視床に高吸収域（CT値は94 HU）を認める．進行すると空洞化のために尾状核および被殻に低吸収域を認めている．さらに進行した症例では脳幹と大脳の萎縮が加わる．MRIではT2強調画像で歯状核，赤核，被殻，視床に低信号領域を認める．淡蒼球に関しては症例により低信号の有無は様々である．大脳基底核には通常は萎縮はない．進行すると被殻と尾状核の一部に高信号領域を認める．FLAIR画像も同様に低信号を示し，進行例では一部に高信号領域を示すと考えられる．T1強調画像では病巣部位は軽度の低信号を示す．

セルロプラスミンの血清中の量が半分程度の低セルロプラスミン血症では報告により，上記の病巣部位の低信号の程度は様々である．無セルロプラスミン血症に比べて明らかに軽度である．

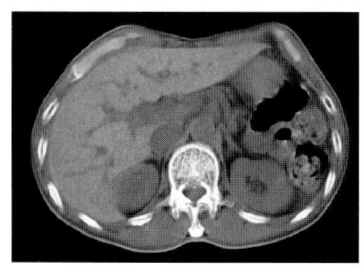

図7　CT（腹部）

肝臓はCTで高吸収域を示し（図7），T2強調画像では低信号を示す．鉄沈着による．

PETでの報告では，大脳，視床，大脳基底核，小脳皮質に酸素およびブドウ糖代謝の低下を認めているが，他の報告では尾状核のみにブドウ糖代謝の低下を認め，鉄沈着の起こっている他の部位には低下を認めていない．症例により異なる．
（CD-ROM参照）

症例 86

34歳，女性　3年前に発症した認知症

　3年前より筋力低下，呂律が不良となる．仮性球麻痺，痙性四肢麻痺，尿失禁を認めた．階段状に症状が悪化し腰痛がある．3ヶ月前より歩行不能となり便失禁があり入院する．頭髪が薄く，認知症を認める．仮性球麻痺，痙性四肢麻痺，膀胱直腸障害がある．血圧は正常．同胞に類症はない．

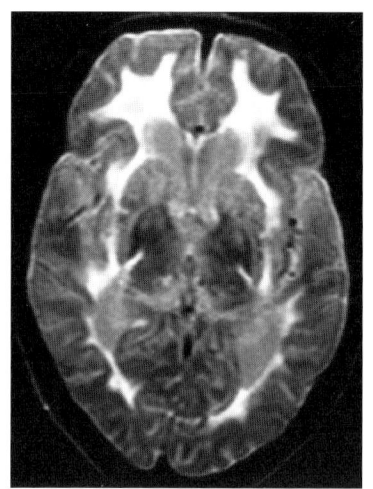

図1　T2強調画像1

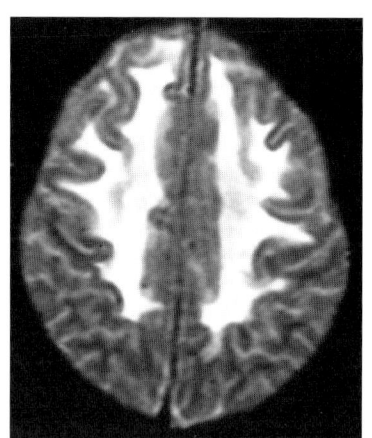

図2　T2強調画像2

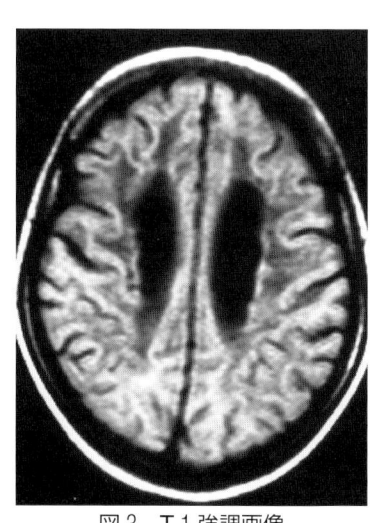

図3　T1強調画像

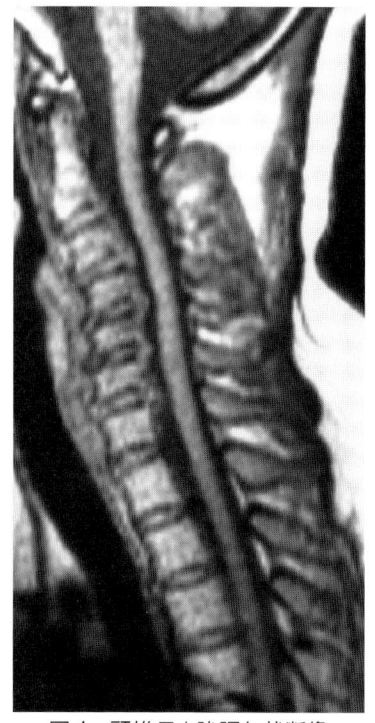

図4　頸椎T1強調矢状断像

解答　CARASIL

解説

画像所見：前頭葉を中心とする脳萎縮があり，大脳深部白質に前頭葉優位に高信号領域をT2強調画像で認め，T1強調像では低信号を示す．外包，内包後脚の一部にも同様な異常を認め，大脳基底核には小梗塞が疑われる．脳幹，小脳にも軽度の萎縮がある（非掲載）．頸椎には椎体の変性があり頸椎症を認める．腰椎にも椎体に加齢性変化がある（図5）．以上の所見に加えて血圧は正常，禿頭があることより，CARASIL（cerebral autosomal recessive arteriopathy with subcortical infarcts and leukoencephalopathy）と診断することができる．

臨床

1960年代に本邦からその存在が指摘された疾患である．若年成人発症で，高血圧などの脳血管障害の危険因子を欠くビンスワンガー病類似の白質脳症に加え，禿頭や反復する急性腰痛発作，変形性脊椎症などの特徴的な中枢神経外症状を伴う．兄弟発症例が多く，患者の両親にいとこ婚を高頻度に認めることから，常染色体劣性遺伝性と推定される．CADASIL類似の若年性多発性脳梗塞を中核症状とするが特徴的な中枢神経外症状と併せて，CADASILとは明らかに異なる疾患である．最初にその臨床病理学的特徴を詳細に報告し，英文で記載したのはMaedaであり（文献1），Maeda syndromeと呼称することを大出らは提唱している（文献2）．

福武らによる禿頭と腰痛を伴う遺伝性血管性白質脳症（CARASIL）の診断基準（文献3）：

1. 40歳未満の脳症発症で臨床的には進行性（時に一時停止性）の知的能力の低下，錐体路・錐体外路症状，偽性球麻痺などからなり，画像的に（ないし病理学的に）びまん性の皮質下白質病変を主体とする．
2. 禿頭を呈する．
3. （急性反復性）腰痛ないしは変形性脊椎症／椎間板ヘルニアを有する．
4. 血圧は正常である．
5. adrenoleukodystrophyを始めとする，白質を侵す既存の他の疾患が否定される．

以上の5項目すべて満たす例を確定例とする（Box 39を参照）．

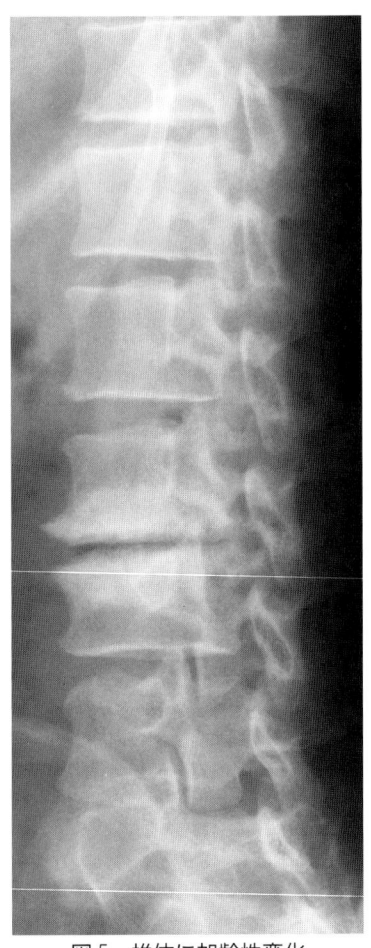

図5　椎体に加齢性変化

Box 58　若年発症の多発性脳梗塞（遺伝性脳血管障害）

CADASIL，CARASIL，MELAS，ホモシスチン尿症，家族性脂質代謝異常，プロテインC欠損症，プロテインS欠損症，アンチトロンビンIII欠損症，ファブリ病

症例 87

69歳，男性　11年前から発語障害，その後ゆっくり進行する失語症がある．初期には認知症はなかった

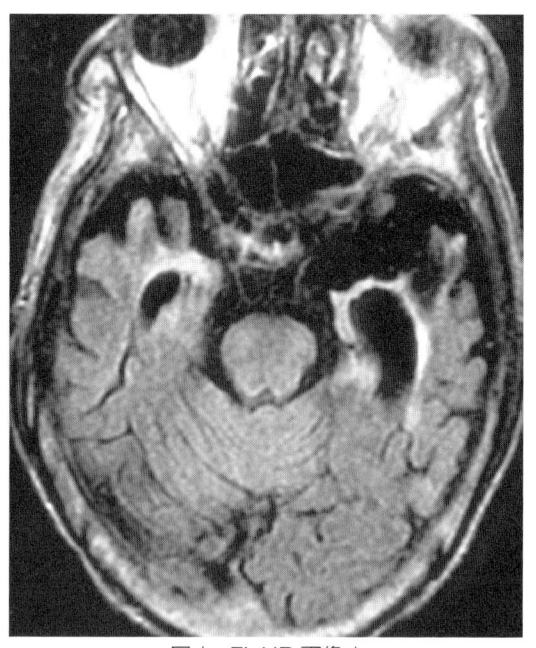

図1　FLAIR画像1

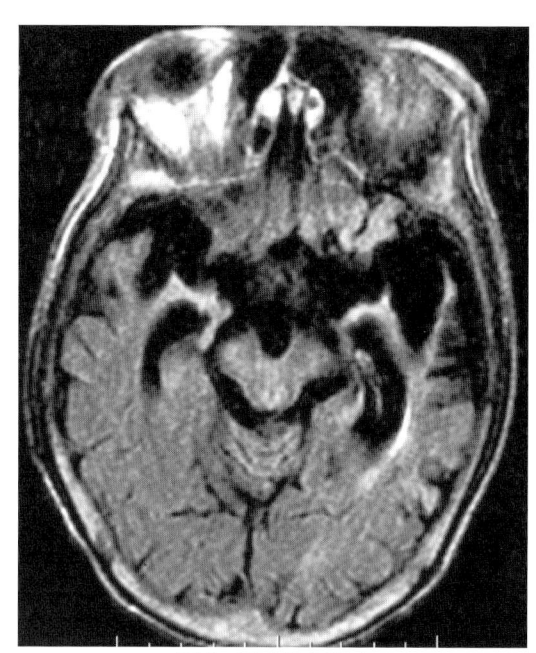

図2　FLAIR画像2

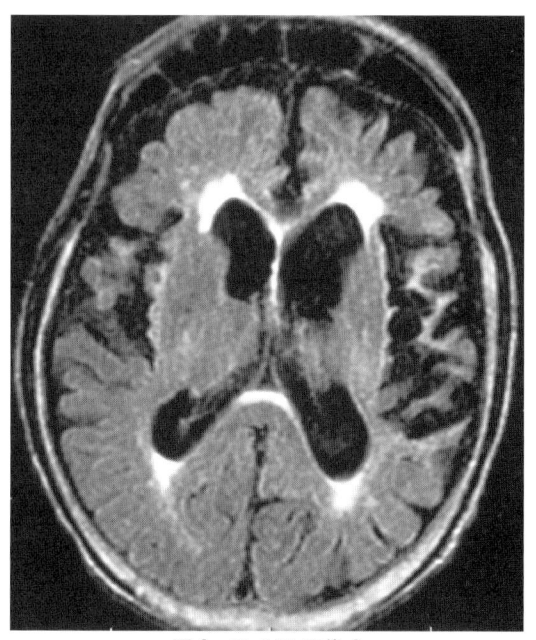

図3　FLAIR画像3

解答　ピック病

解説
画像所見：左優位に両側側頭葉に萎縮がある．側頭葉の萎縮は前部が強く，後部は比較的保たれている．側頭皮質下白質の高信号領域は認めなかった．前頭葉にも軽度の萎縮がある．ピック症であることが剖検で確認されている（なお，CD-ROM 内の症例 B とは同一症例である）．

臨床
稀な進行性の認知症で記憶障害よりも早期から人格変化を呈し，Klüver-Bucy 症候群（食・性行動の亢進，精神盲ないし視覚失認，極度の不関無為など）を呈する場合もある．前頭葉や側頭葉の葉性萎縮（lobar atrophy）を来し，脳回は菲薄化するため knife blade atrophy と呼ばれる．特に左半球を侵す傾向がある．組織学的に神経細胞内にピック嗜銀球（Pick body）を認める．

画像診断
前頭葉，側頭葉の萎縮が強く，脳溝の拡大とともに側脳室前角と下角の拡大を示す．初期には左右差を持ち，左に強い萎縮を示すことが多い．側頭葉は前部が侵される．

ピック病を含む後述する前頭側頭型認知症の正中矢状断像での検討では脳梁前部の断面積がアルツハイマー型認知症より有意に減少している．さらに T2 強調像やプロトン密度強調画像で，病変部皮質と隣接する皮質下白質に軽度高信号を呈する傾向があるといわれる．SPECT では前頭葉や側頭葉前部に加えて，帯状回前部，海馬，大脳基底核，視床でも血流の低下を来す．本症の SPECT 所見の特徴として集積低下の左右差が指摘されている．

鑑別診断
1. **アルツハイマー病**：
   海馬を含む側頭葉および頭頂葉の萎縮，海馬周囲脳溝の拡大（図 4 参照）．

2. **ピック病を含む前頭側頭型認知症**：
   前頭葉内側面，穹窿面および前部側頭葉の萎縮が強い．
   大脳半球萎縮の左右差が大きい．
   脳梁前部の矢状断の断面積が減少している．
   T2 強調画像およびプロトン強調画像で，前頭葉の白質の信号強度が高い．
   MRS で NAA，glutamate/glutamine の減少とミオイノシトールの増加を認める．

3. **正常圧水頭症**：
   海馬の容積の減少を認めない．
   側脳室の拡大に比べ海馬周囲脳溝の拡大は軽度．
   シルヴィウス裂とそれ以下の脳溝拡大をときに認めるが，高位円蓋部の脳溝とくも膜下腔の狭小化を認める．冠状断像が有用である（文献 5）．

（CD-ROM 参照）

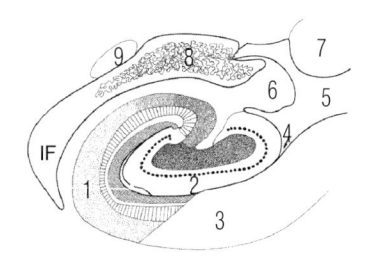

図 4　海馬周囲脳溝（perihippocampal fissure-PHF）の解剖の説明
PHF は大脳横裂（5），脈絡裂（矢頭）と海馬裂（矢印）をあわせた髄液腔を指す．大脳横裂の内側には中脳周囲脳槽がある．
1：アンモン角，2：歯状回，3：海馬支脚，4：歯状縁，5：大脳横裂，6：海馬采，7：外側膝状体，8：脈絡叢，9：尾状核，IF：側脳室下角，
（Duvernoy HM 著　The human hippocampus　89 頁，図 58 B より改変）

症例 88

41歳，男性　右眼視野障害（曇りガラスのかかった感じ），起床時の頭重感

　5月頃より右眼のみえづらさを自覚する．6月に左眼にも拡大したためステロイド治療を開始するも全身の関節痛で中断する．その後，左眼の症状は改善．8月に頭痛のため同院内科受診．8月17日MRI撮像．8月30日他院入院．入院時の神経学的所見は右眼耳側視野障害のみである．

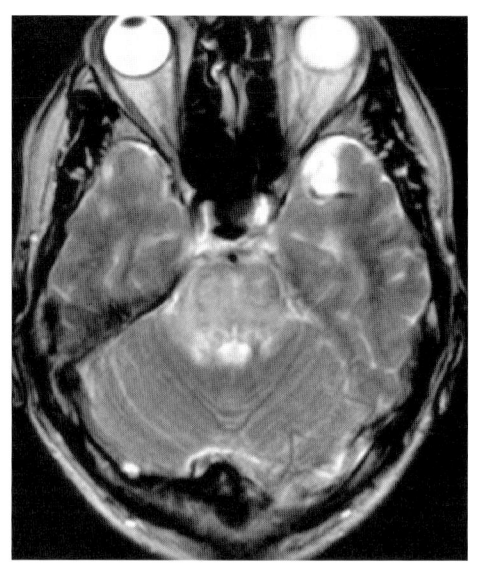

図1　8月17日のT2強調画像

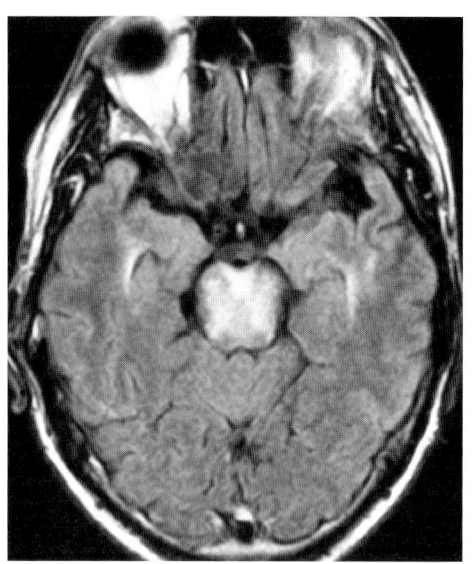

図2　FLAIR画像

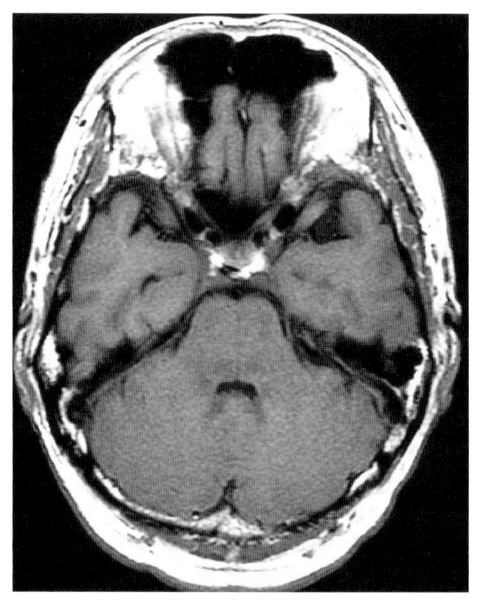

図3　T1強調画像

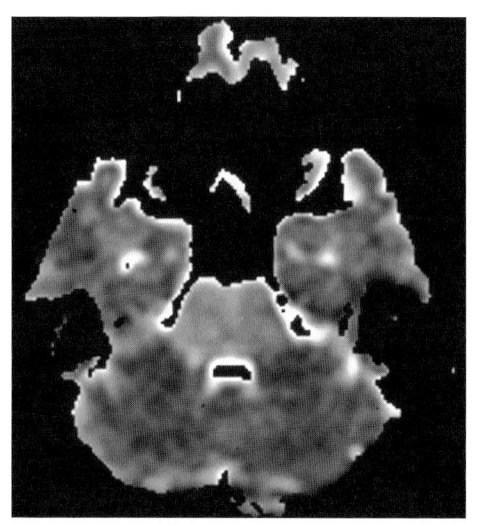

図4　ADC map

（山梨大学医学部附属病院放射線科，中田安浩先生の厚意による）

解答　橋を中心とする高血圧性脳症

解説

画像所見：橋のほぼ全体から右上小脳脚，中小脳脚を含めた領域にＴ２強調画像とFLAIR画像で高信号を認める．大きなmass effectはない．Ｔ１強調画像で信号強度異常はほとんど認めない．ADC値は上昇し，血管性浮腫を示唆する．画像所見の強い割に臨床症状が軽い．血圧が200以上あり高血圧性脳症(posterior reversible encephalopathy syndrome：PRES)と診断した．

8月30日の血圧は200/124/mmHg，入院後の眼科受診で視野障害は高血圧性網膜症による可能性が高いと診断された．降圧治療により9月13日の血圧は140/72/mmHgであった．同日のFLAIR画像では橋内の高信号は消失している(図5)．症状の改善もあり9月15日に退院．

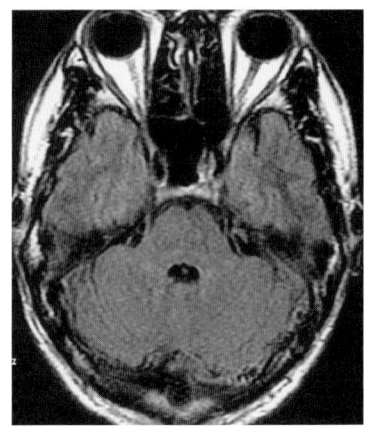

図5　FLAIR画像

臨床(症例31参照)

高血圧性脳症の橋と小脳を侵す率は70％程度である．通常は後頭葉の病変を伴う．脳幹および小脳のみの浮腫を示す高血圧脳症は稀である．通常は40〜50歳代を侵すが，脳幹の高血圧脳症では30歳代が多いとする報告もある．約1/3は高血圧のみであるが，その他では腎不全を伴うことが多い．

頭痛が最も多い症状である．脳幹，小脳症状は少ないことが多い．画像所見の強い割に臨床症状が少なく，症状と画像所見との間に不一致がある．

病理：強い血管の変化があり，小動脈のフィブリノイド壊死，小動脈および毛細血管の血栓と，脳実質病変として微小梗塞，微小出血を認めている．脳内に限局していない．脳内では脳幹に変化が最も強い．脳浮腫は認めない．剖検例とは異なり多くの臨床例では可逆的変化なので，梗塞には至らず，浮腫でとどまっているのが多いと考えられる．但し，梗塞に至ってしまう部位および症例もある．

画像診断

高血圧性脳症は通常，後頭葉，頭頂葉後部を中心とした皮質および皮質下の病変になるが，ときに著明な脳幹の高信号領域をＴ２強調画像にて示したり，びまん性の大脳白質の浮腫を示したりする．本症はその比較的稀な形態である．Ｔ２強調画像およびFLAIRでは高信号を示し，拡散強調画像では高信号を示さない(ADC値は上昇する)．脳血管の自己調節機能の不全による血管性浮腫を示す．造影効果を認めることがある．

鑑別診断

1. **急性脳梗塞**：拡散強調画像にて高信号領域を示す．
2. **急性の脳充血**：けいれん，けいれん後／一過性の脳回に沿った浮腫，あるいは造影効果
　　　　　　　　　急速なSDHの除去後／SDH下の皮質に限局した変化
　　　　　　　　　内頸動脈血栓剝離術後／hyperperfusion症候群
3. **透析平衡障害**：浸透圧性脱髄性症候群／橋，基底核，大脳白質を侵す．
4. **大脳膠腫症**：脳葉全体を侵す．皮質あるいは皮質下のみではない．mass effectを有する．

(CD-ROM参照)

症例 89

67歳，男性 約2年前，橋出血（右片麻痺と球症状）があり，約3ヶ月前より右上肢に不随意運動出現，口蓋ミオクローヌスも認められた

（図2と3の矢印は何を示すか？）

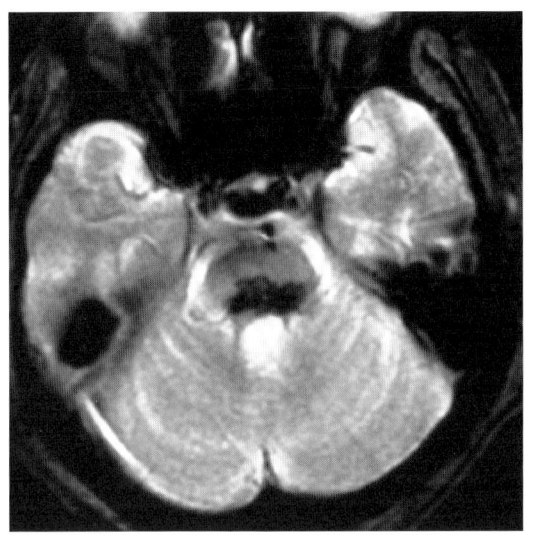

図1 グラディエントエコー法，橋レベル

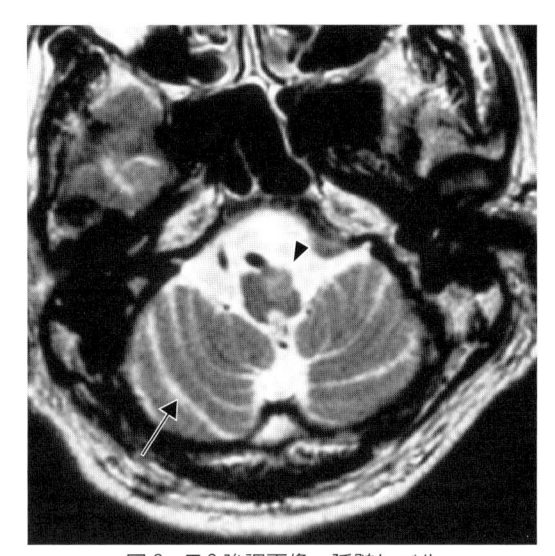

図2 T2強調画像，延髄レベル

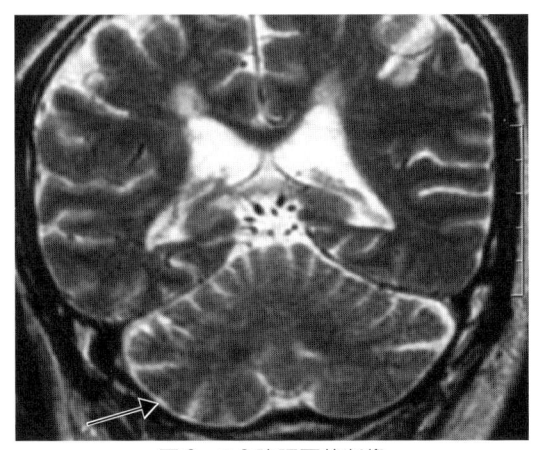

図3 T2強調冠状断像

解答　陳旧性の橋出血とオリーブの仮性肥大

解説

画像所見：グラディエントエコー法で橋被蓋から底部にかけ両側性で，やや左優位に陳旧性の血腫を認める．T2強調画像では左下オリーブ核に腫大と高信号領域を認め(図2の矢頭)，オリーブの仮性肥大と考えられる．右小脳半球，特に下部に小脳萎縮を認める(図2，3の矢印)．

臨床

口蓋ミオクローヌス：通常は原発巣の発生から10〜11ヶ月後に発症する．頸部の筋肉と横隔膜にもミオクローヌスを認める．原発巣に関係した小脳と脳幹症状．

オリーブの仮性肥大はオリーブの外見は大きくなり，グリオーシスが著明であるが，神経細胞に腫大がない状態である．

ギラン・モラレ三角(図4)：左赤核で説明すると，左赤核—左中心被蓋路—左下オリーブ核—下小脳脚—右小脳皮質—右小脳歯状核—上小脳脚—上小脳脚交叉—左赤核の回路を形成している．

橋出血8例の病理学的変化を追った報告では発症してから9ヶ月半以上経過すると，オリーブの仮性肥大が認められ，さらに数年後にはオリーブには萎縮を認める．

軟口蓋ミオクローヌスと骨格筋ミオクローヌスの病巣部位はミオクローヌスと同側の小脳歯状核，または反対側中心被蓋路と下オリーブ核となる．

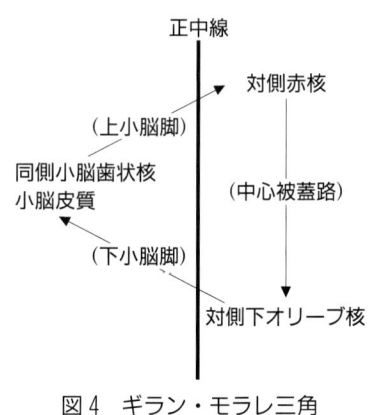

図4　ギラン・モラレ三角

画像診断

オリーブ(下オリーブ核)の拡大とT2強調画像での高信号域，ときに反対側小脳皮質の萎縮を認める．造影効果はない．

オリーブの仮性肥大はT2強調画像における所見が3段階に分かれる．

1．肥大のない高信号領域は発作から最初の6ヶ月以内である．
2．肥大と高信号領域の存在は6ヶ月から3〜4年である．
3．高信号領域のみはその後に認められる(期日は不定)．

Box 61　延髄前部に高信号域をT2強調画像で示す疾患

1. MSなどの脱髄性疾患
2. 腫瘍(転移，悪性リンパ腫，星細胞腫)
3. 延髄錐体を侵す疾患
   ・ワーラー変性
   ・副腎白質ジストロフィー
   ・筋萎縮性側索硬化症
4. 椎骨動脈もしくは後下小脳動脈の穿通枝による傍中央部梗塞
5. 感染，炎症性疾患
   ・結核，神経サルコイドーシス
   ・AIDS
   ・菱脳炎(rhombencephalitis)

(CD-ROM参照)

症例 90

46歳，男性　前日，意識障害の状態で同僚にみつかる

　8月6日にめまい．8月8日，意識障害の状態にて自宅で同僚に発見される．神経学的検査では意識障害と両側バビンスキー陽性のみ．8月9日のMRI．白血球14,800，CRP 9.96，髄液検査：細胞数90/3/μl(単13，多77)，蛋白39 mg/dl，糖108 mg/dl(なお，造影効果を認めない)．

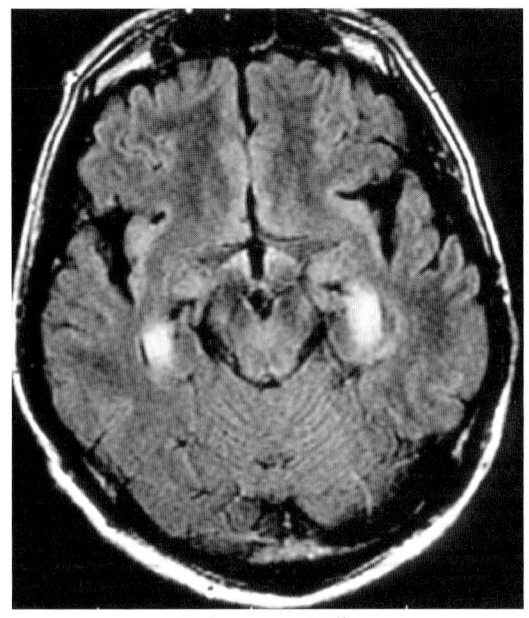

図1　FLAIR画像

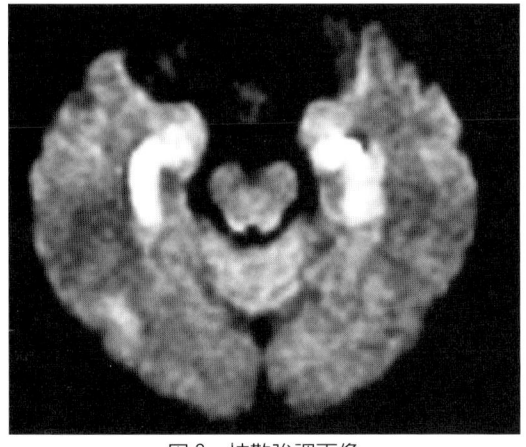

図2　拡散強調画像

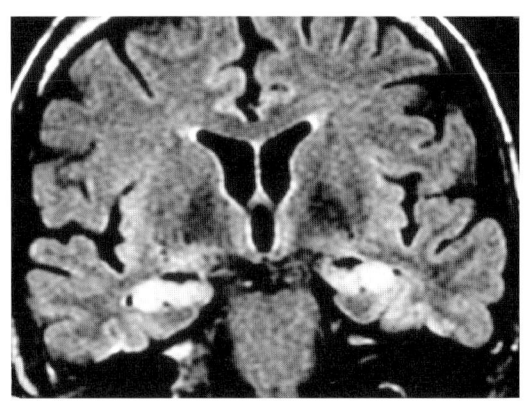

図3　FLAIR画像冠状断像

解答　非腫瘍性非ヘルペス性辺縁系脳炎

画像所見

両側海馬の軽い腫大とFLAIR画像と拡散強調画像で高信号領域を認める．脳炎を示す臨床症状と検査所見であり，MRI所見とを合わせると非腫瘍性非ヘルペス性辺縁系脳炎と診断した．

鑑別にはヘルペス脳炎が挙がる．海馬のみでなく側頭葉内側部および側頭葉先端部を侵し，通常は造影効果を認める．ときに出血を伴う．病変が左右対称なことはない．それに対して本症では海馬に限局している．造影効果を認めない．出血はない．

けいれん重積後の変化としては，明瞭なけいれん重積がなく，臨床で炎症所見が明瞭である．

異常なウイルス抗体価の上昇はなく，約2週間後のMRI(図4)で両側海馬の大きさおよび信号強度は正常に戻っている．約3週間後のCRPは0.39でほとんど正常である．腫瘍の合併を示唆する所見もなく臨床症状の著明な改善を認めた．非腫瘍性非ヘルペス性辺縁系脳炎と診断した．

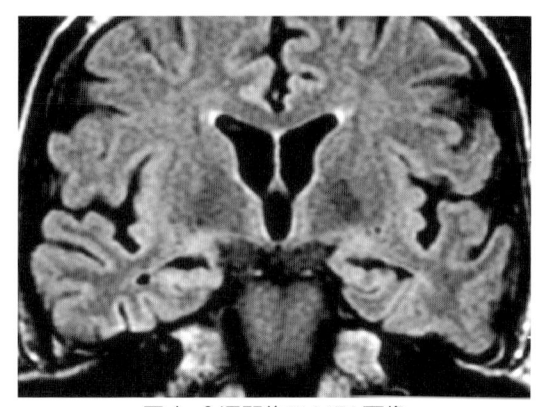

図4　2週間後のMRI画像

臨床

楠原らはMRIで海馬，扁桃体を中心とする大脳辺縁系(両側性が特徴的)に限局した病変を認める急性発症脳炎の4例を報告した．いずれも発熱，意識障害で発症し，生命予後は良好，後遺症として健忘症候群を認め，単純ヘルペス抗体価・PCR法でヘルペス脳炎を否定され，悪性腫瘍の合併を認めない(anti-Hu抗体陰性)一群の存在を認め，非ヘルペス性急性辺縁系脳炎と診断した．

感染症以外に，辺縁系脳炎を示す疾患には自己免疫疾患があり，橋本脳症，全身性エリテマトーデス，シェーグレン症候群がある．

画像診断

MRIでは両側の海馬，扁桃核，前障に異常を認め，その他の側頭葉には異常を認めず，造影効果がほとんどなく，出血を認めない．予後が良好な点がヘルペス脳炎との鑑別に有用である．

症例 91

83歳，男性　けいれん重積後の MRI 異常

　脳挫傷，脳梗塞の既往がある．右片麻痺があった患者に1月8日午後に右半身のけいれんが起こり，けいれん重積状態になる．抗けいれん剤でけいれんは止まる．翌日の MRI．頭痛，発熱を認めない．

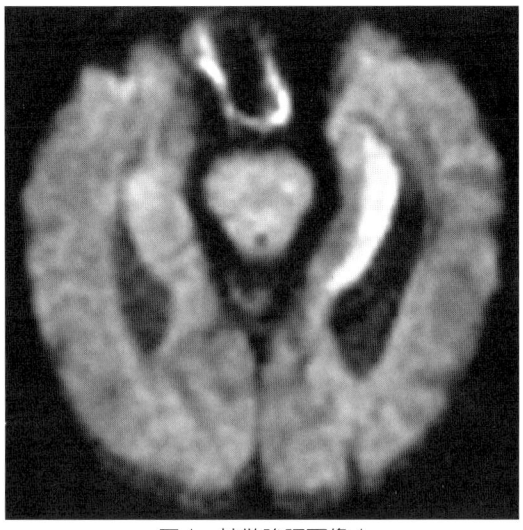

図1　拡散強調画像1

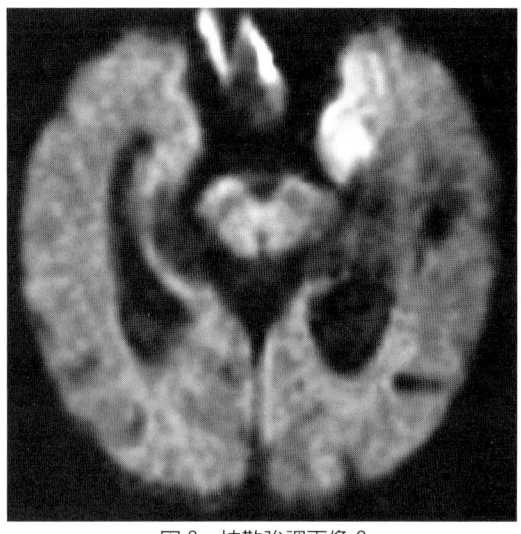

図2　拡散強調画像2

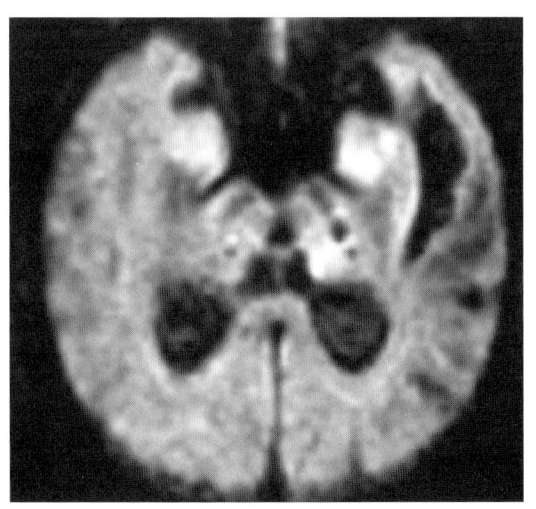

図3　拡散強調画像3

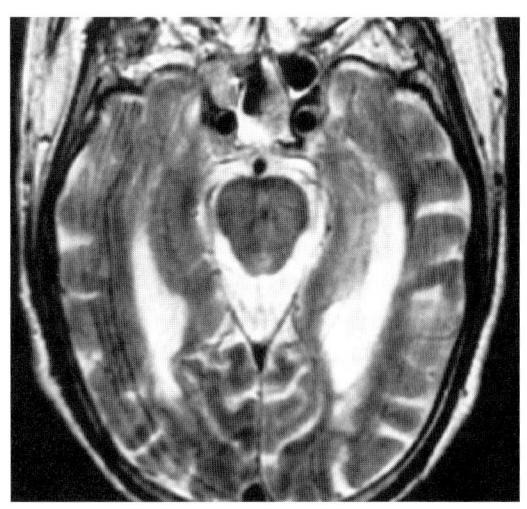

図4　T2強調画像

解答 てんかん後脳症（けいれん重積後の脳変化）

解説

画像所見：拡散強調画像（図1～3）で左海馬と扁桃体，側頭葉尖端部に，左視床内側部に高信号領域を認める．T2強調画像（図4）では海馬に淡い高信号領域がある．18日後の拡散強調画像ではこれらの高信号領域はより淡くなっていた（図5）．発熱，意識障害などをけいれんが収まった後には認めない．所見が可逆的である点より，てんかん後脳症と考えた．

臨床

けいれん重積（30分以上の持続的なけいれん発作）の後に起こる可逆性の脳浮腫である．全年齢に起こるが，若年成人に多い．けいれんの治療によって典型的には完治する．

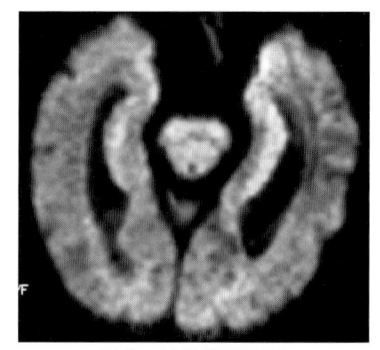

図5 拡散強調画像

画像診断

皮質から皮質下にかけて，血管の支配領域に一致しない高信号領域をT2強調画像，FLAIR画像にて認める．ADC値は低下することもあるが，多くは正常範囲．同側の視床枕，海馬，反対側の小脳半球を侵すことが多い．高信号領域の支配動脈の拡張を起こし，SPECTでは同部位にhyperperfusionを起こす．早期に高信号領域が消失する．

ときに，脳梁膨大部に一過性の高信号領域を拡散強調画像にて認めることがある（文献2）．

出血はなく造影効果を認めることがある．

海馬に病変があるときには海馬硬化症へと進展した例がある．

小児例では大脳白質を中心に来る例もある．

鑑別診断

ヘルペス脳炎：比較的早期より拡散強調画像とT2強調画像の高信号領域の減少を本症では認めるが，通常，ヘルペス脳炎では認めない．また視床内側の高信号領域の存在はヘルペス脳炎では合いにくい．

非腫瘍性非ヘルペス性辺縁系脳炎：海馬と視床が侵される辺縁系脳炎の症例もあり，本症との鑑別は難しい．但し辺縁系脳炎では海馬以外の側頭葉先端部，外側部が侵されることは少ない．

海馬硬化症：海馬の萎縮を認める．

虚血：血管の支配領域に一致，灰白質および白質は楔状になる．亜急性期に造影効果．

MELAS：後頭葉優位，血管の支配領域に一致せず．皮質中心，皮質下白質にもおよぶ．

（CD-ROM参照）

●参考文献

1 Horowitz SW, et al. Complex partial seizure-induced transient MR enhancement. J Comput Assist Tomogr. 16(5): 814-6. 1992.
2 Cohen-Gadol AA, et al. Transient postictal magnetic resonance imaging abnormality of the corpus callosum in a patient with epilepsy: Case report and review of the literature. J Neurosurg. 97(3): 714-7, 2002.

症例 92

9歳，男子　側頭葉実質内か，それとも脳実質外か，それが問題だ

18ヶ月前より複雑部分発作があり，側頭葉てんかんと診断された（なお，異常な造影効果を認めていない）．

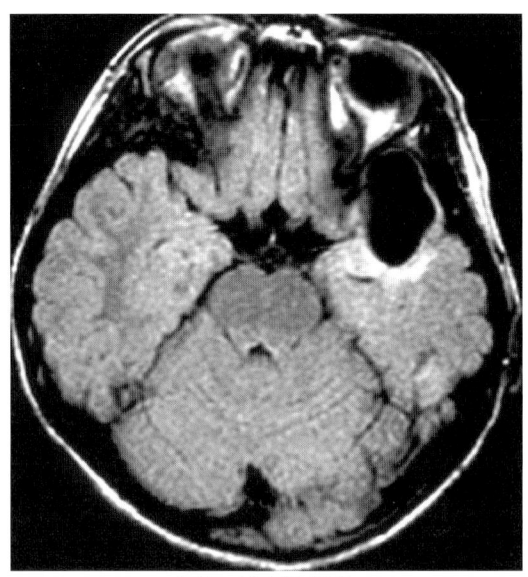

図1　FLAIR画像

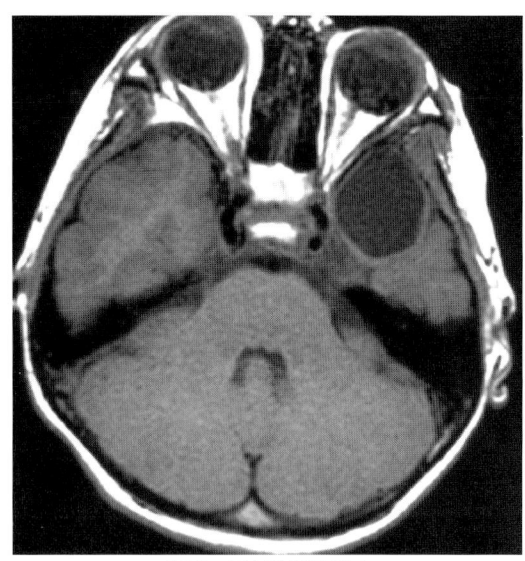

図2　T1強調画像1

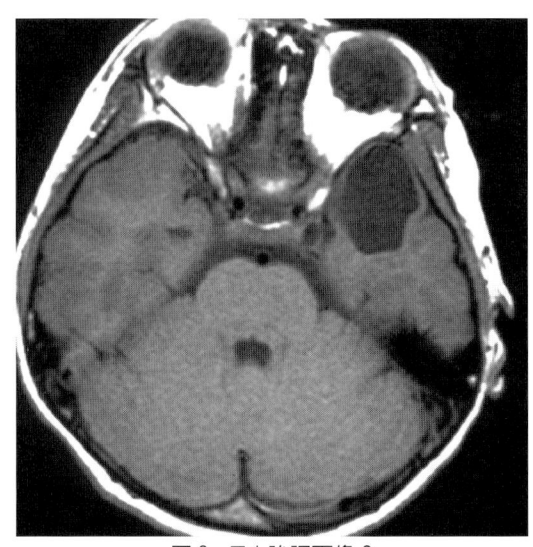

図3　T1強調画像2

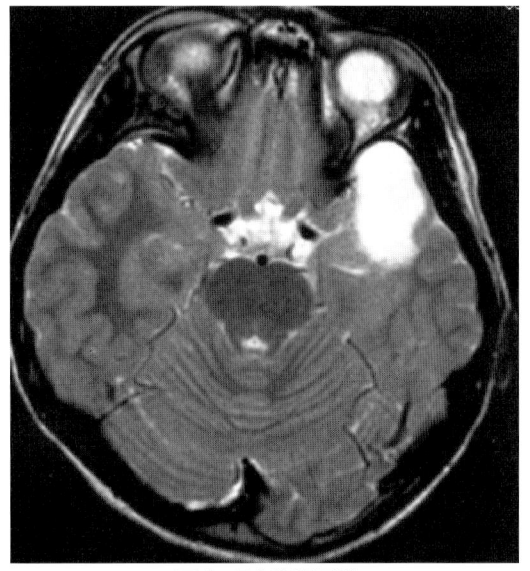

図4　T2強調画像

（三輪書店「脳神経外科の常識非常識」より許可を得て転載）

解答　神経節膠腫

解説
　画像所見：FLAIR画像（図1）で左側頭葉に嚢胞を伴う腫瘤を認める．側頭骨との間には1枚薄い膜様構造がある．さらに嚢胞後部の脳実質内には高信号領域を認める．T1強調画像（図2～3）にて嚢胞周囲の膜様構造がより明瞭である．FLAIR画像で高信号領域を認めた部位にはT1強調像では等信号となっている．T2強調画像（図4）では同部位は淡い高信号領域を示すが，嚢胞の高信号との区別が困難でFLAIR画像ほど明瞭ではない．膜様構造はいずれのパルス系列においても皮質と同様な信号強度を示す．故に嚢胞周囲の膜様構造は薄くなった脳皮質であり，以上の所見は病変が脳実質外ではなく脳実質内にあることを示している．腫瘍実質と考えられる部位がT1強調画像にて等信号を示している．側頭葉てんかんにて発症した小児であり，嚢胞を伴っており神経節膠腫を第一に考え手術および病理にて確認された．

　一見，脳実質外にみえても注意してみれば脳実質内であることがみえてくる．先入観を持ってみないことである．中頭蓋窩のくも膜嚢胞がてんかん源になることは少ない．さらに，すぐ目に入りやすいFLAIR画像あるいはT2強調像での高信号領域のみでなく，T1強調画像で病変部の信号強度がどのようになっているのかをみる習慣をつけること，写っている画像をすべてみてから画像診断をすることが重要である．

臨床
　小児と若年成人に多い腫瘍でmixed glioneuronal tumorで最も多い腫瘍である．側頭葉てんかんを起こす最も多い腫瘍でもある．自験例では海馬硬化症に次いで多い側頭葉てんかんの原因である．

　好発部位は脳表面，特に側頭葉であり，ついで頭頂葉および前頭葉になる．稀な部位として脳幹，小脳，松果体，視神経・視交叉および脊髄，脳神経がある．

　側頭てんかんを示す割合は本腫瘍の約40％である．若年者で側頭葉てんかんを示した腫瘍をみたら本症を考える．

　皮質形成異常を周囲に伴うことがあるがMRIでは認められない．悪性変化は5～10％であり，腫瘍の内，グリア成分に起こる．

画像診断
　皮質を中心とした嚢胞と充実成分を有する腫瘍である．充実成分はT1強調画像では等信号を示すことが多くときに低信号を示し，造影効果は様々である．ほとんどないものからリング状，あるいは均一な例まである．石灰化は35～50％程度と言われている．T2強調画像では高信号を示す．浮腫はなく，嚢胞を有しない例ではmass effectはない．

　自験例21例の内，嚢胞を有したのは10例で，ないのが11例，嚢胞ありの平均年齢は11歳，嚢胞がない例は22歳である．嚢胞のある例で20歳以上は1例のみである．20歳以上では7人が嚢胞がない．10歳代では嚢胞を伴う例とそうではない例がある．

　悪性例では，201Tl-SPECTにて高い取り込みがあり，画像では浮腫を認めることがある．

　嚢胞と造影効果を伴い，皮質を中心とした，ほとんどmass effectを有せず，T1強調画像で等信号を示し，側頭葉てんかんを有する小児あるいは若年成人に発生した腫瘍が最も典型的なパターンである．
（CD-ROM参照）

症例 93

8歳，女子　右顔面の萎縮とけいれん発作

　3歳6ヶ月より右顔面の萎縮が進行する．4歳で斜視に気づく．6歳時より全身性けいれん発作．知的退行がある．

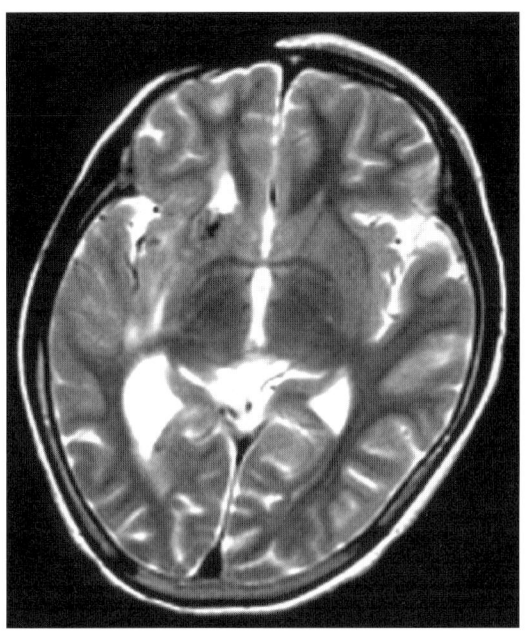

図1　T2強調画像1

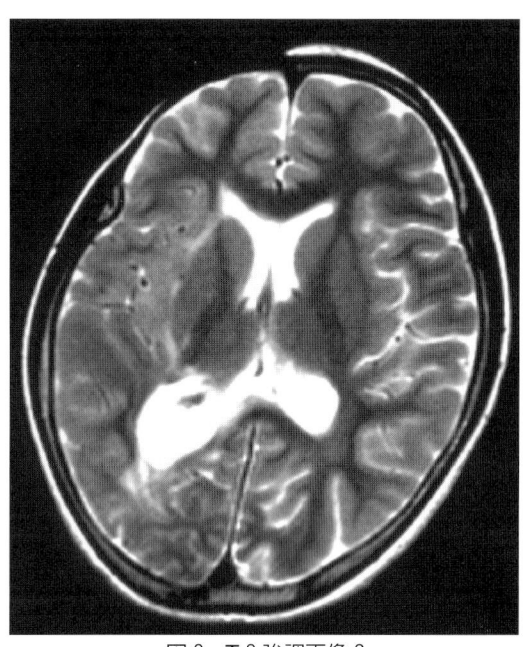

図2　T2強調画像2

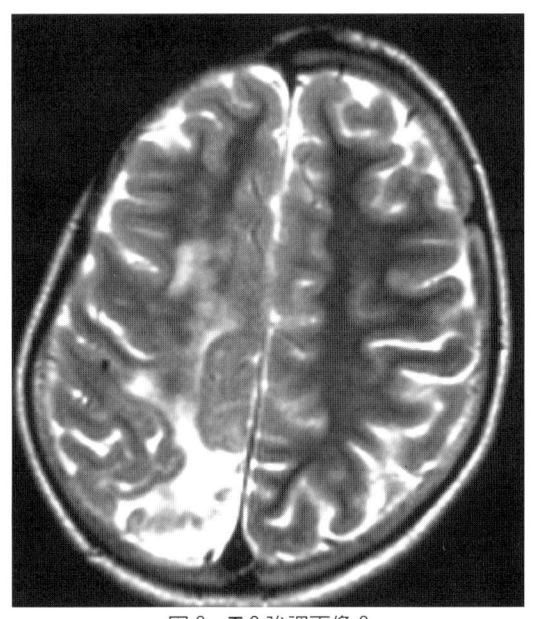

図3　T2強調画像3

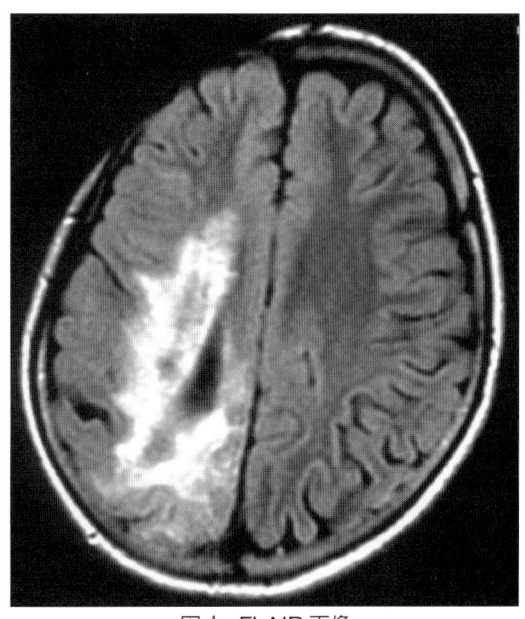

図4　FLAIR画像

解答　進行性顔面片側萎縮症（Parry-Romberg 症候群）

解説

　画像所見：右前頭部，皮下脂肪，骨の萎縮を認める（図1～4）．右側頭葉では皮質がやや厚く皮質白質境界の不鮮明がある．右大脳基底核には血管様の無信号領域を認める（図1）．右外包には高信号を認める．右外包から島回にかけ皮質白質境界の不鮮明を認め，シルヴィウス裂内の脳脊髄液が明瞭にみえない（図2）．拡大した血管様の構造を右シルヴィウス裂付近に認める（図2）．右頭頂葉内側部では皮質と深部白質内に高信号をT2強調画像で認める（図3）．この画像所見は皮質形成異常としては信号強度変化が強すぎる．FLAIR画像ではより明瞭に右頭頂葉で，皮質と白質に高信号を認める（図4）．CTでは石灰化は認めない（非掲載）．

　以上の所見はParry-Romberg症候群の脳の画像所見として報告されていることに矛盾しない．

　本例は手術の際に，頭頂葉の一部の組織が取られており，それによると神経細胞の脱落と基質の海綿状態があり，毛細血管の増加を伴うと記載された．

　前医ではCTで多発性の石灰化を認めているが当院では認められなかった．経過とともに消えていくような高吸収域であった可能性がある．

臨床

　本症は通常10歳代で発症し，萎縮が頬部から始まる．顔面半側の皮膚，皮下脂肪，筋肉，骨，軟骨の全部または一部の萎縮変性と色素沈着過度が認められ，ゆっくりとした進行を示す．進行は3～10年に停止し，女性，左側に多い．

　神経学的合併症は約15％に認められ，けいれん，頭痛，片麻痺，知覚障害，三叉神経痛などがある．

　眼科的合併症は約16％に認められる．眼球運動麻痺，瞳孔異常などである．

病理所見

　一定の見解はない．文献1によれば，多巣性のマイクロアンギオパチーが軟膜および脳内の血管（主として，毛細血管と小動脈）にあり，壁の肥厚，線維化，狭窄，極小動脈瘤（高血圧症のそれに似る），血栓を伴っている．血管壁内および傍血管腔にはジデローシスを認める．グリオーシスと瘢痕化が認められる．海馬には神経細胞脱落とグリオーシスを認めた（海馬硬化症の合併）．

　文献2によれば，大脳白質に拡大した硬化症を示す血管があり炎症性細胞は認められない．線維素様壊死を伴う．異常血管周囲の脳組織にはグリオーシスを認める．結論としてスタージ・ウエーバー症候群に似た血管の形成障害あるいは神経皮膚症候群に含まれる可能性がある．自験例でも拡大した血管様の構造を患側のシルヴィウス裂内および大脳基底核に認める．

画像所見

　CT：顔面萎縮と同窓の大脳萎縮と石灰化の報告が多い．稀に反対側に認められる報告がある．

　MRI：大脳深部と皮質下白質のT2強調像のびまん性の高信号領域，皮質の異常（皮質の肥厚，皮質白質境界の不鮮明，脳回の異常など）の報告がある．その他，軟膜の造影効果が認められる．

　限局的な大脳白質の造影効果が脳軟化へと変化，ゆっくりと進行する皮質の肥厚を認め，炎症の関与を示唆する説と先天的な大脳半球の異常を支持する説とがある．

　筆者自身では，大脳皮質形成障害の関与があるとしても，それのみでは強い信号強度の変化は説明できず，マイクロアンギオパチーや後天的な炎症所見の関与があると考えられる．

（CD-ROM参照）

症例 94

6歳，女子　4歳時より不随意運動と知的障害あり

1歳までの運動発達は正常範囲．その後，言葉の遅れ，知的障害が4歳時にあり，不随意運動が出現．発語不良，オピストトーヌスが出現する．

図1　CT

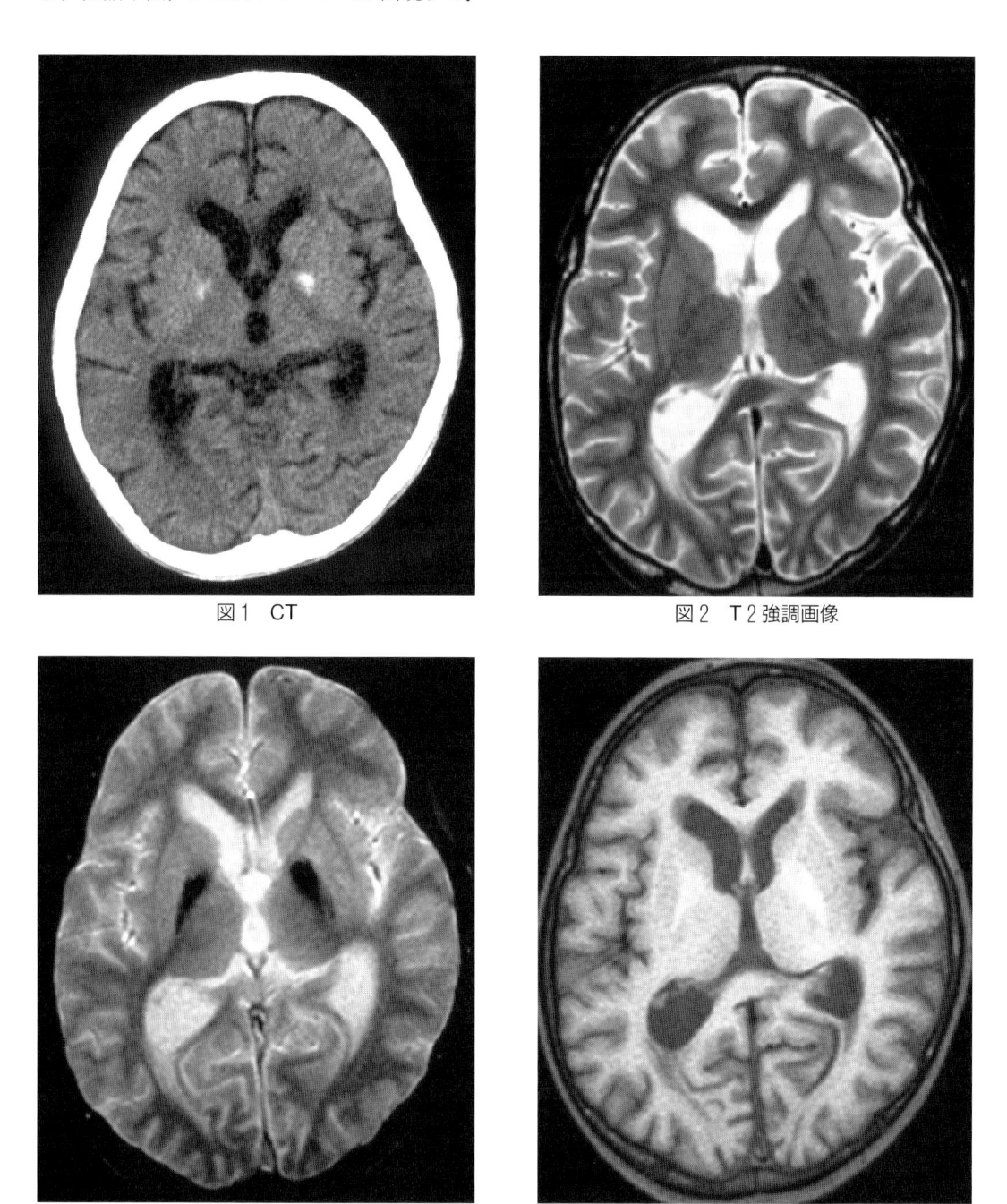

図2　T2強調画像

図3　グラディエントエコー法

図4　T1強調画像

解答 パントテン酸キナーゼ関連神経変性症（PKAN）

解説

画像所見：CTでは淡蒼球に石灰化（鉄沈着による高吸収域）を認める。大脳の萎縮がある。T2強調画像では6歳という年齢に比べて淡蒼球の低信号が目立ち、異常な鉄沈着が疑われる。淡蒼球の前部にやや信号強度の高い点状の構造があり eye of the tiger sign に合致する所見である。グラディエントエコー法では、鉄沈着による淡蒼球の低信号がより明瞭になる。本例では黒質には異常を認めない。T1強調画像で淡い高信号領域を淡蒼球に認める。SPECT（図5）では淡蒼球の血流増加を認める。本例の不随意運動に淡蒼球が関与すると考えられる。淡蒼球に電球を埋め込み、刺激を行い、淡蒼球の機能を抑制した結果、不随意運動の改善とSPECT所見の淡蒼球の血流増加が消失した（文献8）。

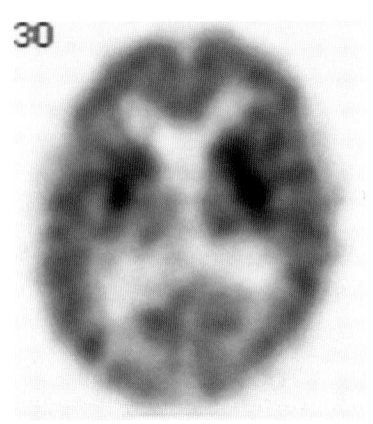

図5 SPECT画像

臨床

Hallervorden-Spatz症候群と呼ばれたが、Hallervordenの第二次大戦中でのナチスへの協力により、その名前を改める方向にあり、PKANが用いられている。進行性に錐体路および錐体外路が侵され、知的障害を認める。鉄沈着を淡蒼球（内節＞外節）、黒質網様部に認める。

画像診断

最も特徴的な所見はT2強調画像の eye of the tiger sign である。低信号を淡蒼球に認め、点状の高信号領域を淡蒼球内側部に認める所見である。低信号は鉄の沈着により点状の高信号領域はその内部における空胞化を伴う組織の粗鬆化によると考えられている。古典的所見であるが、必ずしも全例にはなく低信号のみの症例もある。

CT：正常あるいは低吸収域もしくは高吸収域を淡蒼球に認める。高吸収域は鉄の沈着による。

T1強調画像で高信号領域はフェリチンによるT1強調画像の短縮効果を示す。グラディエントエコー法では鉄の常磁性体効果により低信号がより目立つ。

基底核に石灰化を示す疾患は多数ある。代謝性疾患、感染性疾患、無酸性脳症、中毒性疾患、先天性疾患がある。

（CD-ROM参照）

症例 95

42歳，男性　球後視神経炎と尿崩症

1年半前より頭痛，口渇感，水分摂取量の増加を認め，半年前より左視力障害と視野狭窄が出現し増悪している．

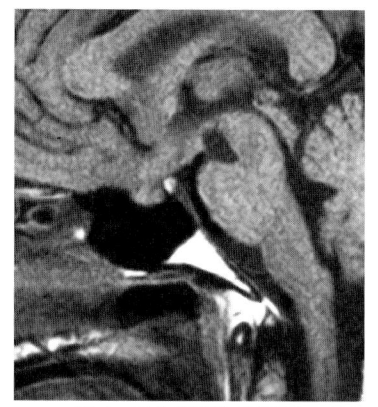

図1　T1強調矢状断像

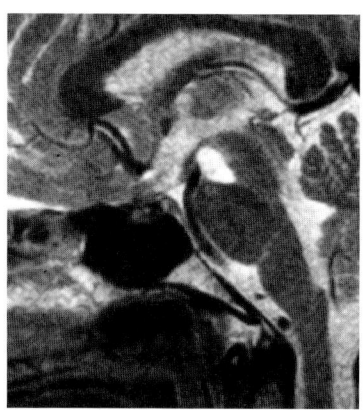

図2　T2強調矢状断像

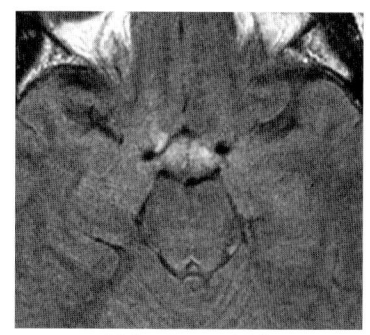

図3　FLAIR画像

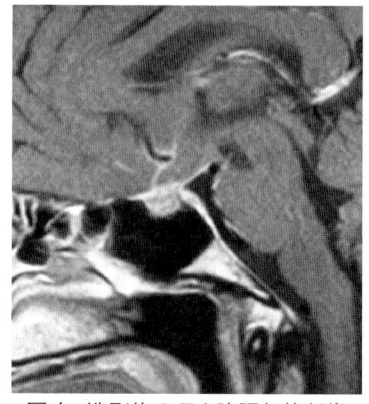

図4　造影後のT1強調矢状断像

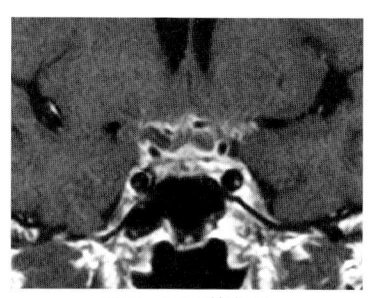

図5　同冠状断像

解答　神経サルコイドーシス

解説

画像所見：尿崩症を反映し，下垂体後葉の高信号をＴ１強調画像では同定できない（図1）．視交叉の輪郭が不明瞭であり，Ｔ２強調画像で視交叉から視床下部にかけて異常な高信号領域を認める．視交叉の前後，および上下，その周囲のくも膜に沿った線状の造影効果を認める．異常な高信号領域は視交叉および視床下部で軽く腫大している可能性がある．大きな腫瘤を形成しているのではない．basal meningitis の所見であるが，造影効果は薄く結節状を呈してはいない．

半年後の造影後のＴ１強調画像（図6）では，視交叉周囲の造影効果の他に血管周囲腔を介し，実質内の造影効果（図6の矢頭）が明瞭になっている．その後の全身検索にて神経サルコイドーシスと診断した．

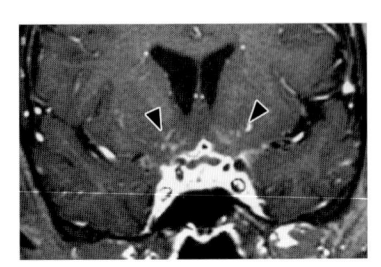

図6　Ｔ１強調画像

以上の画像所見からは細菌性（結核性を含めて），ウイルス性，真菌性髄膜炎，白血病の髄膜浸潤，癌性髄膜炎なども考慮すべきである．視交叉に明らかな異常な高信号領域があり，その周囲に線状の淡い（レース状の）造影効果を認め，basal meningitis を伴っている．神経サルコイドーシスを疑う所見である．さらに経過が１年半と長いことも，神経サルコイドーシスをより強く示唆している．

臨床

約1.5％の患者が中枢神経系症状を示す．軟膜炎の形態を取ることが多く，片側性あるいは両側性の脳神経症状（顔面神経麻痺が最多），内分泌症状，電解質異常を示す．くも膜軟膜から血管周囲腔へと進展し，血管を閉塞し，肉芽腫性の血管炎を起こす．髄液ではリンパ球，蛋白の増加と髄液中の血糖値の低下を来す．脳実質内の結節が認められるときには頭蓋内腫瘤の症状を示す．

画像診断

慢性の脳底槽を主体とする軟膜炎の形態を取ることが多い．視床下部，下垂体茎，視神経，視交叉を侵す．穹窿部に病変がおよぶことがある．交通性水頭症を起こすこともある．軟膜に結節状や板状，ときに腫瘤を形成し増強効果を認める．

もう１つの画像所見は造影される結節性病変として脳実質内に認められる．強いくも膜炎を伴い小さな肉芽が脳実質内に認められる．中脳水道付近にて閉塞性水頭症を来すことがある．石灰化を伴うことがあり，血管造影では腫瘍濃染像はない．白質に高信号領域として認められることもありMSとの鑑別が困難なこともある．

（CD-ROM 参照）

症例 96

64歳，男性　2月3日夕食後より発語困難となり，全身が脱力しけいれんが出現，救急搬送され受診．発熱（−），2月5日にMRI検査

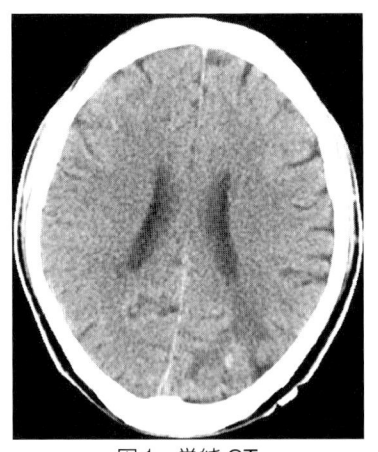

図1　単純CT

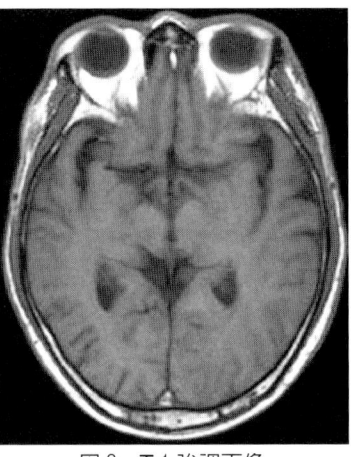

図2　T1強調画像

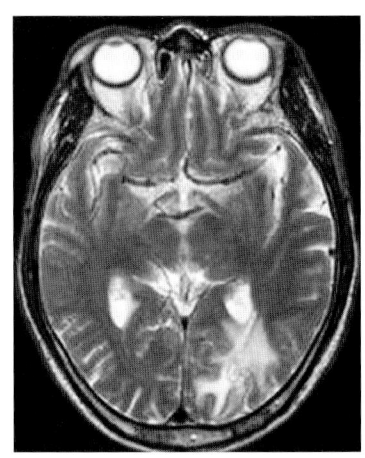

図3　T2強調画像

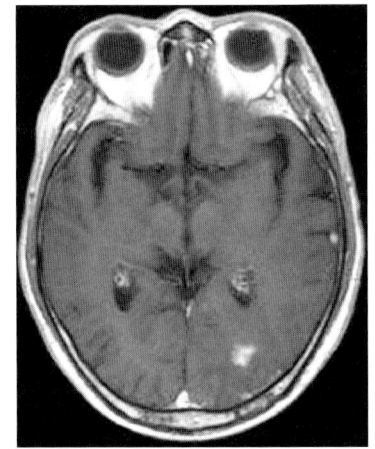

図4　造影後のT1強調画像

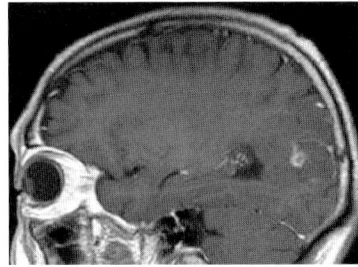

図5　同矢状断像

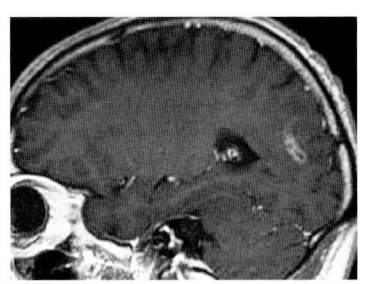

図6　20日後の造影後のT1強調画像

（奈良県立医科大学附属病院放射線科，田岡俊昭先生の厚意による）

解答　マンソン孤虫症

解説

　画像所見：CTで左後頭葉皮質下に小さな石灰化と考えられる高吸収域を認める．周囲白質に低吸収域が広がる．側脳室の拡大はない．造影後のCTでは石灰化を中心に造影効果を認める(非掲載)．T1強調画像で左後頭葉皮質下に低信号領域を認める．T2強調画像では石灰化の部位は周囲に低信号領域を認め，中心は高信号を示し周囲には高信号領域を認める．石灰化の部位を中心に造影効果を認める．逆コンマ状の造影効果を示し通常の腫瘍あるいは肉芽腫では考えにくい像である．さらに20日後の画像では造影される構造の像が変化し棒状になる．腫瘍あるいは肉芽腫では変化が激しく，形態も合わない．生きた寄生虫が最も考えやすい像である．

　手術所見：脳表は浮腫状．病変は脳表から1.5 cm深部に存在．穿刺によりはじけるような感触があり，液体の流出あり，周囲脳組織はグリオーシス様である．吸引管の先端に白色の索状物が付着する．摘出時に脳表で自発運動を行い，寄生虫と判断し全摘出した．

　経過：摘出虫体は体幅約1 mm．体長は収縮時2.5 cm，伸展時12.5 cm．多数の横雛を有する条虫(CD-ROM参照)．

　微温生理食塩水内で活潑に運動する．血清，髄液抗マンソン孤虫-IgG抗体陽性，術後経過良好，後遺症なし．患者は年に2～3度の鶏肉(ささみの刺身)の生食歴があり，それが原因ではないかと言われている．

臨床

　ヘビ，カエル，ニワトリなどの肉を生または加熱不十分で経口摂取し，筋肉内に寄生するマンソン裂頭条虫の幼虫の感染が起こる．幼虫移行症として幼虫(プレロセルコイド)のまま体内を移動するのが特徴である．主に皮下，ときに心外膜や脳内寄生例もあり，重篤な症状を呈することもある．

　ヒトへの感染：①プレロセルコイドを宿した第1中間宿主であるケンミジンコを井戸水，河川水などとともに飲用した場合，②プレロセルコイドが寄生したニワトリ，淡水魚の生食，ヘビやスッポンの生血の飲用，ウマ，イノシシの生肉の摂取など，マンソン裂頭条虫の幼虫であるプレロセルコイドの寄生により起こる．

　臨床症状：最も多い皮膚寄生では身体各部の移動性の皮下腫瘤．多くは無痛性，ときに自発痛，圧痛を伴う．呼吸器，尿路，眼部，脳への寄生が認められることがある．中枢神経系への感染は稀．症状は頭痛，嘔吐，発熱，けいれん，感覚異常，脱力．

(CD-ROM参照)

症例 97

40歳，女性　4年ほど前から物忘れ，計算力の低下が出現した

1年ほど前からは被害妄想，異常行動がみられるようになった．認知症を精査するため神経内科に入院となった．神経学的所見で認知症と構音障害を認める．血液検査では WBC 4,000/μl，CRP 1.0 mg/dl，髄液検査では糖 47 mg/dl，蛋白 62.1 mg/dl，細胞数 39/3/μl（Lymph 83%，Neut 2%，Mono 15%）．

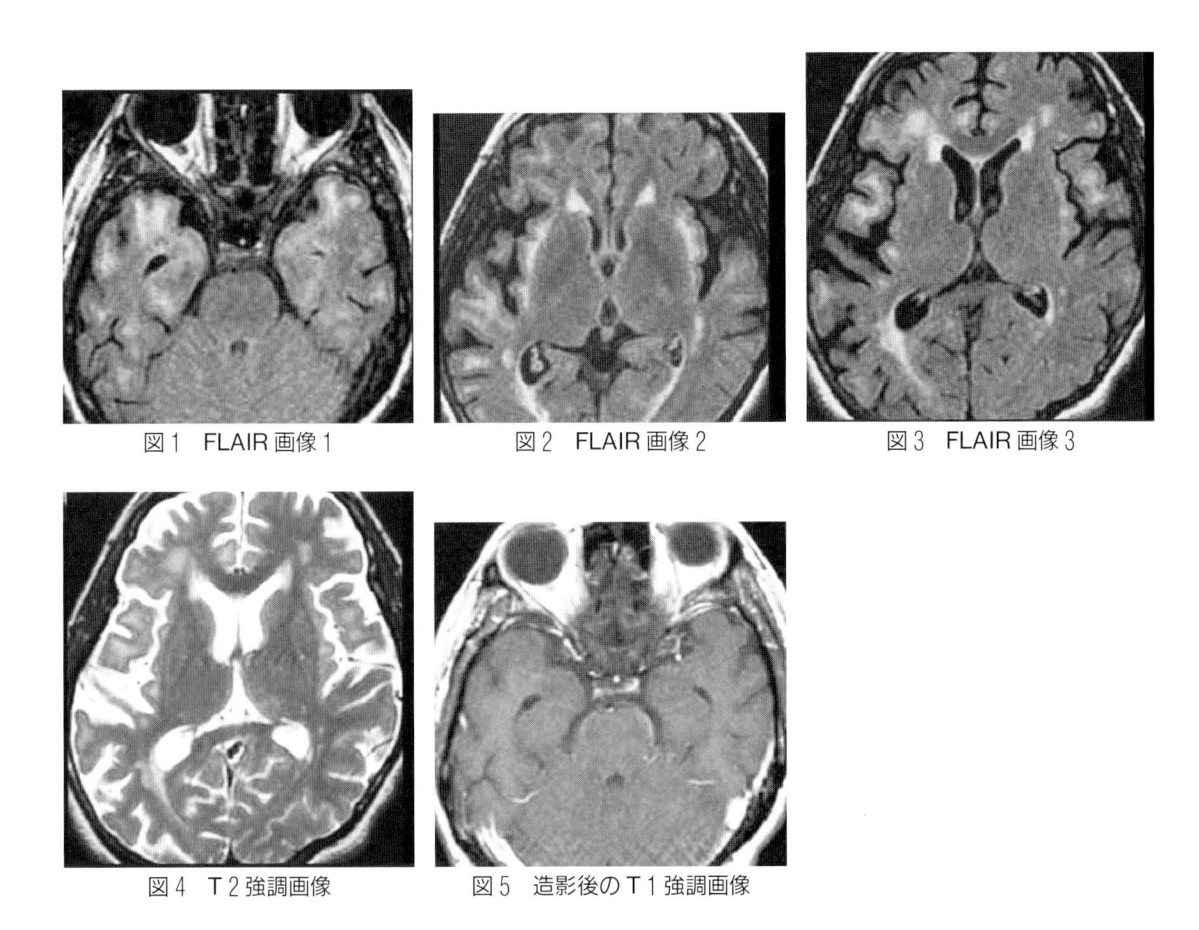

図1　FLAIR 画像1

図2　FLAIR 画像2

図3　FLAIR 画像3

図4　T2強調画像

図5　造影後のT1強調画像

（京都大学医学部附属病院放射線科，三木幸雄先生の厚意による）

解答　進行麻痺（神経梅毒）

解説

画像所見：FLAIR画像で前頭葉，側頭葉，島回の皮質下白質に高信号を認める．T2強調画像でも同部位に高信号を認める．T1強調画像では信号強度変化はほとんど認めない（非掲載）．造影後のT1強調画像では橋底部表面に淡い造影効果を認めた．SPECT（I 123-IMP）では両前頭葉から側頭葉・頭頂葉に広範な血流低下がある（非掲載）．MRAでは著変を認めない（非掲載）．血液検査でVDRL定量64倍，TPHA定量327,680倍，髄液検査でTPHA定量40,960倍を示し，進行麻痺と診断された．

本症は第22回神経放射線ワークショップで京都大学医学部附属病院・放射線科より出題された．たまたま同会にてFLAIR画像を含めて同様な画像所見の進行麻痺（general paresis）の症例が別な施設から出題され，ある種の進行麻痺に特徴的な画像所見と考えられた．

臨床

進行麻痺はTreponema pallidumに感染した患者の約5％に10数年以上経過して発症する神経梅毒（neurosyphilis）の1つである．男女比は3〜4：1と男性に多く，30歳代から40歳代で発症することが多い．主として前頭葉，側頭葉の皮質と皮質下白質が侵されることにより精神知能障害が前景に立つ．精神機能の低下とともに，けいれんも認められ，四肢の麻痺をきたし最終的には臥床状態となる．

病理所見は髄膜血管型神経梅毒と実質型神経梅毒の合併した所見を示し，前頭葉が最も強く，後頭葉に向かって弱くなる大脳萎縮を認める．神経細胞の消失と強いグリオーシスがある．マイクログリアが増生し，鉄を貪食している．

画像診断

神経梅毒における画像報告例の多くは髄膜血管型神経梅毒である．一般に髄膜血管炎による虚血性梗塞巣や髄膜の異常造影効果として描出される．進行麻痺におけるMRI像の報告例は少ないが，前頭葉や側頭葉を主体とした皮質の萎縮，グリオーシスによる皮質下のT2強調像での高信号域，フェリチン沈着によると考えられる大脳基底核や視床のT2強調像での低信号域などが報告されている（文献3）．両側側頭葉内側部に高信号領域としてFLAIR画像にて認められ，ヘルペス脳炎類似の症例が報告されている．

● 参考文献

1　Zifko U, et al. MRI in patients with general paresis. Neuroradiology. 38(2): 120-3, 1996.
2　Bash S, et al. Mesiotemporal T2-weighted hyperintensity: neurosyphilis mimicking herpes encephalitis. AJNR Am J Neuroradiol. 22(2): 314-6, 2001.
3　Holland BA, et al. Meningovascular syphilis: CT and MR findings. Radiology. 158(2): 439-4, 1986.

症例 98

42歳，女性　5月7日にけいれん重積あり，精査入院した

　数年前から頭蓋内石灰化のため，他院で経過観察されていた．けいれん発作は今回が初めてである．初回のCT(図1～2)を撮像．妊娠中であったため，アレビアチン®内服のみで外来で経過観察．以後特に症状はなかったが，2002年1月15日より頭痛，吐き気，食欲低下が強くなり入院．入院時意識レベルは1度．強い頭痛があり血液，生化学検査に異常を認めない(難問なのでヒント：図1，2にて示される病変に何かが加わり，図3～7になる)．

図1　1999年のCT

図2　1999年のCT 2

図3　2002年のCT

図4　同T1強調画像

図5　同T2強調画像

図6　同造影後のT1強調画像
　　　（軸位像と矢状断像）

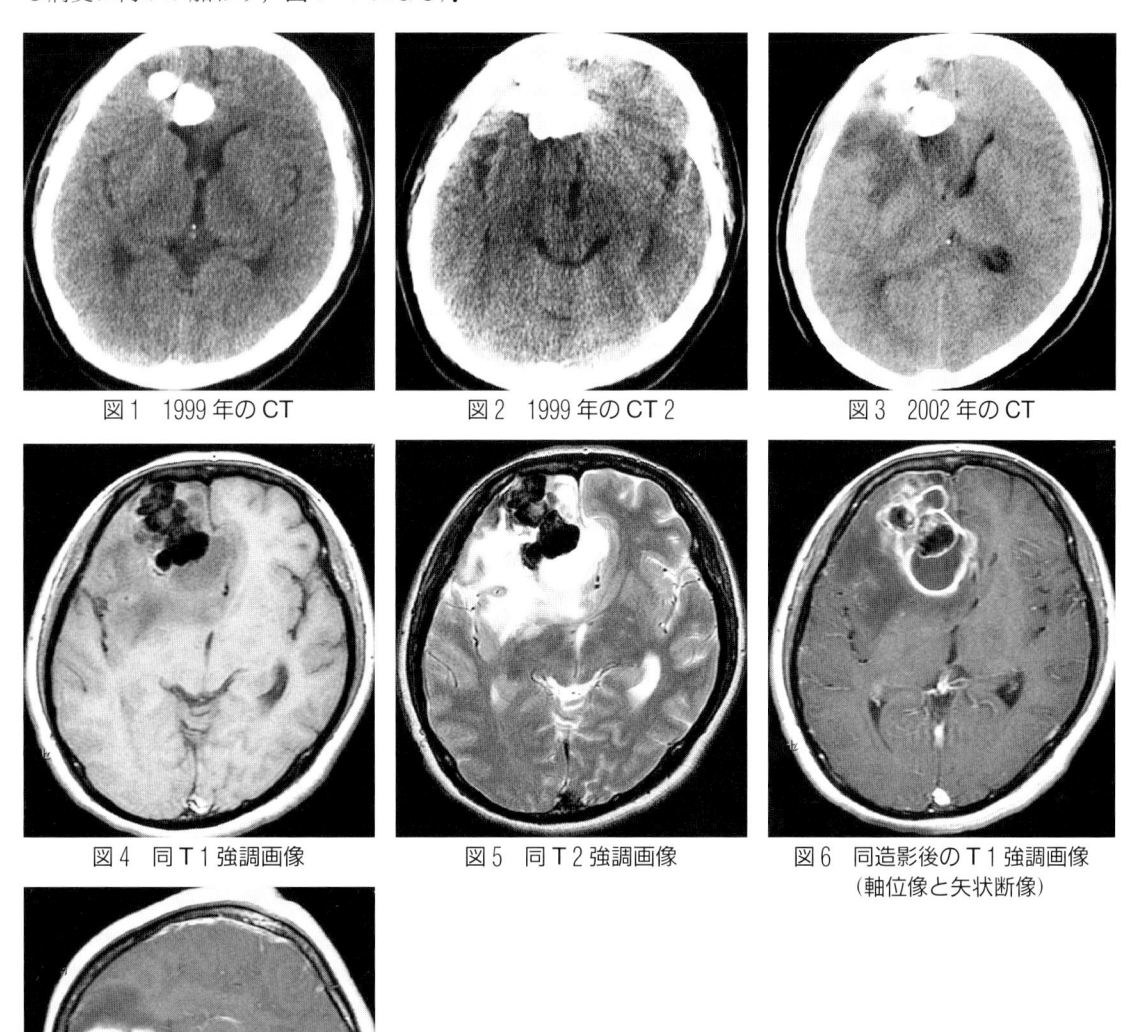

図7　同造影後のT1強調画像2
　　　（軸位像と矢状断像）

（国立病院機構仙台病院放射線科，栗原紀子先生の厚意による）

解答　前頭洞の骨腫の頭蓋内進展と脳膿瘍

解説

画像所見：CTで右前頭部に大きな石灰化あるいは骨化した病変を認める．周囲には異常な低吸収域はなく前角へのmass effectもほとんどない．3年後のCTでは石灰化の周囲には低吸収域が出現し右前角に対して大きなmass effectを認める．T1強調画像で石灰化あるいは骨化はほとんど無信号を示し，その後方に新しく出た病変がある．T1強調像で低信号，T2強調画像で強い高信号を示し周囲に比較的均一なリング状の造影効果を認める．さらに石灰化あるいは骨化の周囲にも多発性のリング状の造影効果を認める．周囲に浮腫を認める．矢状断像では石灰化した病変は前頭骨に接しリング状の造影効果のある新しい病変は脳実質外，さらに硬膜外へとのびている．多発性のリング状の造影効果を有する病変が新しく加わったと考えられる．膿瘍である．石灰化あるいは骨化した病変は骨腫であり，前頭洞由来である．

手術所見：開頭時，前頭洞が一部あいたが内部は正常である．硬膜は緊満していた．脳表は浮腫状だが明らかな異常なし．前頭葉底部の脳組織診で多数の炎症細胞浸潤があった．前頭葉底部を起こしたところ，前頭蓋底から連続する骨の膨隆が(あたかも骨腫瘍のように)あった．このすぐ背部には膿瘍の部分があり，これは前頭洞と連続していた．

結論：前頭洞の骨腫瘍が巨大化し硬膜をつきぬけ脳内に食い込み，これにより前頭洞から炎症が波及し膿瘍を形成したと考えられた．骨腫瘍の組織は骨腫で副鼻腔粘膜と連続性があり，前頭洞の骨腫が頭蓋内進展したと考えられる．

臨床(骨腫)

骨腫は成熟した骨質の増殖を特徴とする良性腫瘍であり，その80％は前頭洞にある．男性に多く，飛行機に乗った際に強い頭痛を起こすことが多い．副鼻腔の出口をふさぎ，副鼻腔炎の合併にて発症する．粘液嚢胞を合併することもある．骨腫は非常にゆっくり成長する．稀に頭蓋内に穿破し，気脳症が発生する．頭痛による発症が多く，mass effectや副鼻腔炎の合併による．

画像診断(骨腫)

CT：通常は無茎の前頭洞や篩骨洞の壁から副鼻腔内に突出する骨状の高吸収域，均一で密な骨成分．最も適当なCTは冠状断像の骨条件．この症例も冠状断像のCTがあればよりわかりやすかった可能性がある．

大きな骨腫は以下の疾患を合併する．

1．副鼻腔出口閉鎖による副鼻腔の陰影欠損
2．粘液嚢胞(12.5〜50％)，頭蓋内への進展は大変稀ではあるが，1例報告がある(文献4)．
3．気脳症
4．脳膿瘍(1％以下)

MRI：すべてのパルス系列において低信号，しばしばみえないこともある．

(CD-ROM参照)

症例 99

37歳，男性　5ヶ月前より左側同名半盲があり，視力低下が進行する

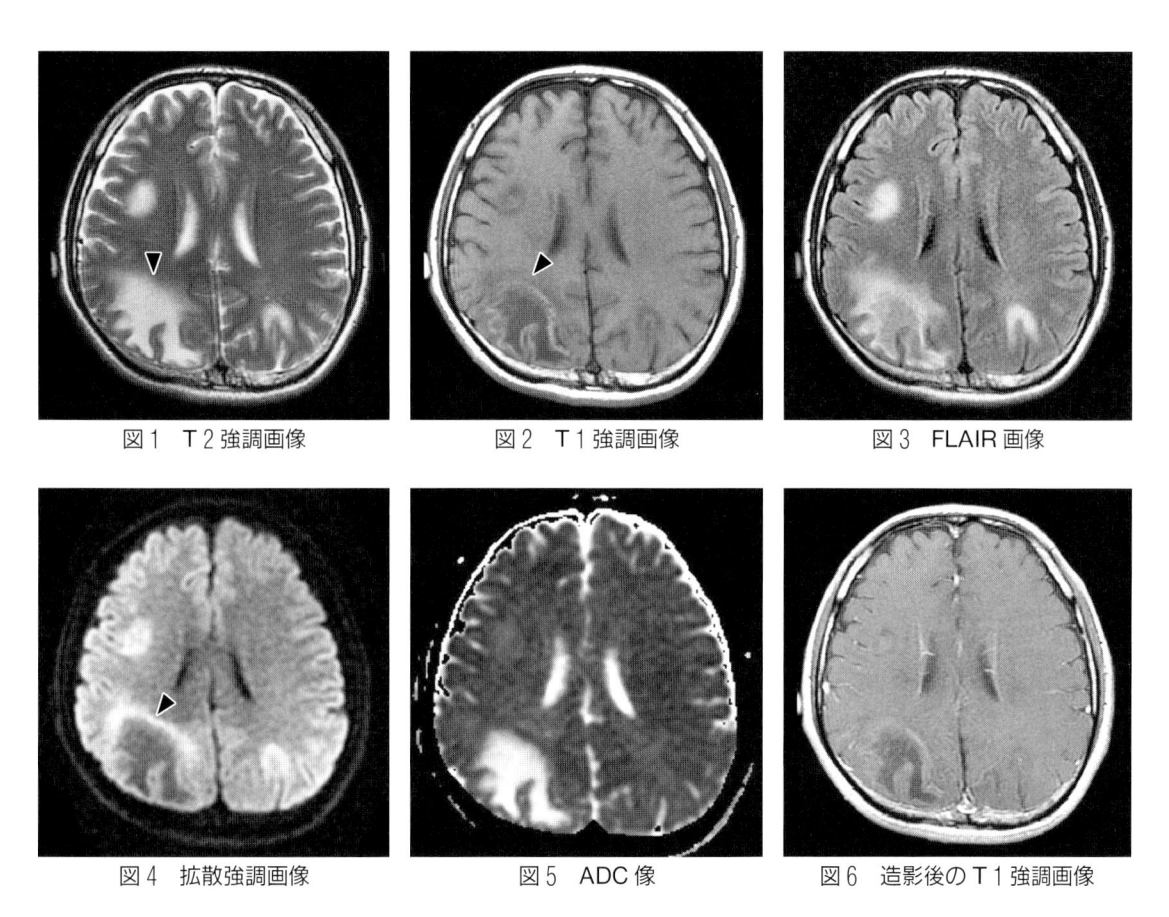

図1　T2強調画像

図2　T1強調画像

図3　FLAIR画像

図4　拡散強調画像

図5　ADC像

図6　造影後のT1強調画像

(浜松医科大学附属病院放射線科，磯田治夫先生の厚意による)
(メジカルビュー社「臨床画像」より許可を得て転載)

解答 進行性多巣性白質脳症(PML)

解説

画像所見：T2強調画像で右後頭葉皮質下白質を中心に，左後頭葉，右前頭葉と白質に多巣性の病変を認める．両側後頭葉の病変の最前部は高信号の程度がそれより後方の部位より低い(図1の矢頭)．同部位はT1強調画像では等信号から低信号への移行部に当たる(図2の矢頭)．右後頭葉皮質は信号強度の軽度の上昇を認める．FLAIR画像で高信号の程度がやや弱い．拡散強調画像で高信号を示し(図4の矢頭)，ADC値の低下を認める．造影後にはほとんど造影効果を認めない．以上の所見は多巣性，皮質下白質中心，造影効果のない点より，進行性多巣性白質脳症(progressive multifocal leukoencephalopathy：PML)が最も考えられる所見である

患者は免疫不全症の1つである高IgM症候群に罹患し過去に無顆粒球症，慢性中耳炎，副鼻腔炎などの既往がある．

上記のT2強調画像でやや程度の低い高信号領域は，病変の最前部で最も新しい病変を示し，最も新しい脱髄あるいは炎症性細胞浸潤の部位を示すと考えられる．

以後の変化はCD-ROMに示す(CD-ROM内症例Aを参照)．

臨床

免疫不全患者に発症する進行性，致死性のJCウイルスによる脱髄性疾患である．JCウイルスは生下時にはほとんどみられないが，成人では約3/4に脳・腎・Bリンパ球内の潜伏感染があり，宿主の免疫低下により再活性化され，乏突起膠細胞を障害し，白質に脱髄を主とする病変が形成され，PMLを引き起こすとされている．日和見感染症の1つである．最多の基礎疾患はAIDSであり，白血病その他の血液疾患，リンパ腫，SLE，結核患者や臓器移植での免疫抑制剤やステロイド投与を受けている患者にもみられる．AIDS患者の2〜5%にみられる．

頭痛，視覚障害，認知症，半麻痺，失見当識，けいれんなどで発症し進行性に経過．治療法の発達により予後は向上しつつある．AIDS症例のPMLにはHAART(highly active antiretroviral therapy：抗HIV多剤併用療法)が行われる．

Box 67　PMLを合併しやすい状態

1. AIDS	5. 悪性リンパ腫	9. 移植
2. 自己免疫疾患	6. 骨髄増殖性疾患	10. 結核
3. 癌	7. 非熱帯性スプリュー	11. ホウィップル病
4. 免疫抑制療法	8. 神経サルコイドーシス	

(CD-ROM参照)

症例 100

66歳，女性　前頭葉の皮質下出血

7月27日，兄が患者の言動のおかしいことに気づく．8月8日受診．CTで脳内出血を認め入院．強制把握反射陽性，口尖らし反射陽性，尿失禁．

8月8日のCT(図1〜2)と9月2日のグラディエントエコー法T2*強調画像(図3〜4)を参照のこと(高血圧症および異常な造影効果を認めない)．

図1　CT画像1

図2　CT画像2

図3　T2強調画像1

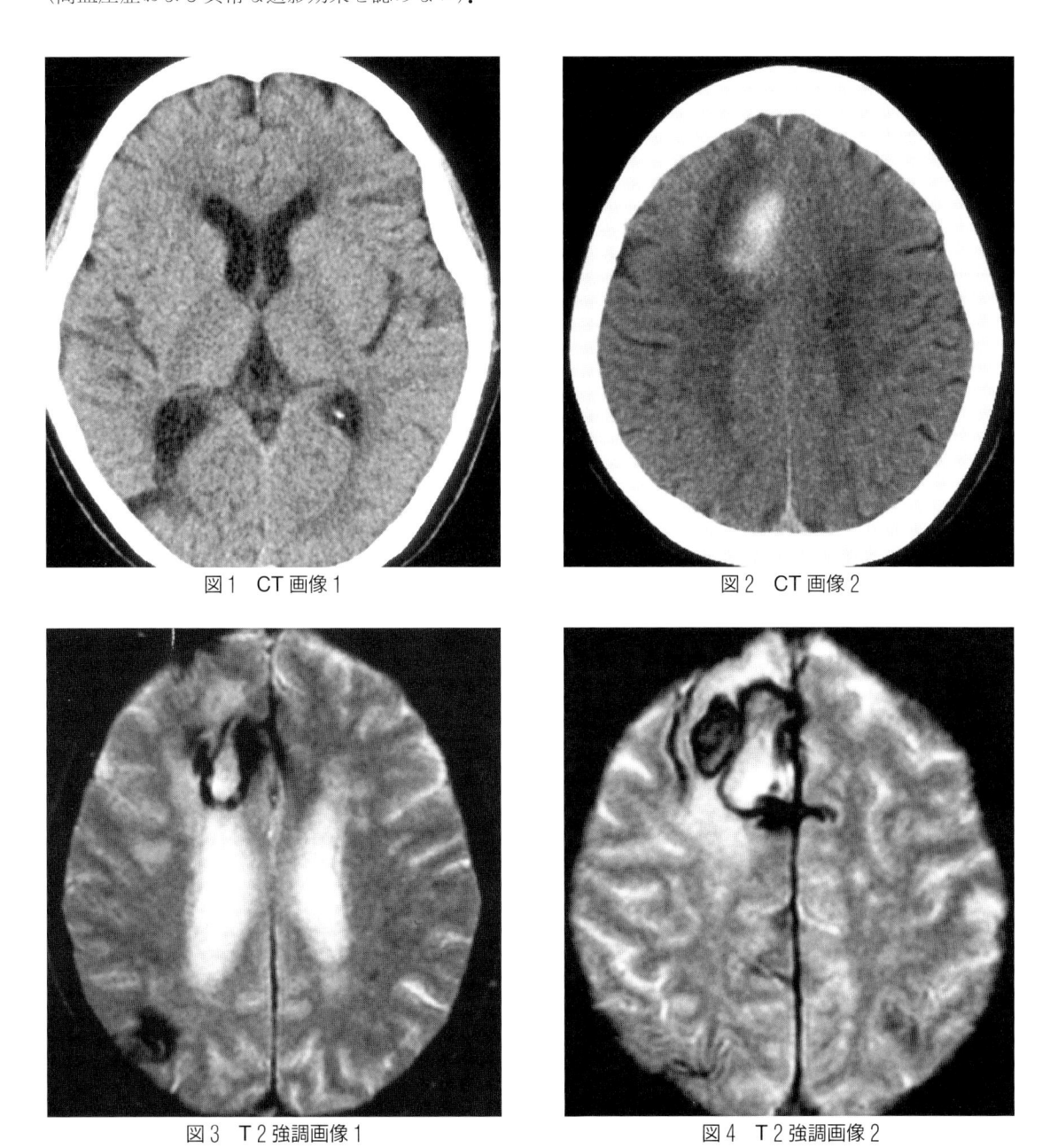

図4　T2強調画像2

解答　アミロイド血管症

画像所見

右側頭後頭移行部皮質から皮質下に線状の低吸収域をCTで認める．CTより上部であるが，連続性にT2*強調画像で低信号を示し，古い皮質下出血であることがわかる．さらに右前頭葉内側には7月27日頃発症と考えられるより新しい皮質下出血がある．左頭頂葉にも古い皮質下出血が疑われる．66歳にて皮質下出血が3ヶ所以上にあり，古い出血および比較的新しい出血があることよりアミロイド血管症(amyloid angiopathy)を考慮する．

9月16日，右中心溝近くに新たな皮質下出血を認め(図5)，臨床的にアミロイド血管症と診断した．

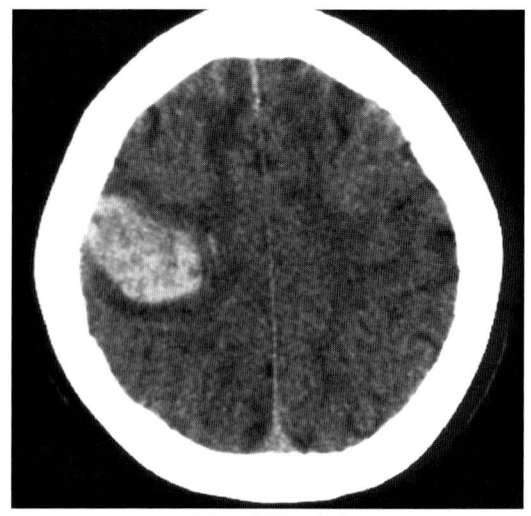

図5　皮質下出血

臨床

抗酸性の水に溶けない細胞外の蛋白であるアミロイドが，中程度から小さな皮質および髄膜にある血管の中膜と外膜に付着することによって発生する．この沈着は年齢とともに増加し血管の弾性を侵す．しかし高血圧とは無関係である．微小動脈瘤が剖検例ではしばしば認められる．

アミロイド血管症は全身のアミロイドーシスとは無関係である．30～40％に認知症の合併があり，85％にアルツハイマー病の合併がある．その他にダウン症などを伴うこともある．

画像診断

1. CT，MRIでは大葉性出血がしばしば認められる．経過時間の異なる多発性の出血，多発性の同時出血がしばしば起こる．くも膜下出血，硬膜下血腫も認められる．非外傷性出血の10％を占める．大脳基底核，脳幹，小脳には出血が認められないことは鑑別診断に重要である．
2. 円形状のT2*強調画像で無信号領域を多数認め，広範なヘモジデリンの沈着巣を示す．
3. 大脳白質に非特異的な多発性の高信号を認めることがある．白質の血管のアミロイド沈着による低灌流(ischemic leukoencephalopathy)によると考えられる．稀に出血を伴わない腫瘤(amyloidoma)として認められることがあり，神経膠腫との鑑別が困難な例もある．
4. グラディエントエコー法(T2*強調画像)は通常の180度スピンエコーパルスを使用しないので，磁場の不均一性を敏感に捉えられる．T2*強調にするにはフリップ角を小さくし(5～10度)，エコー時間を長く(40 msec.以上に)する．

Box 69　比較的多い非外傷性脳内出血

1. 高血圧	5. 血液成分の異常	9. アミロイド血管症
2. 血管奇形	6. コカイン	10. 感染(アスペルギルス症)
3. 出血性梗塞	7. 妊娠(子癇)	
4. 凝固異常	8. 血管炎	

(CD-ROM参照)

症例一覧

症例	病名	疾患分類	頁
1	細菌性動脈瘤による脳内出血	炎症・感染症	1
2	硬膜外蓄膿（膿瘍）	炎症・感染症	3
3	右側頭葉てんかん，左下側頭回を中心とする神経節膠腫	てんかん	5
4	多発性硬化症	脱髄性疾患	7
5	多系統萎縮症（MSA-P型）	脳変性疾患	9
6	慢性後天性肝脳変性（原発性胆汁性肝硬変による）	代謝性疾患	11
7	急性小脳炎	炎症・感染症	13
8	もやもや病による側脳室内出血	脳血管障害	15
9	脳静脈洞血栓症	脳血管障害	17
10	超早期の脳梗塞	脳血管障害	19
11	くも膜下出血と水頭症	脳血管障害	21
12	胚芽腫	腫瘍	23
13	ヘルペス脳炎1型	炎症・感染症	25
14	進行性核上性麻痺（PSP）	脳変性疾患	27
15	スタージ・ウエーバー症候群（SWS）	発達障害	29
16	クリプトコッカス髄膜脳炎	炎症・感染症	31
17	延髄空洞症	発達障害	33
18	低髄圧症候群	機能的疾患	35
19	ミトコンドリア脳筋症（MELAS）	筋肉疾患	37
20	鞍上部くも膜嚢胞	発達障害	39
21	メトロニダゾール（フラジール®）による脳症	中毒性疾患	41
22	特発性肥厚性硬膜炎	炎症・感染症	43
23	多系統萎縮症（MSA-C型）	脳変性疾患	45
24	成人型クラッベ病	代謝性疾患	47
25	右海馬硬化症	てんかん	49
26	中頭蓋窩の海綿状血管腫	脳血管障害	51
27	マシャド・ジョセフ病（MJD：SCA 3）	脳変性疾患	53
28	筋萎縮性側索硬化症（ALS）	脳変性疾患	55
29	クロイツフェルト-ヤコブ病（遺伝性）	炎症・感染症	57
30	有鉤嚢虫症	炎症・感染症	59

症例	病名	疾患分類	頁
31	高血圧性脳症	脳血管障害	61
32	リンパ球性下垂体炎	炎症・感染症	63
33	脳腱黄色腫症	代謝性疾患	65
34	急性散在性脳脊髄炎	脱髄性疾患	67
35	大脳皮質基底核変性症(CBD)	脳変性疾患	69
36	硬膜動静脈瘻による橋内の梗塞	脳血管障害	71
37	血管内悪性リンパ腫症(IML)	腫瘍	73
38	海綿静脈洞部の膿瘍と髄膜炎	炎症・感染症	75
39	ハンチントン舞踏病	脳変性疾患	77
40	血腫を伴った類上皮腫	腫瘍	79
41	脳室炎と脳膿瘍	炎症・感染症	81
42	神経ベーチェット病	炎症・感染症	83
43	浸透圧性脱髄性症候群(橋中心性・橋外髄鞘崩壊症)	脱髄性疾患	85
44	ウェルニッケ脳症	中毒性疾患	87
45	日本脳炎	炎症・感染症	89
46	CADASIL	脳血管障害	91
47	中頭蓋窩くも膜嚢胞と慢性硬膜下血腫	発達障害	93
48	出血した海綿状血管腫(家族性)	脳血管障害	95
49	限局性皮質異形成(FCD)	発達障害	97
50	眼球運動失行と低アルブミン血症を伴う早発型脊髄小脳失調症	脳変性疾患	99
51	髄膜血管腫症(Meningioangiomatosis)	発達障害	101
52	アスペルギルス症とそれによる真菌性動脈瘤	炎症・感染症	103
53	右片側萎縮と右海馬硬化症	てんかん	105
54	慢性脳内血腫:吸収過程にある血腫(2週間前後)	脳血管障害	107
55	抗リン脂質抗体症候群:カルジオリピン抗体,ループス抗凝固因子ともに陽性による脳血栓症	代謝性疾患	109
56	一酸化炭素中毒	中毒性疾患	111
57	両側頸部内頸動脈と右椎骨動脈の狭窄	脳血管障害	113
58	帯状異所性灰白質	発達障害	115
59	毛様細胞性星細胞腫	腫瘍	117
60	結核性髄膜炎	炎症・感染症	119
61	副腎白質ジストロフィー(成人大脳型)	代謝性疾患	121
62	孤発性皮質結節	発達障害	123
63	マルキアファーヴァ・ビニャミ病(急性型・原発性脳梁変性症)	脱髄性疾患	125
64	胚芽異形成神経上皮腫瘍(DNT)	腫瘍	127

症例	病名	疾患分類	頁
65	神経フェリチン症	代謝性疾患	129
66	那須ハコーラ病	脳変性疾患	131
67	リンパ腫様肉芽腫症	腫瘍	133
68	脳膿瘍	炎症・感染症	135
69	ファブリ病	代謝性疾患	137
70	歯状核赤核淡蒼球ルイ体萎縮症（DRPLA）：遅発性成人型	脳変性疾患	139
71	厚脳回症	発達障害	141
72	片頭痛による脳梗塞	機能的疾患	143
73	大脳膠腫症（gliomatosis cerebri）	腫瘍	145
74	悪性リンパ腫：みせかけ症候群	腫瘍	147
75	副腎脊髄ニューロパチー（AMN）：大脳変性を伴う	代謝性疾患	149
76	高血糖に伴うバリスムやヒョレア	代謝性疾患	151
77	ウィルソン病	代謝性疾患	153
78	多巣性の神経膠腫	腫瘍	155
79	低血糖による大脳の壊死	代謝性疾患	157
80	脳表ヘモジデローシス	脳血管障害	159
81	下垂体悪性リンパ腫	腫瘍	161
82	硬膜動静脈瘻による静脈うっ滞性脳症	脳血管障害	163
83	結核腫	炎症・感染症	165
84	特発性好酸球増多症	代謝性疾患	167
85	無セルロプラスミン血症	代謝性疾患	169
86	CARASIL	脳血管障害	171
87	ピック病	脳変性疾患	173
88	橋を中心とする高血圧性脳症	脳血管障害	175
89	陳旧性の橋出血とオリーブの仮性肥大	脳血管障害	177
90	非腫瘍性非ヘルペス性辺縁系脳炎	炎症・感染症	179
91	てんかん後脳症（けいれん重積後の脳変化）	てんかん	181
92	神経節膠腫	腫瘍	183
93	進行性顔面片側萎縮症（Parry-Romberg症候群）	てんかん	185
94	パントテン酸キナーゼ関連神経変性症（PKAN）	代謝性疾患	187
95	神経サルコイドーシス	炎症・感染症	189
96	マンソン孤虫症	炎症・感染症	191
97	進行麻痺（神経梅毒）	炎症・感染症	193
98	前頭洞の骨腫の頭蓋内進展と脳膿瘍	腫瘍	195
99	進行性多巣性白質脳症（PML）	炎症・感染症	197
100	アミロイド血管症	脳血管障害	199

小児症例一覧

症例	病名	疾患分類	頁
7	急性小脳炎	炎症・感染症	13
8	もやもや病による側脳室内出血	脳血管障害	15
15	スタージ・ウエーバー症候群(SWS)	発達障害	29
20	鞍上部くも膜嚢胞	発達障害	39
47	中頭蓋窩くも膜嚢胞と慢性硬膜下血腫	発達障害	93
48	出血した海綿状血管腫(家族性)	脳血管障害	95
51	髄膜血管腫症(Meningioangiomatosis)	発達障害	101
55	抗リン脂質抗体症候群：カルジオリピン抗体，ループス抗凝固因子ともに陽性による脳血栓症	代謝性疾患	109
62	孤発性皮質結節	発達障害	123
64	胚芽異形成神経上皮腫瘍(DNT)	腫瘍	127
92	神経節膠腫	腫瘍	183
93	進行性顔面片側萎縮症(Parry-Romberg症候群)	てんかん	185
94	パントテン酸キナーゼ関連神経変性症(PKAN)	代謝性疾患	187

疾患分類一覧

疾患分類	症例	病名	頁
炎症・感染症	1	細菌性動脈瘤による脳内出血	1
炎症・感染症	2	硬膜外蓄膿（膿瘍）	3
炎症・感染症	7	急性小脳炎	13
炎症・感染症	13	ヘルペス脳炎1型	25
炎症・感染症	16	クリプトコッカス髄膜脳炎	31
炎症・感染症	22	特発性肥厚性硬膜炎	43
炎症・感染症	29	クロイツフェルト-ヤコブ病（遺伝性）	57
炎症・感染症	30	有鉤嚢虫症	59
炎症・感染症	32	リンパ球性下垂体炎	63
炎症・感染症	38	海綿静脈洞部の膿瘍と髄膜炎	75
炎症・感染症	41	脳室炎と脳膿瘍	81
炎症・感染症	42	神経ベーチェット病	83
炎症・感染症	45	日本脳炎	89
炎症・感染症	52	アスペルギルス症とそれによる真菌性動脈瘤	103
炎症・感染症	60	結核性髄膜炎	119
炎症・感染症	68	脳膿瘍	135
炎症・感染症	83	結核腫	165
炎症・感染症	90	非腫瘍性非ヘルペス性辺縁系脳炎	179
炎症・感染症	95	神経サルコイドーシス	189
炎症・感染症	96	マンソン孤虫症	191
炎症・感染症	97	進行麻痺（神経梅毒）	193
炎症・感染症	99	進行性多巣性白質脳症（PML）	197
脳変性疾患	5	多系統萎縮症（MSA-P型）	9
脳変性疾患	14	進行性核上性麻痺（PSP）	27
脳変性疾患	23	多系統萎縮症（MSA-C型）	45
脳変性疾患	27	マシャド・ジョセフ病（MJD：SCA 3）	53
脳変性疾患	28	筋萎縮性側索硬化症（ALS）	55
脳変性疾患	35	大脳皮質基底核変性症（CBD）	69
脳変性疾患	39	ハンチントン舞踏病	77
脳変性疾患	50	眼球運動失行と低アルブミン血症を伴う早発型脊髄小脳失調症	99

疾患分類	症例	病名	頁
脳変性疾患	66	那須ハコーラ病	131
脳変性疾患	70	歯状核赤核淡蒼球ルイ体萎縮症（DRPLA）：遅発性成人型	139
脳変性疾患	87	ピック病	173
筋肉疾患	19	ミトコンドリア脳筋症（MELAS）	37
脱髄性疾患	4	多発性硬化症	7
脱髄性疾患	34	急性散在性脳脊髄炎	67
脱髄性疾患	43	浸透圧性脱髄性症候群（橋中心性・橋外髄鞘崩壊症）	85
脱髄性疾患	63	マルキアファーヴァ・ビニャミ病（急性型・原発性脳梁変性症）	125
てんかん	3	右側頭葉てんかん，左下側頭回を中心とする神経節膠腫	5
てんかん	25	右海馬硬化症	49
てんかん	53	右片側萎縮と右海馬硬化症	105
てんかん	91	てんかん後脳症（けいれん重積後の脳変化）	181
てんかん	93	進行性顔面片側萎縮症（Parry-Romberg症候群）	185
機能的疾患	18	低髄圧症候群	35
機能的疾患	72	片頭痛による脳梗塞	143
代謝性疾患	6	慢性後天性肝脳変性（原発性胆汁性肝硬変による）	13
代謝性疾患	24	成人型クラッベ病	47
代謝性疾患	33	脳腱黄色腫症	65
代謝性疾患	55	抗リン脂質抗体症候群：カルジオリピン抗体，ループス抗凝固因子ともに陽性による脳血栓症	109
代謝性疾患	61	副腎白質ジストロフィー（成人大脳型）	121
代謝性疾患	65	神経フェリチン症	129
代謝性疾患	69	ファブリ病	137
代謝性疾患	75	副腎脊髄ニューロパチー（AMN）：大脳変性を伴う	149
代謝性疾患	76	高血糖に伴うバリスムやヒョレア	151
代謝性疾患	77	ウィルソン病	153
代謝性疾患	79	低血糖による大脳の壊死	157
代謝性疾患	84	特発性好酸球増多症	167
代謝性疾患	85	無セルロプラスミン血症	169

疾患分類	症例	病名	頁
代謝性疾患	94	パントテン酸キナーゼ関連神経変性症（PKAN）	187
中毒性疾患	21	メトロニダゾール（フラジール®）による脳症	41
中毒性疾患	44	ウェルニッケ脳症	87
中毒性疾患	56	一酸化炭素中毒	111
脳血管障害	8	もやもや病による側脳室内出血	15
脳血管障害	9	脳静脈洞血栓症	17
脳血管障害	10	超早期の脳梗塞	19
脳血管障害	11	くも膜下出血と水頭症	21
脳血管障害	26	中頭蓋窩の海綿状血管腫	51
脳血管障害	31	高血圧性脳症	61
脳血管障害	36	硬膜動静脈瘻による橋内の梗塞	71
脳血管障害	46	CADASIL	91
脳血管障害	48	出血した海綿状血管腫（家族性）	95
脳血管障害	54	慢性脳内血腫：吸収過程にある血腫（2週間前後）	107
脳血管障害	57	両側頸部内頸動脈と右椎骨動脈の狭窄	113
脳血管障害	80	脳表ヘモジデローシス	159
脳血管障害	82	硬膜動静脈瘻による静脈うっ滞性脳症	163
脳血管障害	86	CARASIL	171
脳血管障害	88	橋を中心とする高血圧性脳症	175
脳血管障害	89	陳旧性の橋出血とオリーブの仮性肥大	177
脳血管障害	100	アミロイド血管症	199
発達障害	15	スタージ・ウエーバー症候群（SWS）	29
発達障害	17	延髄空洞症	33
発達障害	20	鞍上部くも膜嚢胞	39
発達障害	47	中頭蓋窩くも膜嚢胞と慢性硬膜下血腫	93
発達障害	49	限局性皮質異形成（FCD）	97
発達障害	51	髄膜血管腫症（Meningioangiomatosis）	101
発達障害	58	帯状異所性灰白質	115
発達障害	62	孤発性皮質結節	123
発達障害	71	厚脳回症	141
腫瘍	12	胚芽腫	23
腫瘍	37	血管内悪性リンパ腫症（IML）	73
腫瘍	40	血腫を伴った類上皮腫	79
腫瘍	59	毛様細胞性星細胞腫	117
腫瘍	64	胚芽異形成神経上皮腫瘍（DNT）	127
腫瘍	67	リンパ腫様肉芽腫症	133

疾患分類	症例	病名	頁
腫瘍	73	大脳膠腫症(gliomatosis cerebri)	145
腫瘍	74	悪性リンパ腫：みせかけ症候群	147
腫瘍	78	多巣性の神経膠腫	155
腫瘍	81	下垂体悪性リンパ腫	161
腫瘍	92	神経節膠腫	183
腫瘍	98	前頭洞の骨腫の頭蓋内進展と脳膿瘍	195

索引

数字

18 q-症候群　症例 94-1

A

ADC 値　176
ADEM　症例 6-1, 症例 56-1
AIDS　178, 198, 症例 6-1
AMN　150
amyloid angiopathy　200
angiokeratoma　138
arterial enhancement　症例 13-1

B

Baloon cell　症例 62-2
Balooned neuron　症例 35-5
basal meningitis　190
Blue rubber bleb nevus 症候群　症例 15-1
brain stone　症例 98-1

C

CADASIL　92, 172, 症例 46-1, 症例 46-2, 症例 61-1, 症例 84-1
CAG リピート　症例 27-2
Canavan 症候群　82
CARASIL　172, 症例 46-1, 症例 86-1
cerebellar diaschisis　症例 91-1
CJD　111, 154
Clostridium perfringes　41
cord sign　症例 9-1
CRV　症例 46-1

D

delayed enhancement　102
delayed scan　症例 48-4
dense MCA sign　症例 10-1
deoxyhemoglobin　72, 症例 36-1
DNT　128, 症例 64-1, 症例 92-1
doublecortin　116, 142

DRPLA　140
dual pathology　50, 症例 3-2, 症例 25-1, 症例 25-2
dural tail sign　症例 92-1
dystrophic (micro) calcifications　症例 55-1, 症例 58-1

E

EAOH　100
EB ウイルス　14, 90
empty delta sign　18, 症例 9-1
empty sella　症例 81-1
Erdheim-Chester 病　症例 33-1, 症例 95-1
eye of the tiger sign　78, 188

F

Fahr 病　症例 6-1
Familial Hemiplegic Migraine　症例 72-1
fast STIR　49, 116, 141
FLAIR 画像　194
flow voids　20, 144
focal cortical dysplasia (FCD)　6, 98, 124, 症例 3-2, 症例 49-1, 症例 49-2, 症例 64-1

G

Gerstmann-Sträussler-Scheinker 症候群　58
Glial tangle　症例 14-3, 症例 23-2, 症例 35-3
globoid cell　48
granular cell tumor　症例 81-1
Granular osmiophilic material　症例 46-3
gyriform enhancement　26

H

HAM　症例 56-1
HELLP 症候群　症例 88-1

HERNS　症例 46-1
HIRL　症例 46-1
HIV　90, 症例 16-1
――脳症　症例 29-1, 症例 56-1, 症例 87-2, 症例 99-1
HLA-B 51　84
HLTV-1　44
hypercoagulability　18
hyperperfusion 症候群　176
Hypomyelination　100

J・K・L

JC ウイルス　198
Kayser-Fleischer 角膜輪　症例 77-1
Klüver-Bucy 症候群　174
Liliequist 膜　40
limb shaking　114

M

melanocytosis　22
MELAS　38, 92, 172, 症例 72-2, 症例 79-1
membranous lipodystrophy　132
MERRF　症例 19-1
metachromatic leukodystrophy　症例 99-4
Miller-Dieker 症候群　142
MJD　54
Mollaret 髄膜炎　症例 42-1
MRA　110
MRS　8, 82, 136, 158, 症例 72-1
MS　178, 症例 56-1
MSA-C　46, 症例 6-1
MSA-P　10, 78, 130, 154, 症例 27-1, 症例 85-1

N

Neuronal sparing　症例 19-3
NF 1　102, 症例 6-1
NF 2　102

P

Parry-Romberg 症候群　　186, 症例 93-1
PET　170
PHACES 症候群　症例 15-1
Pilomyxoid astrocytoma　118
PKAN　188
PNET　82
posterior reversible encephalopathy syndrome (PMES)　62, 176, 症例 6-1, 症例 31-1, 症例 88-1
progressive multifocal leukoencephalopathy (PML)　198, 症例 83-1, 症例 99-2, 症例 99-3, 症例 99-4

R

ragged red fiber　38
Refsum 病　症例 33-1
repetitive involuntary movement　114
RI 脳槽造影　症例 18-1
Rosai-Dorfman 病　44

S

S 静脈洞　72
S 蛋白の欠損　症例 84-1
SCA　症例 27-1
── 1　症例 27-1
── 2　症例 5-1, 症例 27-1
── 3　54
── 7　100
── 14　100
Shy-Drager 症候群　46
SLE　110, 症例 31-1, 症例 55-1, 症例 60-1, 症例 84-1, 症例 88-1, 症例 99-4
slow flow　110, 114, 144, 症例 1-1, 症例 57-1
Sneddon's syndrome　110
Specific glioneuronal element　症例 64-2
SPECT　70, 症例 79-1, 症例 91-1

T

T2*強調画像　200
target sign　166
TB　症例 81-1, 症例 95-1
Tolosa-Hunt 症候群　76
toxoplasmosis　症例 48-2

Treponema pallidum　194
tumefactive demyelinating lesions　8

U・V・W

U 線維　116, 症例 99-1
Vogt-koyanagi-Harada 病　症例 42-1
white matter band　98, 124
Wyburn-Mason 症候群　症例 15-1

X

X 性染色体　142
X 連鎖性滑脳症　142
XLIS　116

あ

亜急性期の梗塞　136
亜急性硬化性全脳炎　症例 87-2
アキレス腱　66
悪性黒色腫　症例 48-1
悪性リンパ腫　24, 32, 44, 64, 74, 76, 80, 82, 104, 108, 120, 136, 146, 148, 156, 162, 178, 198, 症例 6-1, 症例 16-1, 症例 32-2, 症例 37-1, 症例 52-1, 症例 56-1, 症例 74-1, 症例 81-1, 症例 95-1, 症例 99-1, 症例 99-4
アスペルギルス症　104, 200, 症例 16-1, 症例 52-1
アセテート　82, 136
アプラタキシン欠損症　100
アミノ酸　82, 136
アミロイド　症例 48-2, 症例 100-2
── 血管症(アンギオパチー)　200, 症例 1-3, 症例 36-2, 症例 100-1, 症例 100-2
アメーバ赤痢　42
アラニン　136
アルコール　126, 157
アルコール性小脳萎縮症　126
アルコール性認知症　121
アルツハイマー病　174, 症例 87-2
鞍上部くも膜嚢胞　40
アンチトロンビンⅢ欠損症　172
鞍内腫瘤　症例 81-1
アンモン角　症例 29-1

い

異型オリゴデンドロサイト　症例 99-4

意識障害　89, 125, 143, 157, 167, 179, 症例 88-1, 症例 90-1
異常血管網　症例 8-2
移植　198
異所性灰白質　116, 症例 3-2, 症例 58-1, 症例 58-2, 症例 71-1
異所性の神経細胞　症例 3-2
異染性白質ジストロフィー　26, 48, 122, 症例 24-1, 症例 61-1
一酸化炭素中毒　88, 112, 154, 症例 6-1, 症例 56-1, 症例 56-2
遺伝子解析　92
遺伝子検査　38
遺伝性脳血管障害　172
インスリン　158
インフルエンザ　14, 110

う

ウィリス動脈輪　16
ウイルス性脳炎　症例 56-1, 症例 99-4
ウィルソン病　78, 86, 88, 130, 154, 症例 6-1, 症例 29-1, 症例 61-1, 症例 77-1, 症例 85-1, 症例 87-2, 症例 94-1
ウェジェネル肉芽腫　44
ウェルニッケ脳症　88, 126, 症例 44-1
ウシ海綿状脳症　58

え

液面形成　82, 症例 41-1
エコー時間　症例 48-2
壊死性外耳道炎　44
エプスタイン・バール・ウイルス　134
円形壊死巣　症例 68-1
炎症細胞　症例 42-4
炎症細胞浸潤　症例 41-2, 症例 45-1, 症例 60-2, 症例 61-1, 症例 68-1, 症例 75-1
炎症性心内膜炎　症例 84-1
延髄　178
延髄空洞症　34
延髄被蓋　88
エンテロウイルス　14, 90
── 71　症例 88-1

お

横静脈洞　72
黄色腫　66
横断性脊髄炎　110

索引　213

オピストトーヌス　187
オリーブ　178
オリーブ橋小脳萎縮症　46
オリゴデンドロサイト　症例23-2

か

ガーゴイル様　137
カーンズ・セイヤー症候群
　　症例19-1
外軽神経麻痺　43,75,147
外骨腫　症例98-1
外傷　82,症例87-2
解糖系　症例72-1
外側膝状体　症例43-3
海馬　6,106,158,180,症例56-1,
　症例90-2
海馬硬化症
　50,106,症例3-2,症例53-1
海馬周囲脳溝　174
海馬台　50
海馬傍回　50
外包　92
海綿状
　症例6-3,症例19-3,症例45-1
　── 血管腫　52,96,117,118,
　160,症例1-1,症例3-2,症例
　36-2,症例48-3,症例48-5,症例
　80-1,症例89-1,症例98-1
海綿状態
　症例77-1,症例87-2,症例90-2
海綿静脈洞　64,72,103,症例52-1
海綿静脈洞動脈瘤　症例81-1
潰瘍性大腸炎　18,症例9-1
解離性知覚障害　34
かえでシロップ尿症　26
下オリーブ核　10
化学性髄膜炎　120
化学療法後　症例15-1
拡散強調画像　4,58,82,136,148,
　158,166,180,182
核内封入体　症例99-4
下垂体悪性リンパ腫　162
下垂体柄切断　症例95-1
下垂体炎　64
下垂体腺腫　40,64,76,162,
　症例32-2,症例81-1
下垂体膿瘍　162
仮性肥大　178
片側巨脳症　症例3-2
滑脳症　116,142
ガドリニウム造影剤　症例1-1
カフェオレ斑　96
鎌状赤血球　110
カルジオリピン抗体　110

カルマン症候群　40
カルモフール白質脳症
　　26,症例56-1
癌　198
眼窩先端部症候群　103
眼球運動失行　100
眼球運動障害　87
眼球突出　72
肝硬変　症例6-3
カンジダ症　32,症例16-1
癌性髄膜炎
　120,症例6-1,症例95-1
肝性脳症　症例6-1
関節拘縮　131
関節リウマチ　44
感染症　146
感染性脳塞栓症
　2,症例1-1,症例30-1
感染性脳動脈瘤　症例1-1
肝臓　170
肝脳変性　12
肝膿瘍　41
顔貌異常　137
顔面の萎縮　185
乾酪化　166
灌流画像　8
寒冷ヘモグロビン血症
　　症例31-1

き

器質化した血栓　症例9-4
偽腫瘍　症例52-1
寄生虫　108,136
偽石灰沈着　症例56-2
基底核　症例55-1
軌道状石灰化　30
偽膜性腸炎　42
脚間槽　120
キャナバン病　26
牛眼　30
球後視神経炎　189
急性壊死性脳症　88,90
急性散在性脳脊髄炎　14,68,
　症例4-1,症例7-1,症例7-3
急性小脳炎　14,症例4-1
橋　176,症例70-1
橋横走線維(橋小脳線維)
　10,46,54,症例5-3,症例23-1,
　症例27-1,症例27-2
橋外髄鞘崩壊症　86
橋被蓋　症例14-2
凝固異常　200
強剛　89,130
凝固障害　110

橋縦走線維　症例5-3,症例23-2
橋出血　177
橋中心性髄鞘崩壊症
　126,症例88-1
橋底部
　症例42-4,症例43-3,症例75-1
極長鎖脂肪酸　150
巨細胞性星細胞腫　症例58-2
巨細胞肉芽腫　症例81-1
ギラン・バレー症候群
　　47,症例7-1
筋萎縮性側索硬化症
　178,症例87-2
菌糸　症例52-1
菌体　症例16-3

く

空胞化　症例65-1
空胞病変　症例16-3
空胞変性　症例89-1
くも膜下出血　2,22,160,
　症例1-1,症例18-1,症例57-1
くも膜囊胞
　94,症例3-2,症例30-2
クラインフェルター症候群　24
グラディエントエコー法
　108,160,178,188,200,症例48-2
クラッベ病
　48,122,症例24-1,症例61-1
クリッペル・トレノーネイ・ウ
　エーバー症候群　症例15-1
クリプトコッカス
　32,120,症例29-1
クリプトコッコーマ　32
グルカン　104
グルタール酸血症　154
クロイツフェルト-ヤコブ病　26,
　58,78,111,症例29-1,症例87-2
　── 変異型　症例29-1
クローン病　症例9-1

け

経口避妊薬　症例9-1
形質細胞腫　症例95-1
痙性対麻痺　150,65
けいれん　82,176,症例88-1
　── 後脳症　26,126,症例13-1
　── 重積　26,105,181,195,
　症例19-1,症例25-2
血液　症例81-1
血液透析　症例88-1
血液脳関門　62
結核　44,178,198,症例30-2

結核腫　108,136,166,症例30-2,
　　症例83-1
結核性髄膜炎　120,症例16-1,
　　症例60-1,症例83-1
血管炎　92,200,症例34-1,
　　症例37-1,症例84-1,症例88-1,
　　症例99-4
血管芽腫　160
血管奇形　200,症例1-3,症例3-2,
　　症例36-3
血管腫　30,148
血管周囲腔　190
血管周囲性の細胞浸潤
　　症例13-3,症例34-3,症例99-5
血管性認知症　症例37-1
血管内悪性リンパ腫症
　　74,症例6-1,症例37-1
結合織疾患　110
血行力学的虚血　症例57-1
血腫　80,108,136,156,症例48-1,
　　症例48-2,症例52-1
血清コレスタノール　66
血清セルロプラスミン　154
結節性硬化症
　　98,124,症例13-1,症例58-2
結節性病変　190,症例64-3
血糖値　152
嫌気性グラム陽性桿菌　41
限局性皮質異形成
　　98,124,症例49-1,症例49-2
原発性腫瘍　108,156
原発性胆汁性肝硬変　12
原発性脳梁変性症　126,症例63-1

こ

高 IgM 症候群　198
口蓋ミオクローヌス　177,178
膠芽腫　146,156
抗凝固療法　症例1-3
高血圧　200,症例1-3,症例6-1,
　　症例31-1,症例84-1
高血圧性脳症
　　62,86,176,症例56-1,症例88-1
高血圧性脳内出血　症例54-1
高血糖　152
膠原病　症例87-2
高コレステロール血症　100
虹彩炎　症例42-2
好酸球増多症　168,症例84-1
好酸球肉芽腫　症例81-1
甲状腺機能低下症　症例87-2
亢進状態　症例84-1
梗塞　症例57-1
後大脳動脈　110

巧緻運動障害　69
交通性水頭症　症例95-2
抗てんかん薬　症例7-1
後頭葉　176
厚脳回症　142,症例71-1
項部強直　81
口部ジスキネジー　113
硬膜　36,134
硬膜下血腫
　　94,症例2-1,症例18-2
硬膜下水腫　4,36,症例2-1
硬膜下蓄膿　26,症例2-1
硬膜外静脈叢　36,症例18-1
硬膜外蓄膿　4
硬膜動静脈瘻
　　72,160,164,症例36-2,
　　症例87-2,症例88-1
高マンガン血症　12
抗リン脂質抗体
　　92,110,症例72-1,症例84-1
コエンザイムQ10不足症　100
コカイン　110,200,症例56-1
コクサッキーウイルス　14
コクシジオイド症　32,症例16-1
黒質　10,90,症例94-1
　　── の色調が不良　症例44-1
黒質網様帯　188,症例45-1
黒色腫　症例48-2
コケイン症候群　症例6-1
骨化性線維腫　症例98-1
骨腫　196,症例98-1
骨髄増殖性疾患　198
骨肉腫　症例98-1
孤発性皮質結節　124,症例49-1,
　　症例62-1,症例62-2,症例64-1
コルサコフ症候群　症例44-1
コロイド嚢胞
　　症例20-1,症例81-1

さ

サイアミン　88
細菌感染　120
細菌性血栓　症例1-3
細菌性心内膜炎　2,症例1-3
細菌性動脈瘤　2
細胞浸潤　症例90-2
サクシネート　82,136
左後大脳動脈領域　症例60-1
嗄声　33
三叉神経鞘腫　症例26-1
産褥期　64
酸素投与　症例1-1,症例57-1

し

シェーグレン症候群　44
子癇　200,症例31-1
子癇前症　症例31-1
色素沈着　症例94-2
嗜銀球　症例87-2
嗜銀性封入体　46
軸索腫大
　　症例56-2,症例66-2,症例75-1
軸索損傷　症例48-2
シクロスポリン
　　84,症例6-1,症例31-1
自己免疫疾患　198
思春期早発症　40
視床　50,90,154,症例55-1
視床下核　症例70-1
歯状核　12,65,66,170,症例23-2
歯状核赤核淡蒼球ルイ体萎縮症
　　140,症例70-1,症例87-2
視床梗塞　88
視床前核　50,106
視床枕　症例29-1
ジストニア　130
シスプラチン　症例31-1
肢節運動失行　69
失語症　173
ジデローシス　96
自動症　5
脂肪顆粒細胞　症例21-2
視放線　48,150
脂肪塞栓症　症例84-1
ジャイアントパンダの顔　154
シャワー塞栓症　168
出血性梗塞　200,症例1-3
出血性腫瘍　症例36-3
腫瘍細胞　症例73-1
腫瘍濃染像　52
腫瘤効果　8
上衣下結節　症例58-2
　　── の腫瘤　症例58-2
上衣下結節静脈　134
上衣腫　148,160,症例98-1
小円形細胞　症例64-3
小血管病変　138
硝子化　症例48-5
上矢状(静脈)洞血栓症
　　18,症例1-1,症例9-3
常磁性体効果　72,症例36-1
硝子様物質　症例55-1
硝子様変性　症例86-1
常染色体優性遺伝　54,78,130
常染色体劣性ミトコンドリア失調
　症症候群　症例33-1
小多脳回　症例3-2,142

小脳　74
小脳萎縮　38
小脳橋角部　症例 40-1
小脳梗塞　症例 7-1
小脳歯状核
　　　症例 33-1, 症例 55-1, 症例 70-1
小脳失調　139, 170, 症例 5-2
小脳出血　症例 36-3
小脳腫瘍　症例 7-1
小脳症状　169
小脳虫部　100
小脳白質
　　　症例 23-2, 症例 33-1, 症例 75-1
上皮腫　120, 症例 30-2
静脈うっ滞性脳症　164
静脈性血管奇形　96, 症例 36-1
静脈性高血圧症　72
静脈性梗塞　26, 88, 症例 36-1
静脈洞　症例 9-3
静脈洞血栓症　4, 22, 84, 症例 36-1
真菌　76, 108
真菌症　44, 104, 症例 52-1
真菌性動脈瘤　104
神経原線維変化　症例 14-3
神経膠腫　26, 88, 118, 200,
　　　症例 3-2, 症例 6-1
神経膠腫症　26, 症例 13-1
神経サルコイドーシス　44, 64, 84,
　　　104, 120, 148, 178, 190, 198,
　　　症例 30-2, 症例 32-2, 症例 37-1,
　　　症例 42-1, 症例 52-1, 症例 81-1,
　　　症例 95-1, 症例 95-2
神経鞘腫　24, 76, 症例 26-1
神経上皮性囊胞　症例 64-1
神経スイート病　84
神経節膠腫　6, 184, 症例 25-1,
　　　症例 30-2, 症例 49-1, 症例 51-1,
　　　症例 64-1, 症例 92-3
神経線維腫症　102, 110
　── I 型　23, 24, 146
神経囊虫症　症例 92-1
神経梅毒
　　　44, 120, 194, 症例 29-1,
　　　症例 88-1, 症例 97-1
神経フェリチン症
　　　130, 症例 48-2, 症例 85-1,
　　　症例 94-1
神経ベーチェット病　44,
　　　症例 6-1, 症例 9-1, 症例 34-1,
　　　症例 42-1, 症例 42-2, 症例 42-4,
　　　症例 43-2, 症例 88-1, 症例 88-2
心原性塞栓症
　　　症例 72-1, 症例 88-1
進行性核上性麻痺
　　　28, 70, 症例 35-1, 症例 87-2

進行性顔面片側萎縮症　186
進行性多巣性白質脳症　198,
　　　症例 56-1, 症例 87-2, 症例 99-4
進行性ミオクローヌスてんかん
　　　　　　　　　　　　140
進行麻痺　194, 症例 97-1
浸透圧性脱髄性症候群
　　　86, 88, 126, 176, 症例 29-1,
　　　症例 43-1, 症例 88-1
深部静脈　30
　── 血栓症　88
深部白質　症例 55-1

す

スイート病　84
髄芽腫　症例 81-1
髄質静脈　26
髄枝の穿通　症例 71-1
髄鞘塩基性蛋白　68, 症例 88-2
髄鞘脱落　症例 43-3, 症例 46-3,
　　　症例 56-2, 症例 61-1, 症例 75-1
髄鞘淡明化　症例 21-2, 症例 37-1,
　　　症例 42-3, 症例 45-1, 症例 66-2,
　　　症例 86-1
髄鞘崩壊症　126
錐体外路系　130
錐体外路症状　12
錐体路　129, 150, 症例 61-1
水頭症　22, 40
水痘帯状疱疹ウイルス　14, 90
髄膜炎　1, 2, 21, 22, 76, 81, 119,
　　　165, 症例 1-3, 症例 41-1,
　　　症例 57-1, 症例 95-1
髄膜血管腫症
　　　102, 症例 15-1, 症例 30-2
髄膜腫　24, 44, 52, 76, 148, 162,
　　　症例 26-1, 症例 30-2, 症例 51-1,
　　　症例 52-1, 症例 81-1, 症例 95-1,
　　　症例 98-1
髄膜播種　120
スタージ・ウエーバー症候群
　　　　　　　　30, 82, 症例 15-1
ズダン親和性白質ジストロフィー
　　　　　　　　　　　　132
スフェロイド　症例 94-1

せ

星細胞腫　146, 178, 症例 59-2,
　　　症例 92-1, 症例 95-1
脆弱 X 染色体症候群　症例 6-1
正常圧水頭症　174, 症例 87-2
成人型異染性ジストロフィー
　　　　　　　　　　症例 87-2

脊索腫　76, 162, 症例 81-1
脊髄円錐　74
脊髄空洞症　34
脊髄梗塞　110
脊髄硬膜動静脈瘻　164
脊髄小脳変性症
　　　　　11, 47, 122, 150, 159
石灰化　30, 98, 117, 124, 128, 132,
　　　148, 184, 188, 192, 195,
　　　症例 15-3, 症例 19-3, 症例 48-2,
　　　症例 55-1, 症例 59-2, 症例 92-3
ゼラチン様偽囊胞　32
セリアック病　症例 15-1
セルロプラスミン　170, 症例 77-1
セロイドリポフスチノーシス
　　　　　　　　　　症例 87-2
線維筋性異形成　症例 72-1
線維形成性乳児神経節膠腫
　　　　　　　　　　症例 92-1
線維性異形成　症例 98-1
前障　180
線条体　90
　── の萎縮　症例 39-1
線条体黒質変性症　46
全身性エリテマトーデス
　　　　　110, 症例 56-1, 症例 61-1
浅髄板　50
選択的神経細胞壊死　158
前頭側頭型認知症　174
前頭洞　196
セントルイス脳炎　90
線毛円柱上皮　症例 32-2
前葉（下垂体）　64
腺様囊胞癌　104

そ

造影剤　22, 症例 48-2
早発型脊髄小脳失調症　100
躁病　121
塞栓症　症例 79-1
塞栓性梗塞　症例 10-1
側頭動脈炎　44
側頭葉　92, 128, 症例 3-2,
　　　症例 25-3, 症例 49-2, 症例 53-1,
　　　症例 92-3
　── てんかん
　　　5, 6, 49, 127, 183, 症例 92-1
側頭葉幹　症例 25-1
側頭葉尖端部白質病変
　　　　　　　　6, 症例 49-1
側脳室内出血　16
粟粒結核　症例 83-1
組織鉄　症例 94-1

た

退形成性星細胞腫　症例99-4
帯状異所性灰白質　142,116
帯状回　症例13-3
大脳脚　12,65
大脳膠腫症　146,176,症例99-4
大脳髄質静脈　症例36-1
大脳白質　症例67-1
大脳皮質　158
大脳皮質基底核変性症
　　　　70,症例35-1,症例87-2
大葉性出血　200
ダウン症候群　24
タクロリムス　症例31-1
多形黄色星細胞腫
　　　　症例64-1,症例92-1
多系統萎縮症
　10,28,46,54,78,130,154,
　症例5-1,症例85-1
多巣性神経膠腫　156
脱髄　68,86,126,136,198,
　症例34-2,症例56-1,症例87-2,
　症例99-4
多発性硬化症　8,26,48,68,82,
　108,156,症例6-1,症例34-1,
　症例42-4
多発性動脈瘤　症例1-2
多発性脳梗塞　172
多発性脳内塞栓症　症例84-1
タリウムSPECT　44
単純ヘルペス脳炎　90
淡蒼球　65,90,154,188,
　症例27-2,症例29-1,症例56-1,
　症例94-1
淡蒼球外節
　　　症例19-3,症例56-2,症例70-1
淡蒼球内節　54

ち

致死性家族性不眠症　58
腟トリコモナス症　42
中耳炎　症例40-1
中小脳脚　12,症例5-3
中心性虎斑融解　症例89-1
中心前回　12,48,症例35-3
中頭蓋窩　51
虫体　症例30-5
中毒性疾患　症例87-2
中脳被蓋　28,88

て

低アルブミン血症　100

低血糖
　　　82,158,症例6-1,症例29-1
低酸素性虚血性脳症　26,症例6-1
低髄圧症候群
　　　22,36,44,症例18-1
デオキシヘモグロビン　症例48-2
鉄　130,症例48-2,症例65-1,
　症例80-1,症例81-1,症例85-1
転移　76,104,108,136,148,156,
　162,178,症例2-1,症例30-2,
　症例48-2,症例52-1,症例54-1,
　症例57-1,症例58-2,症例81-1,
　症例95-1
てんかん　5,49,105,181,185
てんかん後脳症　182
転倒傾向　69,77,症例5-2
テント切痕ヘルニア　88

と

島回　92,症例6-3,症例13-3
頭蓋咽頭腫
　40,162,症例30-2,症例32-2,症
　例81-1,症例95-1
頭蓋内圧亢進　22,36,症例18-1
統合失調症　85
動静脈奇形　症例98-1
銅沈着　154
糖尿病
　　　152,157,169,170,症例6-1
頭部外傷　症例72-1
東部馬脳炎　90
動脈炎　症例72-1
動脈解離　症例72-1
動脈硬化　症例72-1,症例99-4
動脈硬化性内頸動脈閉塞
　　　　　　　　症例57-1
動脈瘤　2,16,76,108,136,
　症例1-2,症例1-3,症例47-1
透明中隔囊胞　症例20-1
同名半盲　197
トキソプラズマ症
　32,148,症例16-1,症例29-1,
　症例30-2,症例99-1
禿頭　症例86-1
毒物　症例72-1
トルエン中毒　症例33-1
トルコ鞍　63
貪食細胞　症例43-3,症例63-2

な

内頸動脈　144
内頸動脈海綿静脈洞瘻　76
内頸動脈瘤　症例52-1

内側毛帯　症例23-1
内分泌異常　症例6-1
内包　12
那須ハコラ病
　　　132,症例61-1,症例66-1
鉛中毒　症例6-1
軟骨肉腫　76
難聴　159
軟膜　134
軟膜血管腫　30,症例15-3

に

ニーマン・ピック病　症例61-1
肉芽腫　24,76,80,108,136,166,
　症例40-1,症例60-2
西ナイルウイルス　90
二次変性　26
ニパ・ウイルス脳炎　90
日本脳炎　88,90,154,症例45-1
乳酸　38,82,136,166,症例72-1
乳頭体　50,88,106,症例44-1
乳頭浮腫　72
尿毒症　62
尿崩症　189
妊娠　200,症例72-1,症例88-1
認知症　126,131,137,139,145,
　163,164,171,症例35-2,
　症例42-2,症例87-2
妊婦　64

ね

熱発性けいれん　106
ネフローゼ症候群　症例31-1
粘液腫　症例84-1
粘液囊腫　104

の

脳萎縮　症例39-1
脳幹　症例88-1
脳幹梗塞　71
脳幹脳炎　症例7-1,症例74-1
脳弓　50
脳血栓症　110
脳腱黄色腫
　66,122,症例33-1,症例61-1
脳梗塞　2,20,26,88,108,136,144,
　156,168,172,200,症例1-3,
　症例6-1,症例13-1,症例15-1,
　症例87-2
脳挫傷　症例13-1
脳室炎　82,症例41-1
脳室内出血　82,症例8-2

脳出血　1, 199, 症例87-2
脳腫瘍　71, 76, 97, 症例1-3,
　　症例30-2, 症例87-2
脳静脈洞血栓症　18
脳髄膜炎　症例15-1
脳脊髄液減少症　36
脳脊髄炎　症例88-1
嚢虫症　44, 60, 症例20-1,
　　症例30-2, 症例51-1
脳底槽　120, 190
脳底部　症例60-2
脳転移　155
脳膿瘍　2, 4, 76, 80, 82, 108, 136,
　　156, 166, 196, 症例30-5,
　　症例68-1
脳梅毒　26
脳表静脈　30, 症例36-1
脳表ヘモジデローシス　160
嚢胞　184
嚢胞性病変　症例30-6
脳梁　14, 42, 48, 68, 126, 146
脳梁膝部　症例63-2
脳梁透明中隔境界部　症例34-1
脳梁膨大部　12

は

パーキンソン病　164, 症例87-2
胚芽異形成神経上皮腫瘍
　　128, 症例64-2, 症例92-1
胚芽腫
　　24, 88, 148, 症例81-1, 症例95-1
排尿障害　45
肺野　134
白質ジストロフィー　48, 132
白質脳症　48, 92, 172
白質病変　121
白血病　症例95-1
馬尾　74
バリスム　151, 152
反回神経麻痺　33
半球間離断症状　126
瘢痕回　症例3-2
半側萎縮　症例53-1
ハンターウイルス　90
ハンチントン舞踏病
　　78, 症例29-1, 症例87-2
パントテン酸キナーゼ関連神経変
　　性症　78, 130, 188, 症例6-1,
　　症例85-1, 症例87-2
パントパーク　120, 症例81-1
半卵円中心　12, 症例21-2

ひ

被殻　10, 12, 58, 78, 130, 132, 152,
　　154, 170, 症例5-3, 症例16-2,
　　症例19-3, 症例65-1, 症例77-1
非経口的栄養補給　症例6-1
非ケトン性高グリシン血症　26
肥厚性硬膜炎　44, 104, 症例22-1
皮質異形成　98
皮質下梗塞　92
皮質下出血　2, 108, 199, 200,
　　症例1-3, 症例36-1
皮質下認知症　78
皮質基底核変性症
　　70, 症例35-1, 症例92-1
皮質結節
　　98, 124, 症例15-1, 症例49-1,
　　症例51-1, 症例62-1, 症例62-2,
　　症例64-1
皮質静脈血栓症　症例1-3
皮質性知覚障害　69
皮質脊髄路　48, 150, 症例75-1
皮質白質境界　98, 106, 116, 124
尾状核
　　58, 78, 170, 症例39-3, 症例77-1
尾状核出血　16
微小形成不全　6
微小出血　症例54-1
皮髄境界　症例6-3
ヒストプラズマ症　症例16-1
ビタミンB_1　88
ビタミンE欠乏性運動失調症
　　　　　　　　　　　　100
ピック病
　　174, 症例87-1, 症例87-2
非熱帯性スプルー　198
肥胖細胞　152
皮膚線維芽細胞　48
非ヘルペス性辺縁系脳炎
　　26, 180, 症例90-1
びまん性軸索損傷　26
びまん性レビー小体病　症例87-2
表面ジデローシス　96
ヒョレア　151, 152
ピルビン酸　38, 症例19-3
貧血　170, 症例72-1
ビンスワンガー病　172, 症例87-2

ふ

ファブリ病　138, 172, 症例34-1,
　　症例46-1, 症例61-1
フィッシャー症候群　症例7-1
フェニールケトン脳症　26
複雑部分発作
　　5, 50, 97, 101, 105, 123, 128, 183
複視　147
副腎脊髄ニューロパチー
　　150, 症例33-1, 症例75-1
副腎白質ジストロフィー　48, 122,
　　178, 症例24-1, 症例61-1,
　　症例87-2, 症例99-1
副腎皮質　症例37-1
副鼻腔　4, 症例48-2, 症例98-1
福山型先天性筋ジストロフィー症
　　　　　　　　　　　　142
浮腫　症例88-1
不随意運動
　　57, 77, 89, 113, 151, 170, 177, 187
舞踏アテトーゼ運動　113
舞踏病　症例55-1
　──アテトーゼ　140
舞踏病様運動　130
ぶどうの房状　症例30-3
ぶどう膜炎　84, 147
フラジール脳症　42, 症例33-1
プリオン蛋白　58, 症例29-3
プリオン病　58
フリップ角　症例48-2
ブルーミング　症例9-1
プレロセルコイド　192
プロテインC欠損症　172
プロテインS欠損症　172
プロラクチノーマ　症例95-1

へ

平滑筋細胞　症例46-3
ヘモジデリン
　　96, 160, 200, 症例1-1, 症例48-2,
　　症例80-1
ヘルペス脳炎　26, 180, 182, 194,
　　症例19-1, 症例87-2
辺縁系脳炎
　　26, 180, 182, 症例90-1
片頭痛　110, 144, 症例72-1
片側アテトーゼ　114
片側萎縮　106
片側バリスム　114
扁桃核　90, 180
扁桃体　症例90-2
扁平上皮癌　104

ほ

ホウィップル病　198
膀胱直腸障害　症例5-2
放射線壊死　108, 136, 156
放射線照射　症例88-1
放射線治療

96, 症例48-2, 症例48-3
傍腫瘍性症候群　症例9-1
乏突起膠腫
　　　症例30-2, 症例51-1, 症例92-1
発作性夜間性ヘモグロビン尿症
　　　　　　　　　　症例9-1
母斑症　30
ホモシスチン尿症　172, 症例61-1
ポルフィリア
　　　　症例31-1, 症例61-1

ま

マイクロアンギオパチー
　　　　　　　186, 症例84-1
膜性脂肪ジストロフィー　132
膜嚢胞性変化　症例66-2
マクログロブリン血症　3
マシャド・ジョセフ病　54
麻酔薬　症例1-1
末梢神経障害　症例24-1
マルキアファーヴァ・ビニャミ病
　　　126, 症例63-1, 症例63-2
マリネスコ・シェーグレン症候群
　　　　　　　　　　　100
マンガン沈着　症例6-1
慢性後天性肝脳変性　12
慢性脳内血腫　108
マンソン孤虫症　192, 症例96-1
マンソン裂頭条虫　192

み

ミオクローヌス　57, 症例35-1
みせかけ症候群　148
ミトコンドリア　38
　── DNA　症例19-3
　── 脳筋症　38, 100
　── 脳症　症例61-1
脈絡叢　30, 134

── 乳頭癌　148
── 乳頭腫　148

む

無菌性髄膜炎　83
ムコール菌症　症例16-1
無酸素性脳症　88, 症例87-2
無セルロプラスミン血症
　　　　130, 170, 症例94-1
無脳回症　142

め

メトヘモグロビン
　　　96, 症例48-2, 症例100-1
メトロニダゾール　42
メバロン酸尿症　100
メラニン　症例48-2, 症例81-1
免疫不全症　198
免疫抑制療法　198

も

毛細血管拡張症
　　　　症例36-1, 症例48-2
毛細血管拡張性運動失調症　100
網膜色素変性症　169
毛様細胞性星細胞腫
　　　　　　症例92-1, 118
もやもや病　16, 110, 症例1-3,
　症例19-1, 症例57-1
モンロー・ケリーの法則　36

や・ゆ・よ

薬剤　120
薬剤性白質脳症　症例56-1
薬物中毒　症例7-1
湯浅・三山病　症例87-2

有棘赤血球　症例39-1
── 舞踏病　78, 症例39-1
有鉤嚢虫症　60, 症例30-2
溶血性尿毒症症候群
　　　　　　62, 症例31-1
ヨード造影剤　症例81-1

ら

ライソゾーム蓄積疾患　症例94-1
ライム病　44
ラトケ嚢胞　40, 162, 症例32-2,
　症例81-1, 症例95-1
ランゲルハンス細胞組織球症
　症例6-1, 症例7-1, 症例33-1,
　症例95-1

り

リー脳症
　　78, 86, 88, 154, 症例19-1
流産　110
良性頭蓋内圧亢進　症例56-1
菱脳炎　178
リング状の造影効果
　　82, 108, 136, 148, 156, 166
リンパ球性下垂体炎
　　64, 162, 症例32-3, 症例81-1
リンパ球の浸潤　症例32-3
リンパ球様細胞　症例67-1
リンパ腫様肉芽腫症
　　　　134, 148, 症例67-1

る・わ

類上皮腫　80, 82, 症例20-1,
　症例26-1, 症例30-2, 症例40-1
ルイ体　症例27-2
ループス抗凝固因子　110
ワーラー変性　26, 178